JN423431

SOAP/환자 고객 관리노트를 중심으로 한

물리치료 임상실습서

Physical Therapy Clinical Training Book

| 제2개정판 |

SOAP/환자 고객 관리노트를 중심으로 한

물리치료 임상실습서

Physical Therapy Clinical Training Book

박 승 규 외

아카데미아

|제2개정판|

SOAP/환자 고객 관리노트를 중심으로 한

물리치료 **임상실습서**

지은이 | 박승규 외

1판 1쇄 발행 | 2017년 9월 4일
1판 4쇄 발행 | 2024년 3월 4일

펴낸이 | 주용진
펴낸곳 | 도서출판 아카데미아
주 소 | 경기도 안양시 동안구 시민대로 401 대륭테크노타운 2003호
전 화 | 031-389-8811
팩 스 | 031-389-8817
E-mail | books@academya.co.kr
http://www.academya.co.kr

ISBN 978-89-5938-393-1
값 25,000원

이 책은 저작권법에 의해 보호를 받는 저작물이므로 어떠한 형태로든 무단 전재와 무단 복제(촬영, 스캔, 복사 등)를 금합니다. 이를 위반하는 자는 저작권법 제136조(벌칙)제1항1호에 의거 5년 이하의 징역 또는 5천만 원 이하의 벌금에 처하거나 이를 병과(併科)할 수 있습니다.
잘못된 책은 바꾸어 드립니다.

저자명단

물리치료임상실습서

대표저자 | 박 승 규

/ 가나다순 /

김 경 윤 | 동신대학교
김 기 열 | 대원대학교
김 동 대 | 강동대학교
김 인 섭 | 대전보건대학교
김 제 호 | 세한대학교
김 호 봉 | 제주한라대학교
문 옥 곤 | 호원대학교
박 승 규 | 세한대학교
배 주 한 | 구미대학교
심 제 명 | 강원대학교
양 대 중 | 세한대학교
엄 기 매 | 여주대학교
오 태 영 | 신라대학교
윤 나 미 | 목포과학대학교
윤 정 규 | 남서울대학교
이 건 철 | 경남정보대학교
이 동 률 | 호남대학교
이 병 희 | 삼육대학교
이 준 희 | 청주대학교
이 태 식 | 동의과학대학교
정 한 신 | 군장대학교
조 미 숙 | 나사렛대학교
채 정 병 | 마산대학교
최 완 석 | 한국국제대학교
최 원 호 | 가천대학교
허 재 원 | 청암대학교
황 태 연 | 전남과학대학교

추천사

한국 물리치료의 역사를 돌이켜볼 때마다 생각나는 것은 공부를 하고 싶어도 읽을 만한 물리치료 관련 서적이 없었던 시절에 대한 기억이다. 30년의 세월이 지난 지금을 그때와 비교해 보면 격세지감이 든다. 오히려 지금은 자료의 홍수 속에서 학생들이 무슨 책을 선택해야 좋을지 모를 만큼 자료가 풍족한 시대가 되었다. 그만큼 많은 서적들이 하루가 다르게 쏟아져 나오고 있다. 국내에서도 능력 있는 교수들에 의해 좋은 책들이 발간되고, 외국의 유수한 책들도 번역되어 읽히고 있다. 물리치료의 발전을 위해서 참으로 다행한 일이다.

이처럼 물리치료와 관련된 다양한 책들이 출판되었지만, 유독 실습과 관련된 책들의 출판은 눈에 띄지 않았다. 물론 그동안 한두 권의 책이 발간되어 사용되고 있긴 하지만 다른 분야에 비하면 빈약한 편이었다. 그런데 이번에 박승규 교수님을 비롯한 여러 교수님들이 힘을 모아 물리치료 임상실습서를 발간하게 되어 학생들에게 큰 도움을 줄 수 있게 되었다. 특히 금번에 출판되는 임상실습서는 임상에서 다양한 경험을 한 교수님들의 임상경험과 학교 교육에서 얻어진 교육경험을 바탕으로 쓰여 있어 가르치는 교수님들이나 실습을 지도하는 현장의 실습담당 물리치료사, 그리고 학생들에게도 큰 도움이 될 것으로 생각된다. 아직 조금 덜 다듬어진 부분이 있는 것은 앞으로 교수님들과 임상의 물리치료 선생님들이 힘을 모아 개정판에서 더 알찬 내용으로 다듬을 것을 믿고 기쁜 마음으로 이 책을 추천한다.

2009년 12월

용인대학교 교수 민 경 옥

머리말

이 책을 출판하기까지 오랜 시간을 보내며 많은 고민을 했던 그간의 일들을 떠올려 봅니다.

한국에서 10여 년의 임상생활을 하다 90년대 초 미국 미시간주 정형 재활센터와 노인병원에서 임상을 경험하면서, 선임 뉴질랜드 치료사의 임상기록으로 환자를 인계받고, 처음 SOAP라는 형식의 차트를 접하면서, 다시금 "평가 곧 치료"라는 강한 인식을 하게 되었습니다.

임상현장에서 대학으로 삶의 현장을 바꾸면서, 제가 해야 할 일이 무엇일까를 찾았습니다. 그 과정에서 어떻게 질환을 이해시키고, 환자를 이해시키며, 스스로 배운 지식을 동원하여 어떻게 환자를 치료하게 할 것인가? 어떻게 임상을 준비시켜야 할 것인가? 어떠한 치료사가 되게 할 것인가? 어떻게 임상경험 career 을 쌓게 할 것인가? 어떻게 물리치료 전문직업인으로서의 삶에 강한 긍지를 만들어 줄 수 있을까에 대해 고민하게 되었습니다.

그 과정에서 찾아낸 방법은 봉사활동을 같이 하면서 질환의 특성과 환자의 상태를 이해시키며 SOAP을 하는 것이었습니다. 물리치료사는 단지 통증 해결이 주가 아닌 기능을 개선시키는 사람이기에 질환의 많은 희로애락과 환자의 가옥구조 및 삶의 환경을 우리가 왜 알아야 하는지 등에 대해 이야기할 수 있어 좋았으며, 문제를 해결해 가며 얽힌 고리를 풀어 가는 과정도 함께 가질 수 있어 더할 나위 없이 좋았습니다.

SOAP을 이해시키고 임상실습을 마친 후 가진 첫 보고대회는 저에게 큰 감동을 주었습니다. SOAP는 결론적으로 "평가는 곧 치료다. 문제를 해결해 가는 과정 problem solving approach 이다"를 체계적으로 학습시켜 습관화 habituation 되게 하는 중요한 과정이라는 것을 터득하게 된 것입니다.

이 책 속의 질환별 예문들은 학생들이 직접 작성한 것으로 최대한 SOAP 형식과 환자/고객 관리노트 형식에 맞게 작성하려고 노력하였습니다. 또한 평가와 치료계획을 작성할 때는 그동안 배운 교과과정 및 참고문헌을 최대한 이용하도록 하여 학교에서 배운 과목들이 어떻게 임상에서 적용되고, 응용되는가를 알게 하기 위해 각 질환별 예문들에 참고문헌을 정리하도록 하였습니다. 학생들이 직접 작성한 것이기에 많은 부족함이 있으리라 사료됩니다. 그러나 형식을 보여주기 위한 예들로서 참고해 주시기 바라며, 많은 조언과 지도를 바랍니다.

2010년 처음 교재를 만들면서 학생들과 임상 현장에서 쉽게 접목할 수 있도록 SOAP형식에 의한 문서화 documentation 를 시도하였습니다. 이제 학습 내용이 ICIDH 장애모델(검사, 평가, 진단, 예후와 치료계획, 중재)에 기초한 환자/고객 관리노트 형식으로 문서화를 진전시키면서, 환자/고객 관리노트 형식에 의한 임상실습을 해 볼 수 있도록 기존의 SOAP 노트에 반영하였고, 각 질환의 예에서 진단평가 문제와 중재 문제를 해결해 보도록 내용을 재구성하였습니다.

이 교재가 나오기까지 열심히 해준 졸업생들, 특히 재구성에 수고한 정용식 선생님, 진단평가와 중재 문제 구성에 수고해 준 김제호 선생님, 임상현장에서 지도해 주신 많은 선생님들, 옆에서 많은 도움을 주신 동료 교수님들, 편집에 도움을 준 허재원, 엄요한 선생님에게 감사드리며, 특히 많은 시간을 배려해 준 가족에게 감사하며, 이 교재의 완성도를 높이기 위해 참여해 주신 여러 대학의 교수님들께도 감사드리며, 편집과정에서 많은 고민을 함께 해주신 아카데미아 주용진 대표님과 임직원 여러분에게도 고마움을 전합니다.

2012년 7월

저자 대표 박 승 규

제2개정판을 내면서

임상실습서라는 형식을 갖추어 초판을 내면서도 많은 갈등을 했습니다.

그동안 여러 전공 서적들에서 환자/고객관리 형식 patient/client management formats 으로의 문서화에 수고하신 분들의 노고에 감사합니다.

제2개정판을 내면서 그동안 간략하게 문서화했던 SOAP의 내용을 좀 더 세심하게 환자를 평가하고 문서화하는 환자/고객관리 형식으로 수정하였습니다.

SOAP로도 우리 현실에 맞는 문서화는 가능하지만, 이제는 SOAP노트 형식이 진보된 환자/고객관리 노트 형식으로의 문서화가 일찍이 여러 전공 교재들에서 사용되고 있고, 또한 좀 더 세심한 문서화에 대한 교육도 필요하기에 이 형식으로 개정하였습니다.

수정된 내용을 간단히 정리하면, SOAP 형식의 작성방법은 삭제하였으며 제1부는 환자/고객 관리 노트 형식 patient/client management formats 의 작성방법에서 처음노트 Initial Note, 중간/진행노트 Interim/Progress Notes, 퇴원 노트 Discharge Notes 형식으로만 정리하였습니다.

제2부는 각 질환별 사례 및 진단평가, 중재문제 연습의 사례에서도 환자/고객 관리노트 형식으로 재정리하였습니다.

제2개정판을 준비하면서 여러모로 지적해주시고 도움주신 교수님들과 전체 틀을 재구성하고 편집해준 허재원 교수, 근골격계 진단평가 중재문제 연습 부분을 재정리해준 김제호 교수, 박삼헌 선생께 감사하며 이 책이 한국 물리치료 발전에 도움이 되기를 간절히 바랍니다.

2017년 8월

저자 대표 박 승 규

Contents

제3부 환자/고객 관리노트 작성을 위한 평가도구

제1부

환자/고객 관리노트의 작성방법

환자/고객 관리노트 형식의 처음노트 Initial Note

환자/고객 관리노트 형식의 중간/진행노트 Interim/Progress Notes

환자/고객 관리노트 형식의 퇴원노트 Discharge Notes

"우리는 우리가 평가할 때 나타나는 것들만 치료한다(Keshner, 1991)"라는 말이 있다. 적절한 평가는 환자/고객의 기능을 최대로 회복시킬 수 있을 것이다.

매일 임상에서 많은 물리치료사들은 환자/고객에게 수많은 평가를 통해 환자/고객에게 필요한 중재를 제공하여 일상생활로의 복귀를 돕는다. 제공된 중재들이 환자의 기능 회복을 돕고 관리하기 위해 우리는 환자/고객 관리(기존의 SOAP)노트를 통해 문서화한다. 임상적인 의사결정 과정은 환자를 검진하고 검진 결과를 통해 자료를 평가하고, 진단과 예후를 명시하고, 그리고 치료계획을 설정하는 모든 치료사에 의해 사용된다. 이러한 각각의 과정은 환자에 따라 다르며, 각각의 과정에 대한 결과는 의료기록지에 기록되어야 한다.

이 책은 기존의 환자/고객 관리(기존의 SOAP)노트에 ICIDH 장애모델(검사, 평가, 진단, 예후와 치료계획, 중재)에 기초한 환자/고객 관리노트 형식으로 문서화를 진전시키면서, 환자/고객 관리노트 형식에 의한 임상실습을 해 볼 수 있도록 도움을 줄 것이다.

환자/고객 관리노트 형식의 처음노트 Initial Note

검진 Examination

검진과정에는 차트, 환자, 환자가족, 간병인, 그리고 친구들로부터 수집하는 정보들을 포함한다.

(1) 병력 history

검진 부분에서 제일 첫 번째 단락에 해당되며, 환자의 병력에 관해 수집된 정보를 작성한다. 병력은 적절한 약어와 단어를 사용해서 간략하게 기록한다.

인구통계학적 정보 demographic information | 이름, 주 호소 chief complaints, 내원일, 생일, 성별, 우력손 dominant hand, 인종, 민족성, 언어, 교육수준, 좋아하는 것, 의뢰과정, 치료사유 등이 포함된다.

현재 상태/주 호소 current conditions/chief complaints | 문제발생 시작일, 문제를 일으키는데 관여하는 발병요인, 유사한 문제에 대한 이전 병력, 문제 해결을 위해 어떤 치료를 받았는지, 무엇이 문제를 호전시키고 악화 시키는지, 환자의 치료 목표, 그리고 문제해결을 위해 관여하고 있는 다른 치료사 등

사회력 social history | 치유에 영향을 미칠 수 있는 문화적이거나 종교적인 믿음, 입원 전에 환자와 함께 살았던 사람과 퇴원 후에 같이 살 사람, 현재와 퇴원 후에 환자에게 도움이 되는 사회적이고 물질적인 지원책, 그리고 보조자의 이용가능성 등이 포함된다.

고용상태 employment status | 고용상태가 전일제인지 파트타임인지, 재택근무인지, 직장근무인지, 퇴직했는지, 혹은 학생인지 등이 해당된다.

생활환경 living environment | 환자가 사용하는 기구나 장비, 거주지 유형, 계단 또는 경사와 같은 환경에 관한 정보, 그리고 지역서비스(주간보호, 가정도우미, 식사배달, 물리치료, 작업치료, 언어병리 등)의 과거 이용사례 등이 포함된다.

일반적인 건강상태 general health status | 환자의 건강수준과 과거 삶에 중요한 변화를 경험한 적이 있는지에 관한 것 등이 포함된다.

사회적/건강습관 social/health habits | 과거와 현재의 음주와 흡연 유무, 그리고 운동습관 등이 포함된다.

가족 건강력 family health history | 가족들의 심장질환, 고혈압, 뇌졸중, 당뇨병, 암, 정신질환, 관절염, 골다공증, 그리고 기타 건강과 관련된 상태에 관한 것들이 포함된다.

내/외과적 병력 medical/surgical history | 의료/수술 병력

기능적인 상태/활동수준 functional status/activity level | 침상운동, 이동, 보행, 자기관리, 가정관리, 그리고 환자의 현재 상태 혹은 상황을 말해주는 지역사회와 직업 활동 등이 포함된다.

약물 medication | 현재 복용하고 있는 모든 약물

성장과 발달 growth and development | 환자의 성장 배경 특히, 소아환자에서 중요사항이다.

기타 임성적인 검사들 other clinical tests | 병적인 검사, 방사선적 검사, 그리고 그러한 검사에 대한 결과나

데이터들이 해당된다.

(2) 시스템 재조명 system review

물리치료사는 시스템 재조명 후 물리치료가 환자에게 적절한가, 또는 환자치료사인 다른 건강임상의에게 의뢰되어야 할지, 양쪽 모두에게 의뢰되어야 할지 결정해야 하며, 환자/고객 관리노트의 시스템 재조명 단락은 물리치료사가 어느 정도 매우 기초적인 일반적 검진/검사를 기술하는 단락이다. 이 정보는 물리치료사가 검사의 나머지를 계획하기 위해서나 환자의 문제점이 물리치료로 가능할지 결정하는데 도움이 된다. 물리치료사는 다음 사항 등을 기록 한다.

심혈관 | 심박수, 호흡수, 혈압 혹은 부종 / 폐기관의 정보
피부 | 피부계 시스템에 대한 기초적인 정보
근골격 | 전체 근력, 전 관절가동범위, 활동, 앉기, 서기동안 전체 대칭적인 것, 키, 몸무게에 대한 정보, 특정의 관절가동범위와 근육검진은 노트의 이 부분 중에서 기록하지 않는다.
신경근계 | 보행, 이동 및 침상 가능성, 균형 및 운동 기능, 운동조절 및 운동학습 등을 기록하고, 특정한 기술적인 부분은 기록하지 않으며, 신경근계가 개략적으로 손상 되었는지 않았는지를 기록한다. 환자의 중요한 시스템에 대한 간단한 검진 혹은 검사를 통해 수집된 정보를 기록한다.
환자의 의사소통 | 언어 구사 스타일 혹은 능력, 언어 구사가 연령에 적합한지를 포함한다.
정서적/행동학적 반응과 같은 환자의 감정
인지 | 시간, 장소, 사람인식(지남력X3)
학습장애 | 시력, 청력, 읽기불능, 무엇을 읽었는지 이해불능, 언어장애 및 물리치료사에 의해 기록되어진 다른 학습장애, 안경과 보청기 사용 등
학습스타일 | 환자나 고객이 얼마나 잘 학습하는지(그림, 독서, 청취, 시범, 기타)를 기록
필요한 교육 | 질병과정, 안전성, 기구와 장비 사용, 일상생활동작, 운동프로그램, 회복과 치유과정, 치료사에 의해 작성된 다른 필요한 교육과 같은 환자가 필요로하는 정보와 자세한 교육에 대한 정보

(3) 검사와 측정 test and measures

치료사에 의해 수행된 특수검사와 측정결과를 작성하며, 항목은 다음과 같으며 임상기관마다 다를 수 있다.

SOAP노트 형식과의 연관성

검진에 대한 정보 수집은 정보의 근본적인 성질에 따라 기술된다.

- 차트를 통해 수집된 정보: 문제 problem 부분에 작성
- 환자, 환자가족, 간병인, 그리고 친구들로부터 수집하는 정보: 주관적인 Subjective, S 정보라고 표시된 부분에 작성
- 테스트와 측정을 통해 치료사에 의해 수집된 정보: 객관적인 Objective 정보라고 표시된 부분에 작성

평가 Evaluation

이 과정은 임상적 결과를 통합하고, 논의하는 과정이다. 환자/고객 관리 노트 형식에서는 진단 Diagnosis 과 예후 Prognosis 라는 두 단락으로 목록화 되며, 이것은 물리치료사에게만 해당되는 사항을 기록한다.

- 물리치료사 직무 지침서의 직무패턴 Practice Pattern from the Guide to Physical Therapist Practice, 진단, 환자의 재활잠재력 등을 기록한다.
- 이전에 기록된 중요한 문제점 issue 에 대해 논의한 것들을 기록한다.

SOAP노트 형식과의 연관성

SOAP노트 형식에서 이 정보는 평가단락 Assessment, A 하부단락으로 진단 Diagnosis 과 예후 Prognosis 를 기록한다.

진단 Diagnosis

이 단락에는 환자의 손상 Impairment 에 따른 기능적인 결함 deficit 에 관한 것들을 기록하며, 환자의 기능적인 결함과 손상에 대한 상관성을 논의하여 기록하는 단락이다. 이러한 것들에는 치료사가 직접 치료를 중재하는 기능적 부족이나 결손들이 있으며, 의학적 진단은 의학적 증후와 증상 그리고 이러한 증후와 증상에 대하여 직접 의학적 중재를 위한 항목들을 사용한다.

- 물리치료사 직무 지침서 내에서 환자의 기능 부족과 결손 그리고 특별한 운동 기능 장애 항목을 규명하고, 치료사는 직무 패턴이나 운동 기능 장애 항목내의 환자의 상태에 대하여 치료사의 결과나 관련성을 요약한다. 또한 목록화 되어있는 하나 또는 그 이상의 직무패턴 뿐 아니라 진단항목을 작성한다.
- 치료사는 어떤 직무패턴을 먼저 적용해야 하는지 결정한다.

  예) 일차적인 진단 항목: 심장 혈관계/폐질환계 패턴C

  이차적인 진단 항목: 근골격계 패턴G
- 치료사가 다른 건강관리전문가들과 논의해서 환자에게 알려준 사항을 기록한다.

참고) 미국 물리치료사 직무 지침서 Guide to Physical Therapist Practice 의 직무 패턴의 예: 근육뼈대계에 관한 진단분류 시스템에서 자세불량(패턴 4B), 근육 수행의 저하(패턴 4C)등으로 표시하고 있다.

SOAP노트 형식과의 연관성

SOAP노트 형식에서 이 정보는 평가단락 Assessment, A 아래에 진단 Diagnosis 이라고 표시된 하부단락에 기록한다.

예후 Prognosis

이 부분은 치료사가 검사를 완료하고, 치료진단을 결정하고 난 후 예후를 결정한다.

- 환자의 기능적인 부족과 결손의 심각성
- 환자가 성취할 수 있다고 예상하는 기능향상 수준
- 환자가 이것을 성취하는데 걸리는 예상 기간
- 환자의 목표 및 재활 잠재력에 대한 치료사의 전문 견해
- 환자가 퇴원 후 치료사가 필요하다고 생각하는 추가적인 치료
- 거주환경 등 예후에 영향을 주는 요인

SOAP노트 형식과의 연관성

SOAP노트에서는 예후에 대한 논의와 예후에 대한 설명은 평가단락 Assessment, A 아래에 예후 Prognosis 라고 표시된 하부단락에 기록한다.

치료계획 Plan of Care; P

치료사가 평가, 진단과 예후를 바탕으로 장기계획과 단기계획, 치료계획을 작성하는 단락이다. 치료의 우선순위는 환자/고객 중심으로 기능에 초점을 맞추어 계획되어야 한다.

이 부분은 환자, 보조자 또는 관련된 사람들의 교육계획 Education Plan 을 포함하며 다음 사항들을 기록한다.

- 기대결과/장기목표 Expected Outcomes/Long-Term Goals 작성
  이유와 방법은 SOAP노트 형식과 동일하다.
- 예상목표/단기목표 Anticipated Goals/Short-Term Goals
  작성 이유와 방법은 SOAP노트 형식과 동일하다.
- 중재 Interventions
  작성 이유와 방법은 SOAP노트 형식의 치료계획 단락과 동일하다.
- 퇴원계획 Discharge Plan 도 포함될 수 있다.

기록방법

기대결과/장기목표 Expected Outcomes/Long-Term Goals | 치료로 달성될 수 있는 최종 결과를 의미하며, 환자/고객 중심으로 기능에 초점을 맞추어 ABCD (Actor: 행위자, Behavior: 행동, Condition: 환경, 행동에서 제공되는 자세, 도구 등, Degree: 행동의 정도나 양 등) 조건하에 작성한다.

예) 6주 목표

(1) 환자(A)는 독립적인 보행(C)으로 병원로비 50 m를(D) 5 min 내에 왕복수행(B)할 수 있다.

(2) 환자(A)는 기립자세(C)에서 5분 동안(D) 과제를 수용하고 모든 방향으로 체중지지(B)가 가능하다.

(3) 환자(A)는 Lt. shoulder Pain (B)을 어깨관절 굽힘(C) 시 VAS 8 → 1 (D)로 감소시킬 수 있다.

예상목표/단기목표 Anticipated Goals/Short-Term Goals | 기대결과/장기목표의 순위에 근거하여 예상목표/단기목표를 위의 ABCD의 조건하에 작성한다.

예) 3주목표

(1) 환자(A)는 cane을 사용(C)하고 치료실 내 50 m를 5 min (D) 내에 왕복수행(B)할 수 있다.

(2) 환자(A)는 기립자세(C)에서 5 min (D) 동안 머리나 몸통을 돌리면서 균형 유지(B)를 할 수 있다.

(3) 환자(A)는 Lt. shoulder Pain (B)을 어깨관절 굽힘(C) 시 VAS 8 → 4 (D)로 감소시킬 수 있다.

ABCD란 LTG & STG 작성은 구체화되어야 하므로 ABCD를 충족하는 내용으로 기록한다.

행위자 Actor : 누가 행동을 수행할 것인가(일반적으로 환자, 때때로 가족이나 다른 보호자)?

행동 Behavior : 행동의 묘사(걸을 수 있다, 이동할 수 있다). 환자의 목표이므로 행위가 정확히 측정되거나 기술될 수 있는 것이어야 한다. 예) 할 수 있다, 하게 한다(X)

상태 Condition : 행동을 수행하는 동안의 환경과 행위의 모든 기본적인 요소를 포함해야한다(병원 현관을 Q-cane를 이용하여).

정도 Degree : 행동량의 열거와 실패와 성공의 횟수, 도움의 수준이나 정도, 필요한 시간, 거리 반복횟수 (10번 중 8번 성공, 4 min 이내, 3블럭, 5 m)

SOAP노트 형식과의 연관성

SOAP노트에서도 이 정보는 치료계획 Plan of Care, P 이라고 명시된 단락에 기록한다.

중재 Intervention | 단기계획 S.T.G 을 해결하기 위한 치료계획으로 치료의 우선순위는 STG의 순서와 같이 STG의 문제를 해결하기 위한 중재들을 나열한다. 만약 STG의 문제를 운동으로 해결한다면 어느 부위에 어떤 종류의 반복을 어느 위치에서 어느 정도의 양으로 한다고 작성한다.

예) 1) Gait training
 2) Balance training
 3) Pain control

또한 중재에 포함되어야 할 내용으로는 하루 또는 주마다 환자를 치료한 횟수, 받아야 할 중재, 중재 장소, 중재 경과, 추후 평가 및 재평가를 위한 계획, 퇴원 계획들, 환자와 가족 교육, 환자에게 필요한 장비의 주문, 중재에 대한 환자의 반응들이 있다.

참고문헌 Reference

- 환자/고객 관리노트 형식과 SOAP노트 형식은 환자 치료에 대한 기록법으로 모두 미국 물리치료사 직무지침서 Guide to Physical Therapist Practice 에 기술되어 있는 환자/고객 관리과정을 따르고 있다.
- 환자/고객 관리노트와 SOAP노트 형식에는 같은 정보가 포함된다. 그 정보는 각 노트에 따라 다르게 구성되는데 특히 환자를 검진하는 과정이 다르다. 진단, 예후, 그리고 치료계획단락은 두 가지 노트 형식이 유사하게 구성된다.
- 환자/고객 관리노트 작성법은 임상적인 의사결정, 질적인 환자 치료에 대한 책임성, 그리고 환자 치료에 대한 기록을 위한 지침으로 제공된다.

처음노트 Initial Note

실 습 병 원 :	실(팀)장님 :
담당치료사 :	작 성 자 :

Name		Age		Sex	

Onset		Eval	
Occupation		DX	

■ 검진 Examination

1. 병력 History

인적사항 (Demogr aphics)	
현재상태/ 주호소 (Current condition/ Chief complaints)	
환자의 목표 (pt. goal)	
예전 기능수준 (Prior level of function)	
환자의 사회력 (Social Hx.)	
학교(고용/일) (School [Substituting for employment/work])	
생활환경 (Living enviroment)	
일반적인 건강상태 (General health ststus)	

사회적인 습관과 건강관련 습관 (Social/Health habit)	
가족력 (Family Hx)	
성장 (Development)	
의료/수술적 병력에 대한 정보 (Medical/Surgical Hx)	
기능적인 상태 /활동수준 (Functional status/ activity level)	
약물 (Medication)	
다른 임상 검사들 (Other clinical test)	

2. 시스템 재조명 System review

심혈관계/폐기관 Cardiovascular/Pulmonary system

피부계 Integumentary system

근육뼈대계 Musculoskeletel system

신경근육계 neuromuscular system

의사소통 형태와 능력 Communication

감정 Affect

인지 Cognition

학습장벽 Learning barriers

학습스타일 Learning style

교육에 대한 욕구 education needs

3. 검사와 측정 Test and measures

■ 평가 Evaluation

진단 (Diagnosis)	
예후 (Prognosis)	

■ 치료계획 Plan of Care

기대결과(장기목표) (Expected out comes /Long-term goals)	
예상목표(단기목표) (Anticipated goals /Short-term goals)	
중재 (Intervention)	
참고문헌 (Reference)	

환자/고객 관리노트 형식의 중간/진행노트 Interim/Progress Notes

■ 검진 Examination

병력 (History)	부가적인 정보나 개정사항만을 기록한다.
시스템 재조명 (Systems Review)	작성하지 않는다.
검사와 측정 (Tests and Measures)	반드시 작성하는 것은 아니지만, 기능적인 결함 functional deficit 이 기술된 검사와 측정이나 처음 노트에서 장애 impairment 는 중간노트에서 반드시 기록해야한다. 만약 환자의 상태가 변하지 않고 작성된 영역이 매우 중요하다면 변하지 않은 영역과 상태를 작성하는 것이 바람직하다.

■ 평가 Evaluation

진단 (Diagnosis)	환자의 기능적 활동이나 운동패턴의 변화처럼 치료적 진단의 변화가 있다면 논의되어진다.
예후 (Prognosis)	예후에 변화가 있다면 언급될 수 있다.

■ 치료계획 Plan of Care

기대결과/장기목표 (Expected Outcomes /Long-Term Goals)	변경이 필요하지 않으면 언급하지 않는다.
예상목표/단기목표 (Anticipated Goals)	새롭게 설정할 예상목표를 언급하고, 목표를 성취하지 못했다면 이유와 사유를 기록하고 새로운 소요기간 및 목표를 재설정한다.
중재 (Intervention)	새로운 예상목표가 설정되면 중재계획 또한 개정을 필요로 한다.

중간/진행노트 Interim/Progress Note

실 습 병 원 :	실(팀)장님 :
담당치료사 :	작 성 자 :

Name		Age		Sex	
Onset			Eval		
Occupation			Dx.		

■ 검진 Examination

1. 병력 History

(추가된 병력 기록)

2. 검사와 측정 Test and measures

(기능적 결함이 기술된 검사와 측정, 처음노트에서 나타난 장애, 변하지 않은 영역과 상태 기록)

■ 평가 Evaluation

진단 (Diagnosis)	(치료적 진단의 변화 기록)
예후 (Prognosis)	(예후의 변화 기록)

■ 치료계획 Plan of Care

기대결과(장기목표) (Expected out comes /Long-term goals)	(변경이 필요할 경우 기록)
예상목표(단기목표) (Anticipated goals /Short-term goals)	(새로운 예상목표, 목표가 달성되지 못한 이유 기록)

중재 (Intervention)	(예상목표 수정에 따른 중재 기록)
참고문헌 (Reference)	

환자/고객 관리노트 형식의 퇴원 노트 Discharge Notes

■ 검진 Examination

병력 (History)	환자의 병력, 즉 치료과정 중에 특정부위에서 발생한 변화나 호전정도를 요약하기도 한다.
시스템 재조명 (Systems Review)	작성하지 않는다.
검사와 측정 (Tests and Measures)	퇴원할 때 환자 상태의 완전한 요약을 고려하고 환자치료 과정동안 사용된 모든 검사와 측정을 작성해야 한다.

■ 평가 Evaluation

진단 (Diagnosis)	운동 기능 장애 진단과 같은 진단들의 진전을 토의하고, 다른 건강전문가들에게 의뢰한다.
예후 (Prognosis)	추가로 제안 suggested 될 수 있는 치료를 토의하고, 기대되는 결과를 성취했는지 아닌지 그리고 예상된 목표를 달성했는지를 토의한다.

■ 치료계획 Plan of Care

기대되는 결과/장기목표 (Expected Outcomes /Long-Term Goals)	기대되는 결과가 달성된 것과 못했던 것을 설명한다.
예상되는 목표/단기목표 (Anticipated Goals)	예상목표를 언급하고 왜 달성되거나 못했는지를 설명한다.
중재 (Intervention)	다음 정보는 간단히 명시한다. - 계속 받아야할 중재 - 환자/간병인 수준에서 독립적으로 수행할 수 있는 가정 교육프로그램 - 환자가 구입한/할 어떤 장비의 형태 및 설명 - 환자가 치료 받은 시간 및 치료 받지 못했을 때의 이유 - 환자가 퇴원하는 곳 - 추후 치료나 환자에게 필요한 치료에 대한 추천

퇴원노트 Discharge Note

실습병원:	실(팀)장님:
담당치료사:	작 성 자:

Name		Age		Sex	
Onset			Eval		
Occupation			Dx.		

■ 검진 Examination

1. 병력 History

(변화, 호전정도 요약 기록)

2. 검사와 측정 Test and measures

(환자 상태 요약, 치료과정 동안 사용된 모든 검사와 측정)

■ 평가 Evaluation

진단 (Diagnosis)	(진단의 진전, 의뢰 할 내용 기록)
예후 (Prognosis)	(추가적인 치료, 목표의 달성여부 기록)

■ 치료계획 Plan of Care

기대결과(장기목표) (Expected out comes /Long-term goals)	(기대효과의 달성 여부 설명)
예상목표(단기목표) (Anticipated goals /Short-term goals)	(예상목표의 달성 여부 설명)

중재 (Intervention)	(지속되야 할 중재, 가정교육프로그램, 장비, 치료시간[치료받지 못한 이유], 퇴원하는 곳, 추후 필요한 치료 추천 등 기록)
참고문헌 (Reference)	

제2부

각 질환별사례 및 진단평가, 중재 문제 연습

제1장 근골격계

B/K Amputation
Rt. Carpal Tunnel Syndrome
Duchenne's Muscular Dystrophy
Multiple Fracture of both leg
Spondylolisthesis
Rt. MCL Rupture
Rotator Cuff Syndrome
Total Knee Replacement

제2장 신경계

Cerebral Palsy
Cerebro Vascular Accident
Multiple Sclerosis
Parkinson's Disease
Spinal Cord Injury
Traumatic Brain Injury

제3장 기타질환

Endometrial Cancer with Lung meta
Burn

제1장 근골격계

근골격계 손상

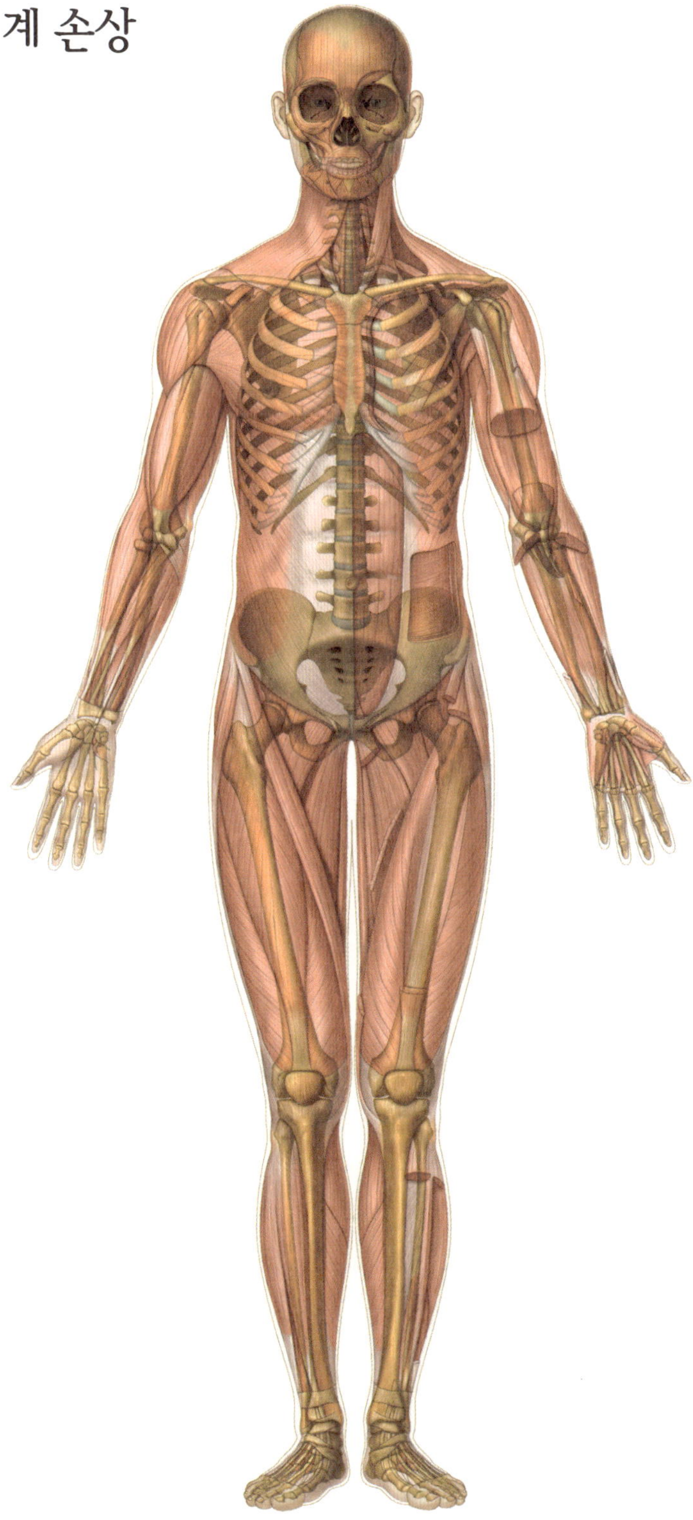

B/K Amputation

실 습 병 원:	실(팀)장님:
담당치료사:	작 성 자:

Name	김OO	Age	31	Sex	M
Onset	00.05.31		Eval	00.01.12	

■ 검진 Examination

1. 병력 History

진단명 (Diagnosis)	Lt. transtibial amputation - 00.05.31 작업장에서 통신설비 공사 중 22,000 V에 electrical burn 10% 손상 - 00.06.21 성형외과 입원 뒤 amputation 및 피부이식 - 00.01.11 본격적인 재활치료 위해 본과 입원
주호소 (Chief complaints)	보행하는 데 너무 힘들어 함
치료 의욕 (Motivation)	아주 좋음
생활 환경 (Living environment)	아파트 7층에서 거주하며 부인과 두 딸이 함께 생활하고 있음
사회적 건강상태 (Social health status)	하루 반 갑의 담배와 주 2회 정도의 회식자리에서 소주 1병 한 달 1회의 산악회 활동
일반적 건강상태 (General health status)	특이사항 없음
가족 건강력 (Family health history)	특이사항 없음
내/외과적 병력 (Medical/surgical history)	현재 BDI score 13/63 가벼운 상태의 우울상태로 약물치료요법은 하지 않음
약물 (Medication)	소염제, 진통제 계통의 약
기능적인 상태/활동수준 (Functional status/activity level)	현재 모든 이동은 휠체어를 이용하고 있으며 일상생활은 스스로 수행 가능함
기타 임상적인 검사들 (Other clinical test)	병리학적 소견은 관찰되지 않음

2. 시스템 재조명 System review

근육뼈대계

전체대칭 | 서기에서의 손상측으로 기울
전체 ROM | 제한부위 없음
전체근력 | 왼쪽 다리의 근력약화
신장 | 174 cm
체중 | 62 kg

신경근육계

이동 | 휠체어를 이용한 이동
감각 | intact
균형 | impaired (의지 착용)
반사 | intact
의사소통 | intact
지남력 | intact
학습능력 | intact
통증 | 환상통 & stump 부위의 통증

심혈관계

BP & BPS | 휴식 시 120/80 mmHg, 80 bps

외피계

왼쪽 아래쪽 다리에 잘 치료된 절단 흉터 형성

3. 검사와 측정 Test and measures

자세 | 의지를 착용하고 선 상태에서 정상 소견 보임

관절가동범위 & 근육수행력

Rt.			Lt.	
PROM	MMT		PROM	MMT
130	G	Hip flexion	130	F-
30	G	Hip extension	29	F-
150	G	Knee flexion	150	F-
0	G	Knee extension	0	F-
20	G	Ankle dorsiflexion		
50	G	Ankle plantar flexion		

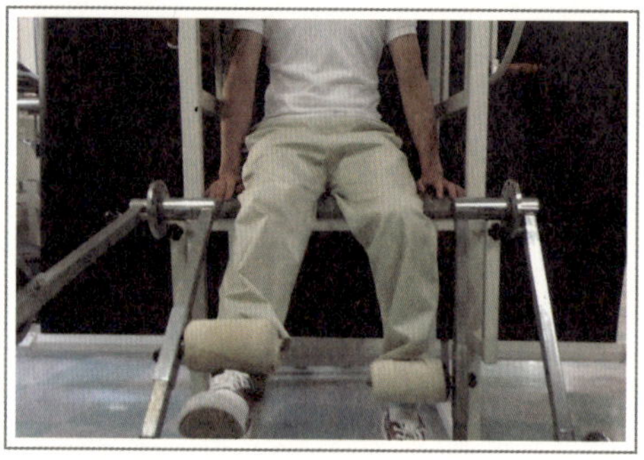

- N-K table에서 Rt. (비손상측) 6 kg을 3.5 min 유지 가능하나 Lt. (손상측) 2 kg은 1 min 유지 가능함

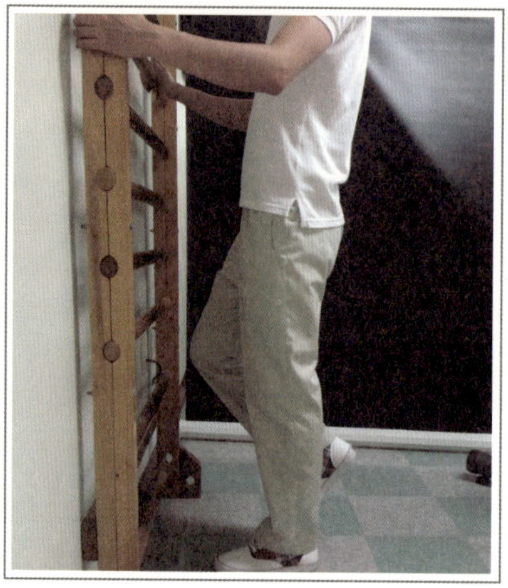

- 균형기립운동기에서 의지를 착용하고 손을 사용하여 왼쪽 한다리 서기에서 14.2 sec, 손을 사용하지 않고 왼쪽 한다리 서기에서 2.4 sec

이동

휠체어에서 바닥, 침대(W/C → floor, bed)로의 이동에서 고정되어 있는 지지대를 잡아야만 독립적인 이동이 가능

균형

의지를 착용하고 버그균형척도(BBS)에서 18/54로 고위험군에 낙상 요소를 가짐

두눈을 감고 잡지 않고 서 있기 | 넘어지는 것을 방지하기 위하여 도움이 필요함
두발을 붙이고 잡지 않고 서 있기 | 두발을 붙이는 데에 도움이 필요하며 15초 동안 서 있을 수 없음
두눈을 감고 잡지 않고 서 있기 | 넘어지는 것을 방지하기 위하여 도움이 필요함
두발을 붙이고 잡지 않고 서 있기 | 두발을 붙이는 데에 도움이 필요하며 15초 동안 서 있을 수 없음
제자리에서 360° 회전하기 | 돌 때 도움이 필요함
일정한 높이의 발판 위에 발을 교대로 놓기 | 넘어지지 않도록 하기 위해서 도움이 필요하며 과제를 수행할 수 없음
한발 앞에 다른 발을 일자로 두고 서 있기 | 발을 내딛거나 서 있는 동안 균형을 잃음
한다리로 서 있기 | 한발로 서 있을 수 없음

통증

Stump pain	스칠 때	VAS 3
Phantom pain	수면 시, 날씨가 좋지 않을 때	Ankle VAS 5-6

보행

의지를 착용하고 5 m P-bar에서 손을 사용하고 9 sec에 수행 가능하나 손을 사용하지 않고 15 sec 수행 가능

Ambulatory index | 6 양측지지가 요구되고 10 m를 20 sec 혹은 그보다 짧은 시간에 10 m를 걸음

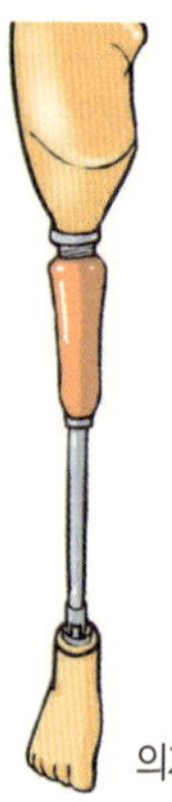

의지

심혈관계 | 5 m P-bar walking 후에 130/90, 85 bps로 큰 변화는 없음

외피계 | 절단사지는 ASIA~stump 까지 65 cm, 비손상측은 ASIA~knee joint까지 57 cm이며, medial mealleolus까지는 92 cm이다. 절단사지의 먼 쪽은 과잉조직없이 부드러운 외형을 가지고 있고 최소한의 함입으로 잘 치료 되었고 색깔, 온도는 정상이다.

■ 평가 Evaluation

진단 (Diagnosis)	- 환자는 절단으로 인해서 이동은 휠체어로 수행하며 휠체어에서 침상으로의 이동에서 반드시 손을 사용해야 이동이 가능 - 의지를 착용한 상태에서는 균형감소와 근력감소로 독립적인 보행이 불가능 - 통증으로 인해 치료에 의지력이 감소되어 있음
예후 (Prognosis)	- 환자는 절단사지의 근력증진과 근지구력증진 - 의지를 착용한 상태에서 균형이 돌아오면 독립적인 보행이 가능할 것 같으나 우울증으로 인하여 환자의 호기심을 유발할 수 있는 치료적 중재를 시도해야 할 것 같음

■ 치료계획 Plan of Care

기대결과(장기목표) (Expected out comes /Long-term goals)	1. 환자는 16주 후에 병원 앞의 편의점(왕복 100 m)을 15 min 안에 독립적으로 다녀올 수 있다. - 지지대 없이 절단측으로 한다리 서기를 10 sec 이상 수행할 수 있다. - N-K table에서 절단측으로 5 kg의 무게를 5 min 동안 수행할 수 있다. - 환자는 16주 후에 BBS 점수를 18 → 54점으로 수행할 수 있다. 2. 환자는 16주 후에 stump pain VAS 3 → 1로, phantom pain을 VAS 5, 6 → 3으로 감소할 수 있다. 3. 환자는 16주 후에 BDI를 13점에서 5점으로 감소할 수 있다.
예상목표(단기목표) (Anticipated goals /Short-term goals)	1. 환자는 8주 후에 치료실 안의 50 m 거리를 15 min 안에 독립적으로 수행할 수 있다. - 지지대 없이 절단측으로 한다리 서기를 5 sec 이상 수행할 수 있다. - N-K table에서 절단측으로 2 kg의 무게를 2 min 동안 수행할 수 있다. - 환자는 16주 후에 BBS 점수를 18 → 36점으로 수행할 수 있다. 2. 환자는 16주 후에 stump pain VAS 3 → 2로, phantom pain을 VAS 5, 6 → 4으로 감소할 수 있다. 3. 환자는 16주 후에 BDI를 13점에서 9점으로 감소할 수 있다.

중재
(Intervention)

근력의 증진

1) 수중저항운동

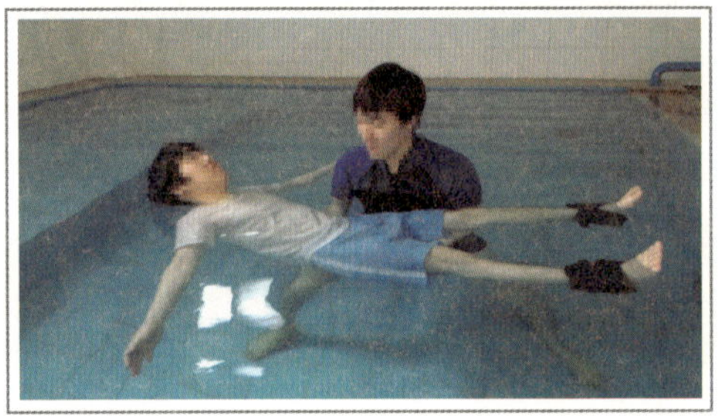

- 주3회, 하루 20 min

2) 등장성운동

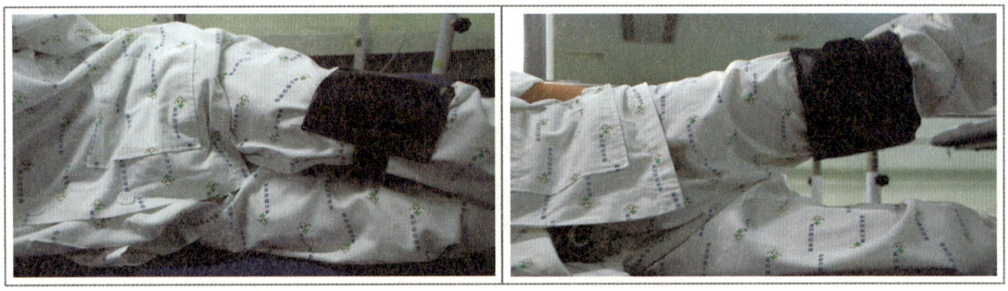

- Sidelying position (stump가 위쪽이 되게)에서 1 kg 모래 주머니(sand pocket)를 착용하고 시행
- 주 5회, 하루 15 min

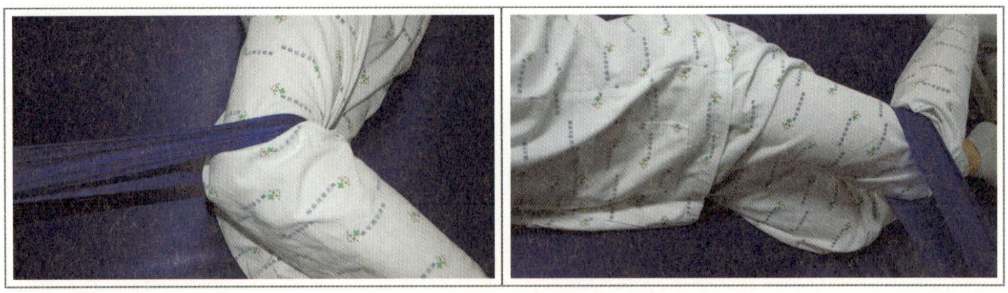

- Sidelying position (stump가 위쪽이 되게)에서 thera band를 thigh에 걸쳐서 시행
- 주 5회, 하루 15 min

3) Sling exercise

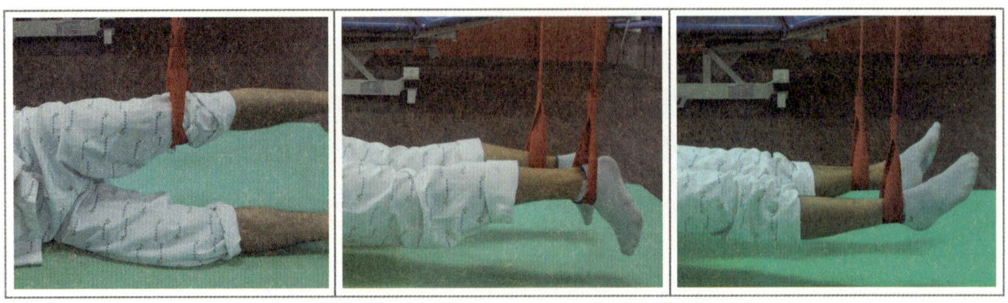

- sidelying, prone, supine position에서 thera band를 thigh에 걸쳐서 시행

중재
(Intervention)

4) 가상자전거 시뮬레이션

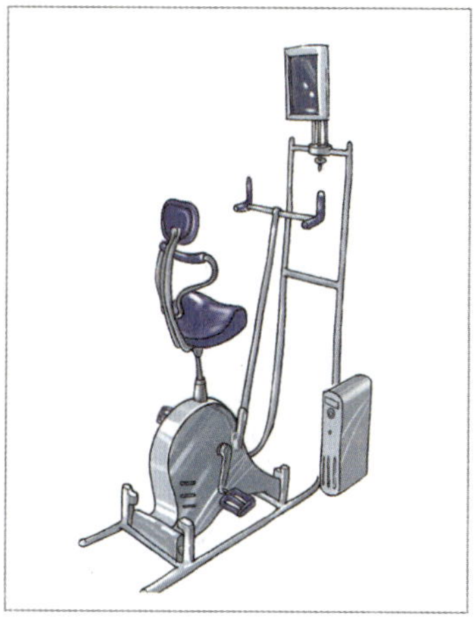

- 주 5회, 하루 15 min

균형증진

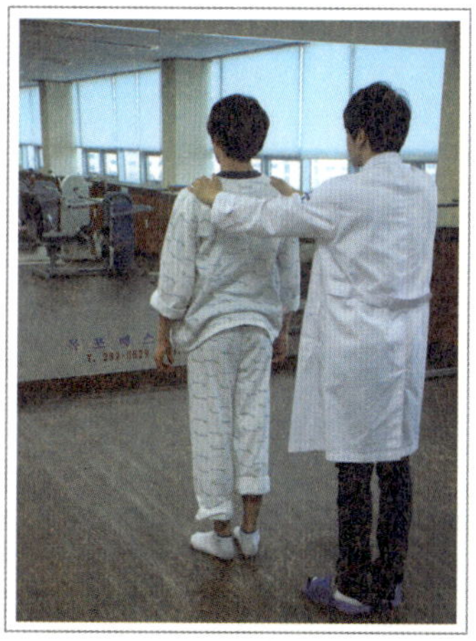

- 의지를 착용하고 치료사나 보호자와 함께 거울을 이용한 균형훈련

통증감소

1) Stump pain (Laser therapy)

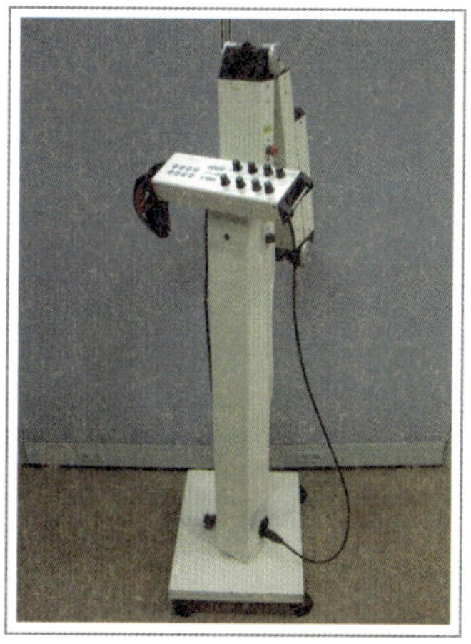

- 주파수 2,000 Hz
- 파장 830 nm
- 1회 10 min, 주 5회

2) 환상통

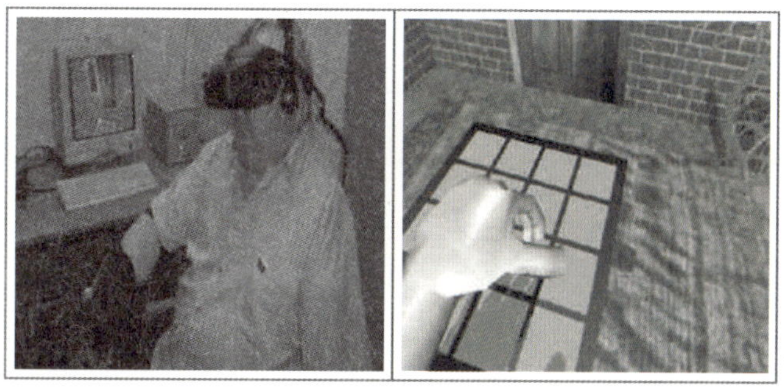

Virtual mirror box
- 주 5회, 20 min

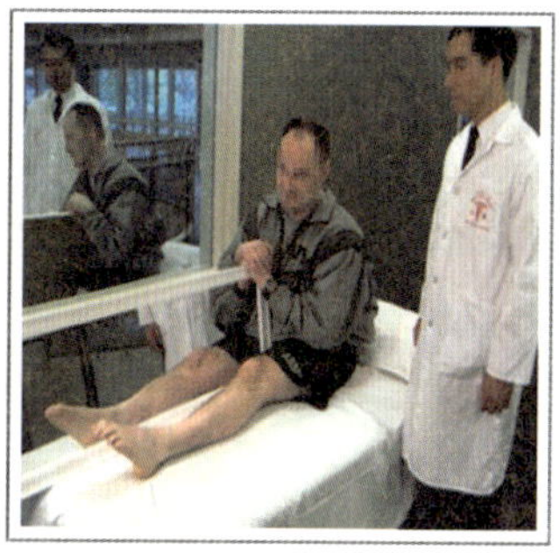

Mirror therapy
- 주 5회, 20 min

참고문헌

김정범. 일차치료에서의 우울증 평가와 진단. 동국대학교 의학연구소. 2005.

김연희, 고명환, 양선호. 통증환자에서 가시광선을 이용한 광치료의 효과. 대한재활의학회지. 2002. 26(2). 81-85.

문상윤, 김현철. 전기 화상의 절단 분석. 대한화상학회지. 2002. 5(2).

박승규 외. 물리치료 임상실습서. 도서출판 아카데미아. 2010.

서동구, 고장휴, 이종욱. 전기화상의 발생원인과 치료방법, 후유증 및 사망률에 대한 분석. 대한화상학회지. 2007. 10(2).

서정훈, 장기언. 화상 환자의 절단 재활. 대한화상학회지. 2008. 11(1).

손현균. 화상손상의 정신적 측면. 대한화상학회지. 2005. 14(1).

이웅남, 조경자, 문재호. 절단환자의 환상통에서 체열 촬영검사와 다면적 인성검사. 대한재활의학회지. 1994. 18(3).

이재학, 윤범철, 전민정 외. 저주파 경피신경 자극이 지연성 근육통과 근력에 미치는 영향. 대한스포츠물리치료학회지. 2005. 1(1).

정선영, 박애숙, 백준우 외. 슬링운동과 요부혼합운동이 체간 근력과 정적균형에 미치는 효과. 대한스포츠물리치료학회. 2008. 4(1). 29-39.

정진우. 보조기 의지학. 대학서림. 2009.

AH Vrieling, HG van Keekne et al. Balance control on a moving platform in unilateral lower limb amutees. Gait & Posture. 2008. 28. 222-228.

Craig M, Emma P, Stephen P et al. Investigating the efficacy of a virtual mirror box in treating phantom limb pain in a sample of chronic sufferers. Virtual Reality. 2006. 5(3). 227-234.

David. Magee, Derrick Sueki. 정형도수치료 진단학. 엘스비어코리아. 2012.

Eric E. Brodie, Anne W, Bridget W. Increased motor control of a phantom leg in humans results from the visual feedback of a virtual leg. 2003. 341. 167-169.

처음노트 Initial Note

실 습 병 원 :	실(팀)장님 :
담당치료사 :	작 성 자 :

Name		Age		Sex	
Onset			Eval		
Occupation			DX		

■ 검진 Examination

1. 병력 History

인적사항 (Demogr aphics)	
현재상태/ 주호소 (Current condition/ Chief complaints)	
환자의 목표 (pt. goal)	
예전 기능수준 (Prior level of function)	
환자의 사회력 (Social Hx.)	
학교(고용/일) (School [Substituting for employment/work])	
생활환경 (Living enviroment)	
일반적인 건강상태 (General health ststus)	

사회적인 습관과 건강관련 습관 (Social/Health habit)	
가족력 (Family Hx)	
성장 (Development)	
의료/수술적 병력에 대한 정보 (Medical/Surgical Hx)	
기능적인 상태 /활동수준 (Functional status/ activity level)	
약물 (Medication)	
다른 임상 검사들 (Other clinical test)	

2. 시스템 재조명 System review

심혈관계/폐기관 Cardiovascular/Pulmonary system

피부계 Integumentary system

근육뼈대계 Musculoskeletel system

신경근육계 neuromuscular system

의사소통 형태와 능력 Communication

감정 Affect

인지 Cognition

학습장벽 Learning barriers

학습스타일 Learning style

교육에 대한 욕구 education needs

3. 검사와 측정 Test and measures

■ 평가 Evaluation

진단 (Diagnosis)	
예후 (Prognosis)	

■ 치료계획 Plan of Care

기대결과(장기목표) (Expected out comes /Long-term goals)	
예상목표(단기목표) (Anticipated goals /Short-term goals)	
중재 (Intervention)	
참고문헌 (Reference)	

절단 Amputation 사례관련 진단 · 평가 및 중재문항

환자는 47세 남성으로 전기공사도중 감전사고로 인해 1년 전 넓적다리 절단 수술을 받았다. 의족을 착용하고 편평한 바닥에서 독립적인 보행은 가능하지만 울퉁불퉁한 지면과 계단보행에서 어려움을 호소하였으며 특히 울퉁불퉁한 지면에서 넘어지는 것에 대한 두려움을 호소하였다.

진단·평가

1. 환자의 낙상 위험도를 검사하기 위한 도구로 옳은 것은?
   ① MBI
   ② MMT
   ③ Berg balance scale
   ④ 10m walking test
   ⑤ MAS

2. 다리 절단 환자의 신체조직 재조명 system review 항목에 서술되는 내용으로 옳은 것은?
   ① 환자의 주호소
   ② 환자의 복용약물
   ③ 환자의 사회적 습관
   ④ 환자의 좌우 대칭정도
   ⑤ 환자의 교육수준

정답 1. ③ 2. ④

중재

1. 넓적다리 절단자의 의지 착용 전 변형 방지를 위해 신장해야 할 근육으로 옳은 것은?
   ① 엉덩관절 폄근과 벌림근
   ② 엉덩관절 폄근과 모음근
   ③ 엉덩관절 굽힘근과 벌림근
   ④ 엉덩관절 굽힘근과 모음근
   ⑤ 엉덩관절 바깥돌림근과 안쪽돌림근

2. 넓적다리 절단 환자의 구축을 예방하기 위해 강화해야 할 근육으로 옳은 것은?
   ① 중간볼기근
   ② 큰볼기근
   ③ 배가로근
   ④ 엉덩허리근
   ⑤ 허리네모근

정답 1. ③ 2. ②

Rt. Carpal Tunnel Syndrome

실 습 병 원 :	실(팀)장님 :
담당치료사 :	작 성 자 :

Name	문OO	Age	51	Sex	F
Onset	00.01.25		Eval	00.02.10	

■ 검진 Examination

1. 병력 History

진단명 (Diagnosis)	Rt. carpal tunnel syndrome - 발병 당일 아침에 일어났는데, 손끝이 저려 이상함을 느끼고 당일 본원에 내원함
주호소 (Chief complaints)	오른손으로 젓가락질하기 힘들어 함
생활 환경 (Living environment)	직업의 특성상 손과 손목을 많이 사용함
일반적 건강상태 (General health status)	15년 전부터 요추협착, 무릎의 통증으로 인해 물리치료를 받고 있음
내/외과적 병력 (Medical/surgical history)	DM(-) HNT(-)
약물 (Medication)	갑상선약 복용, 혈액순환약 복용
기능적인 상태 /활동수준 (Functional status/ activity level)	양손을 사용하는 일상생활을 수행할 수 없으며 왼손을 사용하여 제한적인 일상생활을 수행하고 있음
기타 임상적인 검사들 (Other clinical test)	병리학적 소견은 관찰되지 않음

2. 시스템 재조명 System review

근육뼈대계

전체대칭 | intact

전체 근력 | 오른손의 근력약화

신경근육계

감각 | 오른손의 감각저하

반사 | intact

의사소통 | intact

지남력 | intact

학습능력 | intact

통증 | intact

심혈관계

BP & BPS | 휴식 시 120/80 mmHg, 80 bps

외피계

intact

3. 검사와 측정 Test and measures

관절가동범위 & 근육수행력

<table>
<tr><th colspan="3">Lt.</th><th rowspan="2">Muscle</th><th colspan="3">Rt.</th></tr>
<tr><th>PROM</th><th>AROM</th><th>MMT</th><th>PROM</th><th>AROM</th><th>MMT</th></tr>
<tr><td colspan="2" rowspan="10">WNL</td><td rowspan="10">N</td><td>Adductor Pollicis</td><td colspan="2" rowspan="10">WNL</td><td>F-</td></tr>
<tr><td>Abductor pollicis brevis</td><td>F-</td></tr>
<tr><td>Opponens pollicis</td><td>F-</td></tr>
<tr><td>Flexor pollicis Longus</td><td>N</td></tr>
<tr><td>Flexor pollicis brevis</td><td>F-</td></tr>
<tr><td>Opponens digiti minimi</td><td>F-</td></tr>
<tr><td>Flexor digiti minimi</td><td>F-</td></tr>
<tr><td>Lumbricals MP flex (1,2 median)</td><td>1 = G,
2= F+</td></tr>
<tr><td>Flexor carpi ulnaris</td><td rowspan="2">N</td></tr>
<tr><td>Extensor carpi ulnaris</td></tr>
</table>

* WNL : within normal limits

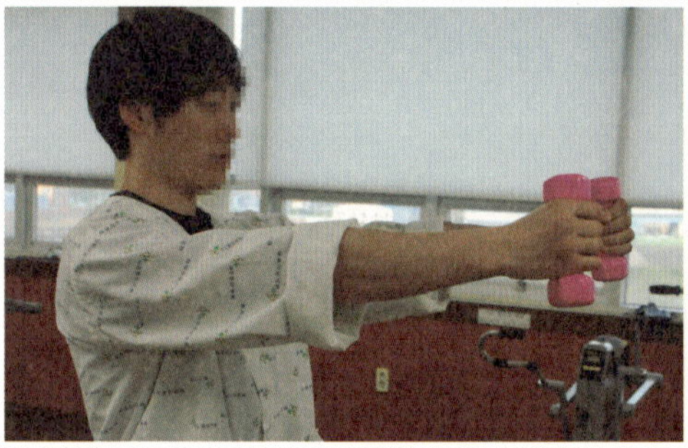
부하-서기시간(time-loaded standing) - 4 sec

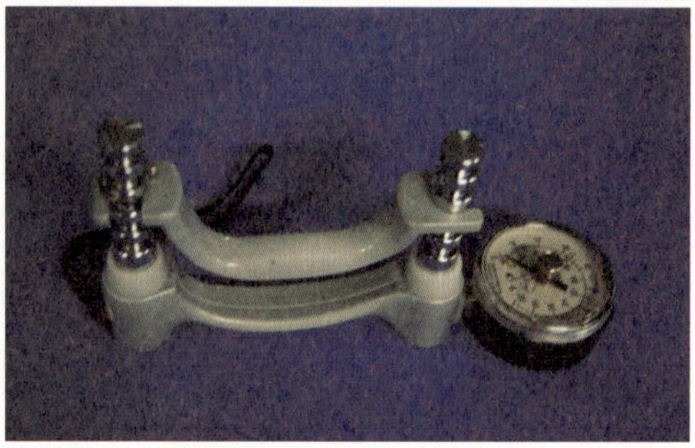
악력(Grip strength) - Rt. : 4.40 Lt. : 9.80

반사

Biceps | ++/++

Brachioradialis | ++/++

Triceps | ++/++

감각

• Superficial (touch, pressure)

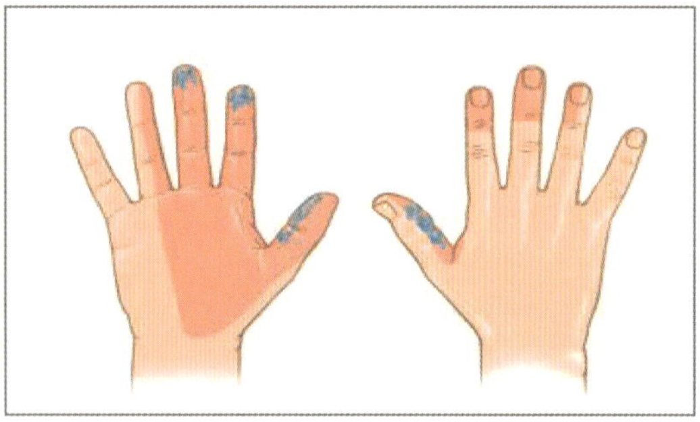
Anterior view Posterior view

Special test

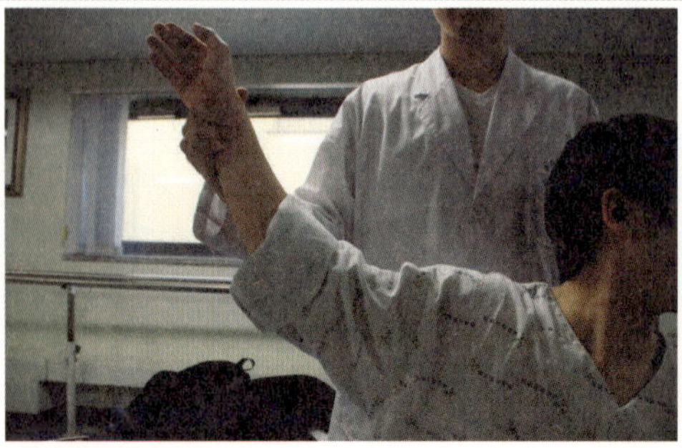
Allen test (-)

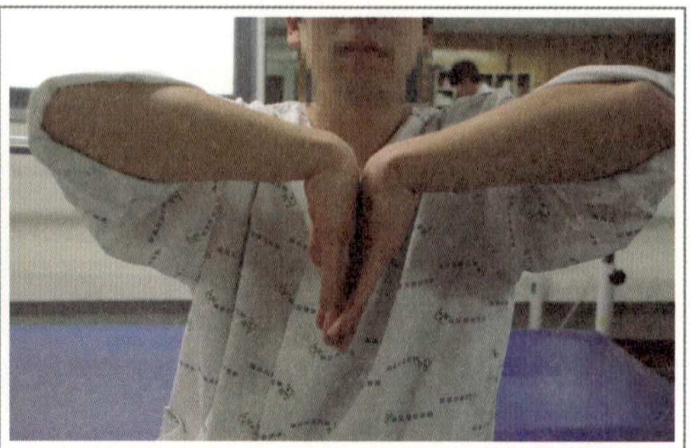
Phalen test (+)

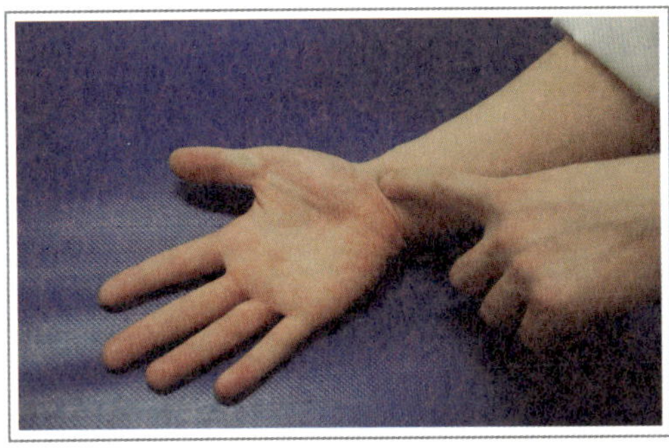

Tinnel sign (+)

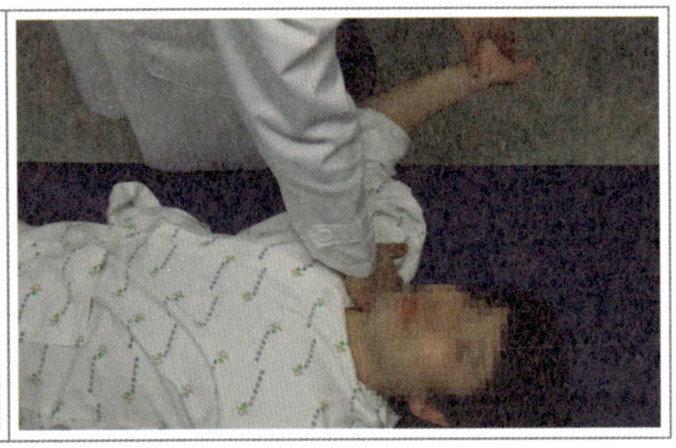

Upper limb tension test (+)

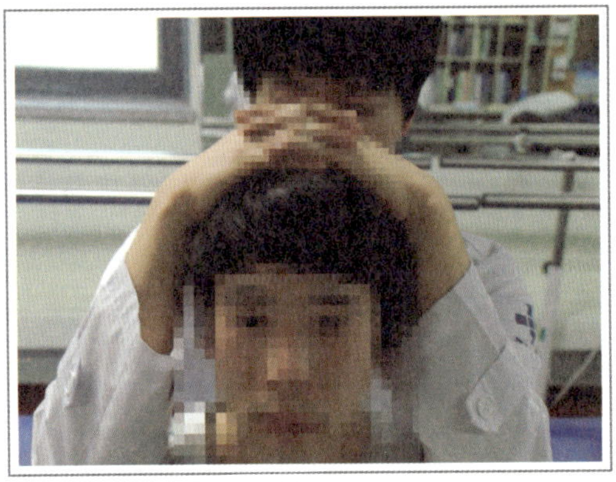

Neck compression test (-)

다른 검사들 - 신경전도 검사(NCS)

• Motor nerve conduction study

Median Rt.

Site	Latency (ms)	NCV (m/s)
Wrist	4.23	

Median Lt.

Site	Latency (ms)	NCV (m/s)
Wrist	3.42	

• Sensory nerve conduction study

Median Rt.

Site	NCV (m/s)
Finger	41.7
Palm	37.7
Wrist	53.9

Median Lt.

Site	NCV (m/s)
Finger	50.7
Palm	48.2
Wrist	56.5

Pain

아침에 일어난 후에 손이 가장 저리고 무디며 아침에만 통증 발생(VAS 8)

Carpal tunnel specific questionnaire (CTSQ) 총점 : 24/55

1. 밤에 손과 손목의 통증은 어느 정도입니까?
   ① 아프지 않다. ② 약간 아프다. ③ 중간 정도로 아프다.
   ④ 심하게 아프다. ⑤ 매우 심하게 아프다.

2. 지난 2주 동안 손과 손목의 통증으로 하룻밤에 몇 번이나 잠을 깹니까?
   ① 그런 적 없다. ② 한 번 있다. ③ 두세 번 있다.
   ④ 네다섯 번 있다. ⑤ 여섯 번 이상 있다.

3. 낮에 손과 손목의 통증이 있습니까?
   ① 그런 적 없다. ② 약간 아프다. ③ 중간 정도로 아프다.
   ④ 심하게 아프다. ⑤ 매우 심하게 아프다.

4. 낮에 손과 손목의 통증이 얼마나 자주 있습니까?
   ① 그런 적 없다. ② 하루에 한두 번 있다. ③ 하루에 서너 번 있다.
   ④ 하루에 다섯 번 이상 있다. ⑤ 통증이 하루 종일 계속 있다.

5. 낮에 손과 손목의 통증이 있을 때, 한 번 통증이 올 때마다 평균적으로 어느 정도 오래 지속이 됩니까?
   ① 전혀 없다. ② 10분 미만이다. ③ 10분에서 1시간 사이이다.
   ④ 1시간 이상이다. ⑤ 통증이 하루 동안 계속된다.

6. 손에 무딘 감각이 있습니까?
   ① 없다. ② 약간 있다. ③ 중간 정도로 있다.
   ④ 심하게 있다. ⑤ 매우 심하게 있다.

7. 손이나 손목 힘이 약해졌습니까?
   ① 약해지지 않았다. ② 약간 약해졌다. ③ 중간 정도로 약해졌다.
   ④ 심하게 약해졌다. ⑤ 매우 심하게 약해졌다.

8. 손에 저린 감각(찌릿한 감각)이 있습니까?
   ① 없다. ② 약간 있다. ③ 중간 정도 있다.
   ④ 심하게 있다. ⑤ 매우 심하게 있다.

9. 밤에 저리거나 무딘 감각이 어느 정도로 심합니까?
① 저리거나 무디지 않다. ② 약간 저리거나 무디다. ③ 중간 정도로 저리거나 무디다.
④ 심하게 저리거나 무디다. ⑤ 매우 심하게 저리거나 무디다.

10. 지난 2주 동안 손이 저리거나 무딘 감각으로 밤에 몇 번이나 잠을 깨셨습니까?
① 그런 적 없다. ② 한 번 있다. ③ 두세 번 있다.
④ 네다섯 번 있다. ⑤ 여섯 번 이상 있다.

11. 열쇠나 볼펜 같은 작은 물건을 잡거나 사용할 때 어려움이 있습니까?
① 어려움이 없다. ② 약간 어려움이 있다. ③ 중간 정도로 어려움이 있다.
④ 심하게 어려움이 있다. ⑤ 매우 심하게 어려움이 있다.

ADL

• 기능적 상태의 등급 Functional Status Scale

	어렵지 않다	약간 어렵다	중간 정도 어렵다	심하게 어렵다	그 동작을 전혀 못한다
글씨 쓰기			○		
단추 잠그기		○			
독서할 때 책 잡고 있기	○				
전화, 수화기 잡기	○				
병뚜껑 열기		○			
가사일 하기	○				
쇼핑백 들기		○			
목욕하기, 옷 입기	○				

■ 평가 Evaluation

진단 (Diagnosis)	환자는 오른손 손가락의 저림, 손의 근력약화, 악력 감소로 인해 양손을 사용하는 일상생활을 제한적으로 수행하고 있다.
예후 (Prognosis)	환자는 양손의 저린감이 없어지고 오른손의 근력이 강화되면 일상생활을 불편함이 없이 수행할 수 있다.

■ 치료계획 Plan of Care

기대결과(장기목표)
(Expected out comes /Long-term goals)

- 환자는 6주 이내에 부하서기 검사에서 4 sec에서 15 sec로 수행할 수 있다.
- 환자는 6주 이내에 오른손의 악력검사에서 4.40에서 10으로 수행할 수 있다.
- 환자는 6주 이내에 아침에 일어난 후 Rt. hand의 통증을 VAS 8에서 0으로 유지할 수 있다.

예상목표(단기목표)
(Anticipated goals /Short-term goals)

- 환자는 3주 이내에 부하서기 검사에서 4 sec에서 8 sec로 수행할 수 있다.
- 환자는 3주 이내에 오른손의 악력검사에서 4.40에서 6으로 수행할 수 있다.
- 환자는 3주 이내에 아침에 일어난 후 Rt. hand의 통증을 VAS 8에서 4로 유지할 수 있다.

중재
(Intervention)

안정화운동

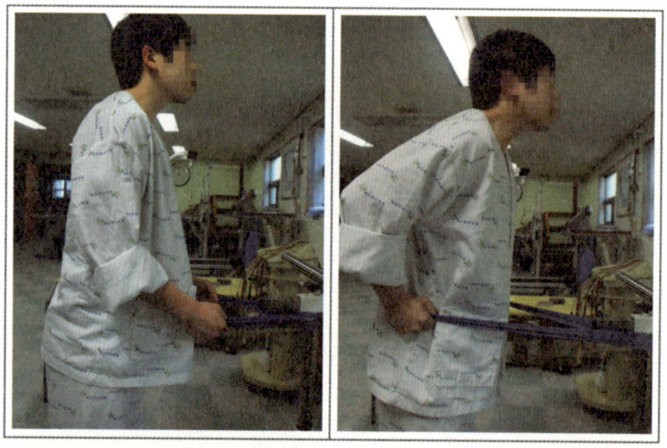

Theraband를 통한 어깨띠 안정화운동
- 주 5회 3 set / 1 set 10회

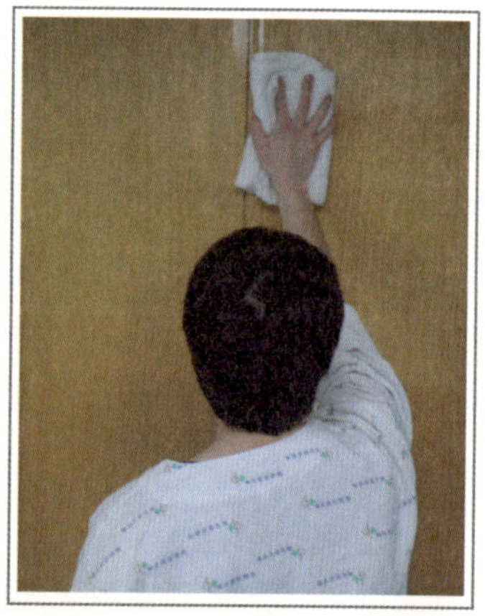

닫힌 사슬 기법을 이용한 어깨 안정화운동
- 주 5회 3 set / 1 set 10회

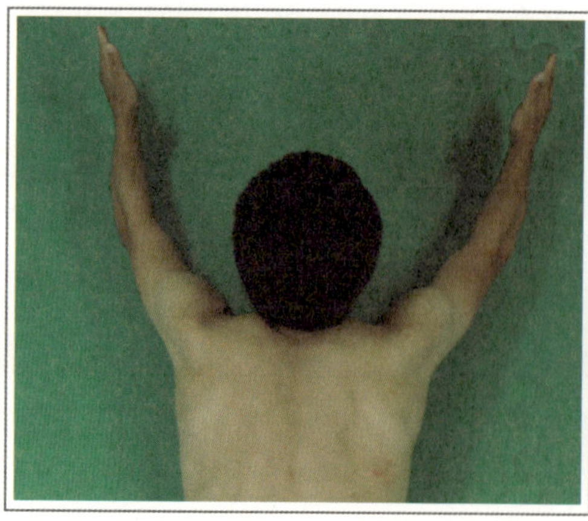

Prone scaption 등척성운동
- 주 5회 3 set / 1 set 10회

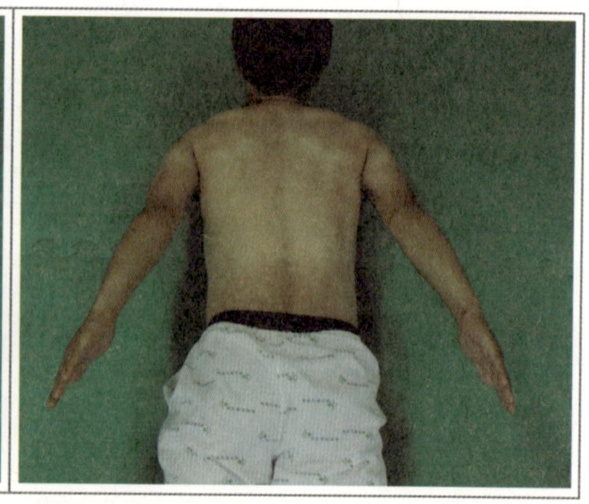

Prone extension 등척성운동
- 주 5회 3 set / 1 set 10회

중재
(Intervention)

근력훈련

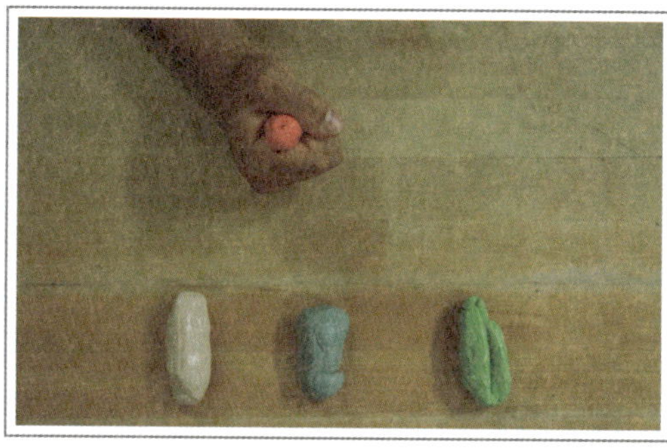

Therapy putty exercise
- 강도별로 5 min 씩 5 set, 주 6회

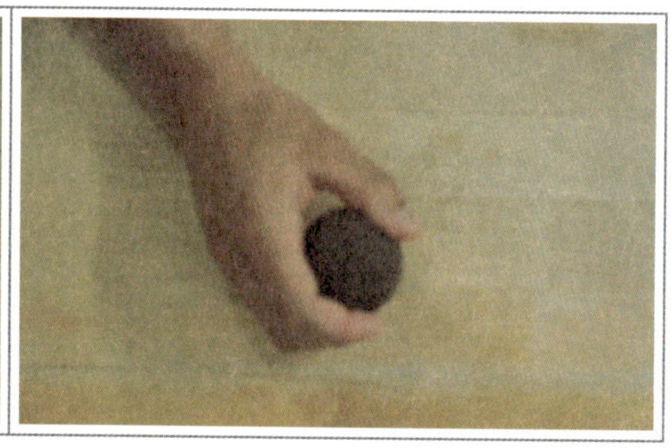

Hand therapy balls

통증감소

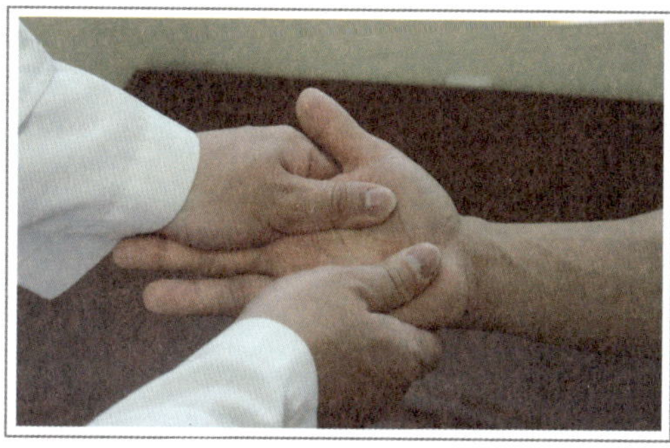

Massage

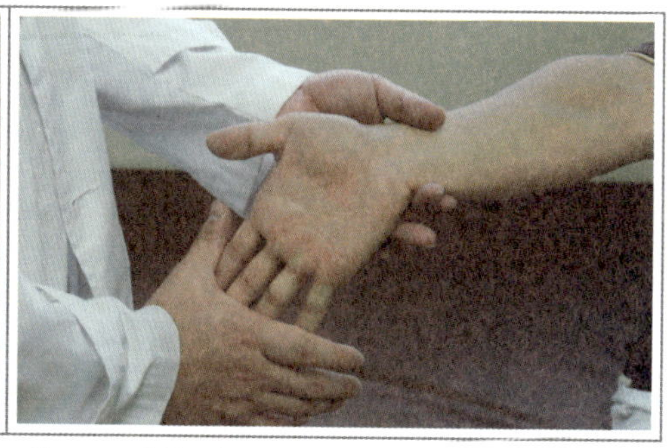

Nerve mobilization

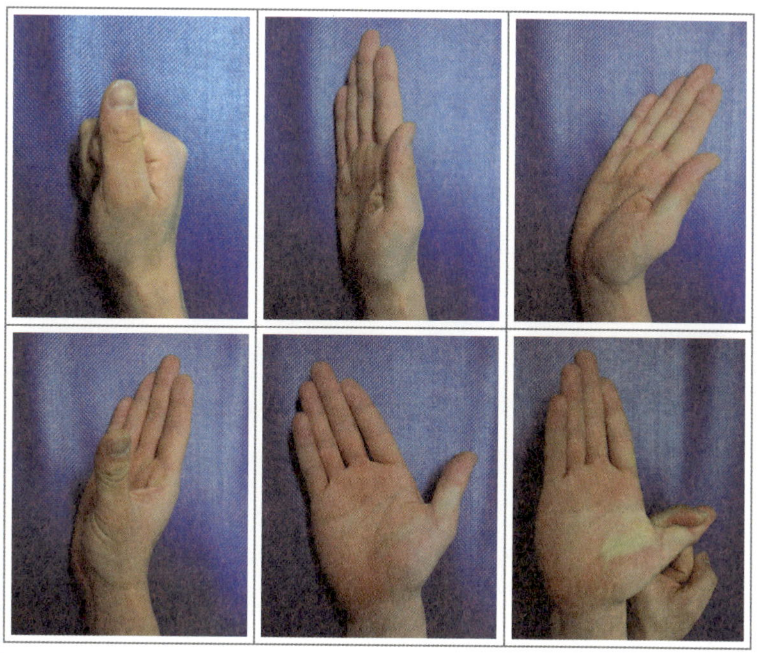

Median nerve gliding

참고문헌

김정환. 수근관 증후군 환자에서 임상 소견을 기준으로 한 근전도 검사소경의 예측 가능성에 관한 연구. 석사학위논문. 단국대학교 의학대학원, 2003.

대한스포츠의학회. 근골격계 질환의 진단 및 재활치료. 도서출판 한미의학, 2005.

박흥기, 김순희, 김명훈 외. 전기치료학. 도서출판 하늘뜨락, 2005.

한종만, 공원태. 수근관 증후군의 전침, 초음파, 테이핑이 통증감소와 악력에 미치는 효과. 대한물리의학회지. 1. 2006. 49-57.

Bouter, L. M. Insufficient scientific evidence for efficacy of widely used letrothrapy, laser therapy and ultrasound treatment in physiothrapy. Ned Tijdschr Geneesked, 144. 2000. 502-505.

Dimitrios Kostopoulos. Treatment of carpal tunnel syndrome: a review of the non-surgical approaches with emphasis in neural mobilization Journal of Bodywork and Movement Therapies, Volume 8, Issue 1, January 2004, 2-8.

Ebenbichler, G. R. Resch, K. L., Nicolakis, P. Ultrasound treatment for treating the carpal tunnel syndrome: randomised sham controlled trial. British Medical Journal, 316. 1998. 731-735.

George Sternbach. The carpal tunnel syndrome The Journal of Emergency Medicine, Volume 17, Issue 3, May-June. 1999. 519-523.

James C. Watson. The Electrodiagnostic Approach to Carpal Tunnel Syndrome Neurologic Clinics, Volume 30, Issue 2, May 2012, 457-478.

James H. C. and David M. P. Basic clinical massage therapy: Integrating anatomy and treatment, 2nd Ed., Lippincott Williams & Wilkins. 2008.

Lyell K. Jones Jr. Nerve Conduction Studies: Basic Concepts and Patterns of Abnormalities . Neurologic Clinics, Volume 30, Issue 2, May 2012. 405-427.

Tiffany Field. Carpal tunnel syndrome symptoms are lessened following massage therapy. Journal of Bodywork and Movement Therapies, Volume 8, Issue 1, January. 2004. 9-14.

처음노트 Initial Note

실 습 병 원 :	실(팀)장님 :
담당치료사 :	작 성 자 :

Name		Age		Sex	
Onset		Eval			
Occupation		DX			

■ 검진 Examination

1. 병력 History

인적사항 (Demogr aphics)	
현재상태/ 주호소 (Current condition/ Chief complaints)	
환자의 목표 (pt. goal)	
예전 기능수준 (Prior level of function)	
환자의 사회력 (Social Hx.)	
학교(고용/일) (School [Substituting for employment/work])	
생활환경 (Living enviroment)	
일반적인 건강상태 (General health ststus)	

사회적인 습관과 건강관련 습관 (Social/Health habit)	
가족력 (Family Hx)	
성장 (Development)	
의료/수술적 병력에 대한 정보 (Medical/Surgical Hx)	
기능적인 상태 /활동수준 (Functional status/ activity level)	
약물 (Medication)	
다른 임상 검사들 (Other clinical test)	

2. 시스템 재조명 System review

심혈관계/폐기관 Cardiovascular/Pulmonary system

피부계 Integumentary system

근육뼈대계 Musculoskeletel system

신경근육계 neuromuscular system

의사소통 형태와 능력 Communication

감정 Affect

인지 Cognition

학습장벽 Learning barriers

학습스타일 Learning style

교육에 대한 욕구 education needs

3. 검사와 측정 Test and measures

■ 평가 Evaluation

진단 (Diagnosis)	
예후 (Prognosis)	

■ 치료계획 Plan of Care

기대결과(장기목표) (Expected out comes /Long-term goals)	
예상목표(단기목표) (Anticipated goals /Short-term goals)	
중재 (Intervention)	
참고문헌 (Reference)	

손목굴증후군 Carpal tunnel syndrome 사례관련 진단·평가 및 중재문항

환자는 59세 여성으로 집안일을 하던 중 최근 들어 손가락 쥐는 힘이 약해지는 것 같고 걸레를 비틀어 짤 때 통증을 동반한다고 호소하였다. 또한 엄지와 검지 그리고 중지의 감각저하를 동반하였다.

진단·평가

1. 환자의 손상이 예상되는 신경으로 옳은 것은?
   ① 근육피부신경
   ② 노신경
   ③ 자신경
   ④ 정중신경
   ⑤ 폐쇄신경

2. 위 질환에 대한 검사방법으로 알맞은 것은?
   ① 프로멘트 증후 Froment's sign
   ② 팔랜 검사 Phalen test
   ③ 토마스 검사 Thomas test
   ④ 바로우 검사 Barlow test
   ⑤ 텔레스코핑 검사 Telescoping test

정답 1. ④ 2. ②

중재

1. 환자의 손상된 신경의 활주와 가동화를 위한 6단계 중 각 단계와 자세로 옳은 것은?
   ① 1단계 - 손가락 폄, 엄지는 굴곡 상태로 손목 중립자세
   ② 2단계 - 손가락 폄, 엄지는 폄 상태에서 손목 중립자세
   ③ 3단계 - 손목 굴곡, 손가락은 폄, 엄지는 중립자세
   ④ 4단계 - 손목 굴곡, 손가락과 엄지 폄 자세
   ⑤ 5단계 - 손목 굴곡, 손가락과 엄지 폄과 아래팔 뒤침 자세

2. 위 환자의 약화된 근력을 강화하기 위한 전기치료에 대한 설명으로 옳은 것은?
   ① 근력강화를 목적으로 기능적전기자극 FES 를 중재한다.
   ② 강축을 유발하기 위해 감응전류의 형태로 자극한다.
   ③ 연축을 유발하기 위해 연속직류의 형태로 자극한다.
   ④ 근력강화를 목적으로 간섭전류 ICT 를 중재한다.
   ⑤ 근력강화를 목적으로 경피신경전기자극 TENS 를 중재한다.

정답 1. ② 2. ②

Duchenne's Muscular Dystrophy

실 습 병 원 :	실(팀)장님 :
담당치료사 :	작 성 자 :

Name	송OO	Age	16	Sex	F
Onset	00.01	Eval	00.01.12		

■ 검진 Examination

1. 병력 History

진단명 (Diagnosis)	Duchenne's Muscular Dystrophy - 00년부터 다리 힘이 빠지는 증상이 있어 본원에 내원하여 DMD 진단받음 - 00. 03. 05. Scoliosis 점차 진행되어 본원에 내원하여 op - 00. 04. 25. Pre-op evaluation 및 post op management 위해 본원에 입원함 - 00. 05. 07. Anterior interbody fusion, L5/S1 with Mesh cage and allogenous clip bone graft 시행함 - 00. 05. 19. Correction of scoliosis 시행함 (T1 to L5 posterior spinal correction of scoliosis 시행) - 00. 05. 23. Extubation 시행함 - 00. 06. 21. Trilogy 대여하여 apply하면서 discharge함 - 00. 01. 11. Routine pulmonary function check up 위해 adm
주호소 (Chief complaints)	친구들처럼 학교에서 공부하는 등의 일상생활을 자유롭게 할 수 없음
생활 환경 (Living environment)	부모님과 함께 아파트에서 거주하고 있으며 치료를 위해 학교는 안 다니고 있음
일반적 건강상태 (General health status)	감기에 자주 걸리며 쇠약함
내/외과적 병력 (Medical/surgical history)	- L5/S1 with Mesh cage and allogenous clip bone graft 시행함 - Anterior interbody fusion

기능적인 상태/ 활동수준 (Functional status/ activity level)	부모님의 도움 없이는 일상생활의 수행이 불가능함
기타 임상적인 검사들 (Other clinical test)	병리학적 소견은 관찰되지 않음

2. 시스템 재조명 System review

근육뼈대계

전체대칭 | 척추앞굽음증, 척추옆굽음증
전체ROM | 발목관절, 팔꿉관절 제한
전체근력 | 팔다리의 근력약화
신장 | 143 cm
체중 | 35 kg

신경근육계

이동 | 휠체어
감각 | intact
균형 | impaired
반사 | impaired
의사소통 | intact
지남력 | intact
학습능력 | intact
통증 | intact

심혈관계

바로 누운 자세에서 심장박동수 100 bpm, 호흡수는 24회, 혈압은 120/80 mmHg

외피계

intact

3. 검사와 측정 Test and measures

자세

앉은 자세에서 가까운 쪽 약화로 인해 옆굽음증과 앞굽음증이 관찰됨

관절가동범위 & 근육수행력

• ROM & MMT

Rt.		Muscle group	Lt.	
AROM	MMT		AROM	MMT
WFL	P-	Shoulder flexor	WFL	P-
	P-	Extensor		P-
	P-	Abductor		P-
	P-	Adduction		P-
	P-	Elbow flexor		P-
-10	P-	Extensor	-10	P-
WFL	P	Wrist flexor	WFL	P
	P	Extensor		P
	P-	Hip flexor		P-
-30	P-	Extensor	-30	P-
WFL	P-	Abductor	WFL	P-
	P-	Abductor		P-
		Internal rotator		
		External rotator		
	P-	Knee flexor		P-
-30	P-	Extensor	-30	P-
-20	P	Ankle dorsi flexor	-20	P
WFL	P	Plantar flexor	WFL	P

*WFL : within functional limit

• Functional level

Side rolling (-/-)	1
Come to sit (+) / max. assist	2
Sit alone (+) / back support	3
Sit to stand (-)	1
Stand alone (-)	1

1: Total assist 2: Maximal assist 3: Moderate assist 4: Minimal assist 5: Supervisor 6: Modified independent 7: independent

상지기능평가 | 5 손을 입까지 올릴 수는 없지만 펜을 쥐거나 탁자의 동전을 들어올릴 수 있음
하지기능평가 | 9 휠체어에 국한된 생활

균형

• **Sitting balance : poor grade**

손잡이나 보조가 필요하며, 과제를 수용하거나 움직이는 동안 균형을 잃는다.

보행

• **Swinyard scale**

7 휠체어를 움직일 수는 있지만, 자세가 좋지 않고 등받이가 필요하다.

반사

DTR | Bj +/+ Tj +/+ Kj +/+ Aj +/+

Babinski sign | -/-

Hoffman sign | -/-

심혈관계

• 폐기능 검사

(11. 01. 11)

	Sitting	Supine
VC	110 (37.5%)	1,100 (37.2%)
PCF	160	

• 일상생활

Eating	3
Washing	3
Dressing	3
Toileting	2
Bathing	2

1. Total assist 2. Maximal assist 3. Moderate assist 4. Minimal assist 5. Supervisor 6. Modified independent 7. Independent

■ 평가 Evaluation

진단 (Diagnosis)	환자는 근약화, 관절가동범위의 제한, 균형, 폐기능감소가 있다. 이로 인해 현재 휠체어에서 생활하고 있으며 일상생활도 부모님의 도움으로 생활하고 있어 학교생활이나 참여활동에 제한적이다.
예후 (Prognosis)	환자는 추가적인 근약화를 막고 관절가동범위, 균형, 폐기능의 기능을 유지해야 최소한의 참여활동이 가능할 것으로 예상된다.

■ 치료계획 Plan of Care

<table>
<tr><td>기대결과(장기목표)
(Expected out comes
/Long-term goals)</td><td>1. 환자는 48주 이내에 최대한 호흡근육의 진행적 약화를 최소화할 수 있다.
2. 환자는 48주 이내에 관절 가동성의 진행적 구축을 최소화할 수 있다.
3. 환자는 48주 이내에 근력의 진행적 약화를 최소화할 수 있다.</td></tr>
<tr><td>예상목표(단기목표)
(Anticipated goals
/Short-term goals)</td><td>1. 환자는 24주 이내에 최대한 호흡근육의 진행적 약화를 지연할 수 있다.
2. 환자는 24주 이내에 관절 가동성의 진행적 구축을 지연할 수 있다.
3. 환자는 24주 이내에 근력의 진행적 약화를 지연할 수 있다.</td></tr>
<tr><td>중재
(Intervention)</td><td>호흡운동 & 분비물 제거
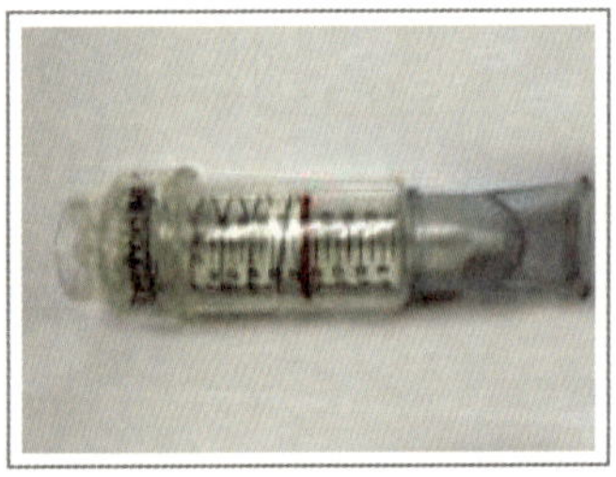
- Inspiratory resistive exercise (흡기근 저항운동)
- Threshold resistive (역치 저항성 호흡운동 기구)
- 피로하지 않은 범위 내에서 하루 10회(부모교육)
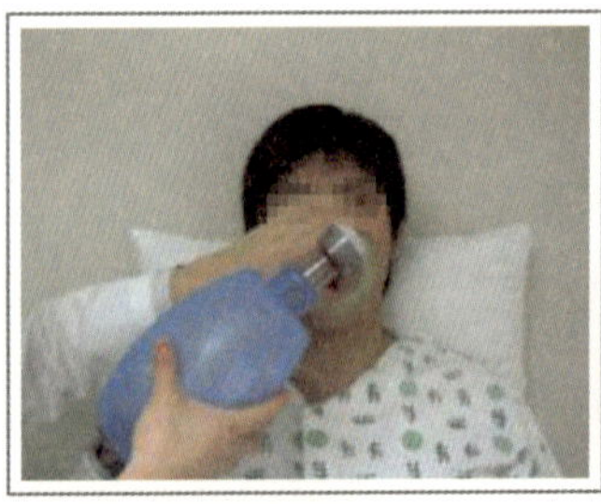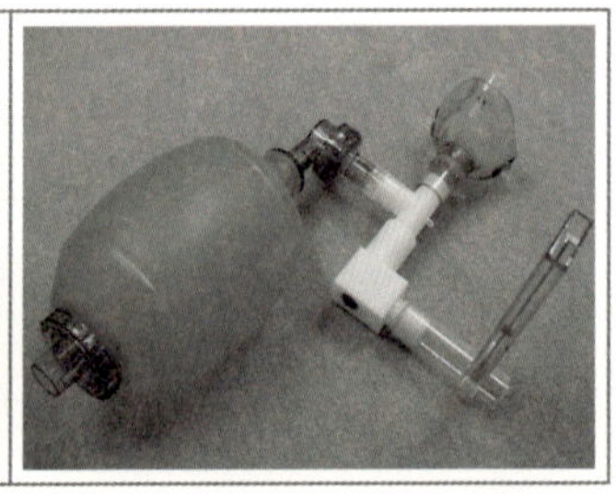
Maintenance of pulmonary compliance (유순도 유지운동)
- Air stacking exercise
- 1 set 5회, 하루 10회(부모교육)
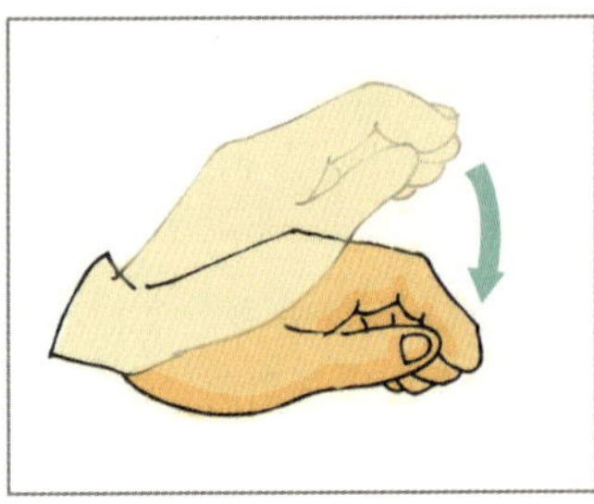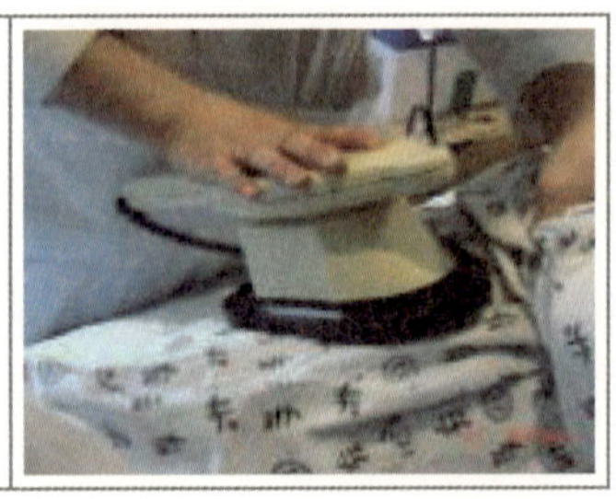
기도 분비물 제거
- 두드리기(percussion) 및 진동(vibration): 체위배액요법 시 같이 시행하면 객담 제거 효과를 높일 수 있다.
- 1회 5 min, 주 5회</td></tr>
</table>

중재
(Intervention)

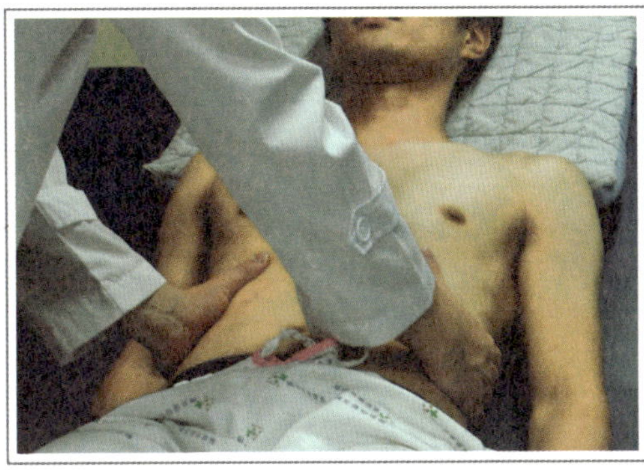

Assisted cough training
- 강한 기침 자극으로 인한 분비물의 정화향상 목적
- 1 set 10회, 하루 5회 실시(부모교육)

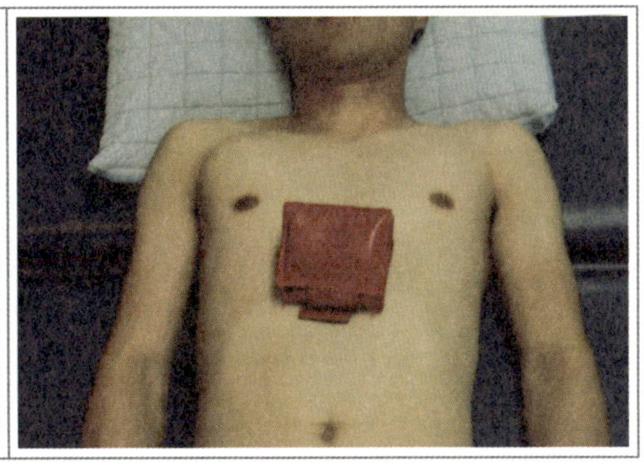

Diaphragmatic training using weights
- 가로막의 강화나 지구력을 향상
- 피로하지 않은 범위 내에서 시행
- 1 set 10회, 하루 3회 실시(부모교육)

관절가동범위운동

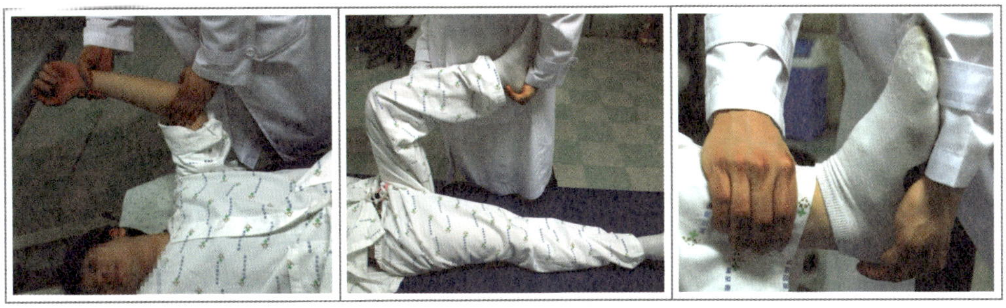

- 1일 30 min, 주 5회(부모교육)

근력증진운동

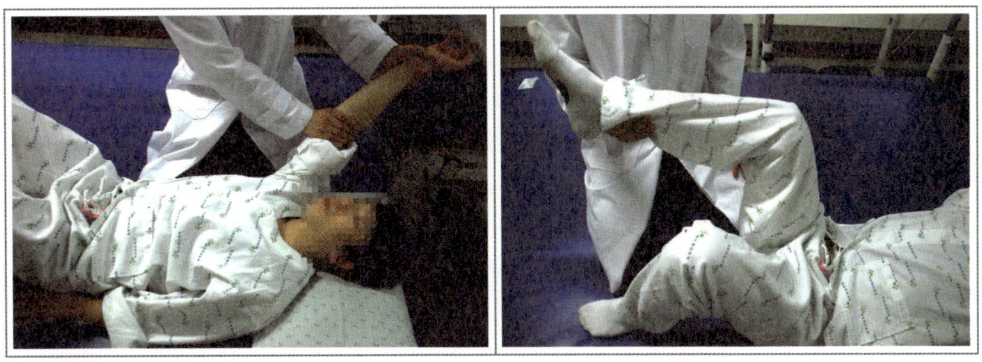

팔다리의 능동보조운동
- 최대 이하의 강도로 피로하지 않은 범위 내에서 시행
- 1일 20 min, 주 5회

참고문헌

강민정, 나영무, 문재호. 두시엔느 근디스트로피 환아의 손기능 평가. 대한재활의학회지. 1995. 19(3).

강성웅, 김정은. 유태원외. 보조기침 향상을 위한 새로운 기구의 고안-성문 기능의 보조를 통하여 - 연세대학교 의과대학 재활의학교실 및 근육병 재활연구소 대한재활의학회지. 2005. 29(2).

강성웅, 나영무, 백선경 외. 뒤시엔느 근디스트로피 환자에서 흡기근 강화훈련의 임상적 의의 연세대학교 의과대학 재활의학교실. 대한재활의학회지. 1998. 22(2).

김경. 복식호흡 운동이 요부근육의 활성화에 미치는 영향. 대한물리의학회지. 2006. 1(1).

김경, 서교철. 자세변화에 따른 피드백 호흡훈련이 뇌졸중 환자의 폐기능에 미치는 영향. 특수교육 재활과학 연구. 2010. 49(3). 57-74.

김기송, 이규완, 오덕원. Changes in Pulmonary Functioning After Respiratory Exercise Treatment in Patients With Progressive Muscular Dystrophy. 한국전문물리치료학회. 1999. 6(3).

문재호, 장훈, 김애영, 신정순. 진행성 근 디스트로피의 임상적 고찰. 대한재활의학회지. 1990. 14(1).

박중현, 강성웅, 김은주, 하영란. 인공호흡기를 사용 하는 신경근육계 환자들의 삶의 질 평가. 대한재활의학회지. 2004. 28(2).

오세철. 근육디스트로피인의 재활과정.지체부자유연구. 1997. 31. 61-80.

유태원, 강성웅, 문재호 외. 신경근육계 질환 종류에 따른 자세와 노력성 폐활량과의 상관관계. 대한재활의학회지. 2006. 30(1). 80-85.

전용진, 오덕원, 김경모, 이영정. 경수손상환자들의 폐기능 향상을 위한 흡기 및 호기 호흡운동방법의 효과 비교. 한국전문물리치료학회지. 2010. 17(1).

조동희, 강성웅, 박중현 외. 신경근육계 질환에서 자세에 따른 폐활량의 변화 양상 비교. 대한재활의학회지. 2004. 28(5). 454-457.

Angulo DL, Colwell CW Jr. Use of postoperative TENS and continuous passive motion following total knee replacement. The Journal of Orthopaedic and Sports Physical Therapy 1990 Jun;11(12). 599-604.

Byeong Yeon Seong and M.O Kun Yull Maing "to tal knee Replacement Report of Three cases" Department of orthopaedic surgery, korea General Nospital, Seoul, korea vol, 13 No.2 June 1978.

Gotlin RS, Hershkowitz S, Juris PM et al. Electrical stimulation effect on extensor lag and length of hospital stay after total knee arthroplasty,Archives of Physical Medicine and Rehabilitation 1994 Sep;75(9). 957-959.

Hyde SA, Fløytrup I, Glent S et al. A randomized comparative study of two methods for controlling Tendo Achilles contracture in Duchenne muscular dystrophy. Neuromuscul Disord. 2000. 10. 257-63.

Jung, Young-jong. Effect of Breathing Exercise on Improvement of Pulmonary Function in Patient With Amyotrophic Lateral Sclerosis.KATPT. 2001. 8(4). 71-80.

Kisner. corbi. 운동치료총론. 영문출판사. 558-563.

MacDonald SJ, Bourne RB, Rorabeck CH et al. Prospective randomized clinical trial of continuous passive motion after total knee arthroplasty. Clinical Orthopaedics and Related Research 2000.Nov;(380). 30-35.

Nunez M, Nunez E, Segur JM et al. The effect of an educational program to improve health-related quality of life in patients with osteoarthritis on waiting list for total knee replacement: a randomized study, Os teoarthritis and Cartilage 2006 Mar;14(3):279-285.

S. Brent Brotzman, Robert C, Manske. Clinical Orthopaedic rehabilitation. Elsevier science health science, 2007:468-472.

Sahin E, Akalin E, Bircan C et al. The effects of continuous passive motion on outcome in total knee arthroplasty. Romatoloji ve Tibbi Rehabilitasyon Dergisi. Journal of Rheumatology and Medical Rehabilitation. 2006 Jun;17(2):85.

Seong-Woong Kang. Pulmonary rehabilitation in patients with neuromuscular disease Yonsei Medical Journal. 2006. 47(3). 307-314.

Seong-Woong Kang, Yeoun-seung Kang, Jae-Ho et al. Assisted cough and pulmonary compliance in patients with Duchenne muscular dystrophy. Yonsei Medical Journal. 2005. 46(2). 233-238.

Warwick D, Harrison J, Whitehouse S et al. A randomised comparison of a foot pump and low-molecular-weight heparin in the prevention of deep-vein thrombosis after total knee replacement Journal of Bone and Joint Surgery. British Volume 2002 Apr;84(3). 344-350.

Webb JM, Williams D, Ivory JP et al. The use of cold compression dressings after total knee replacement: a randomized controlled trial , Orthopedics 1998 Jan;21(1). 59-61.

Woo shin cho, Hyung-Sun Ann, Min-Young Kim. Pain after Total knee Arthroplasty. Department of orthopedic Surgery. College of Medicine J korean orthopedic Association 2006:41:129-133.

근보회(http://mdakorea.org)

미국근이영양증협회(http://www.mda.org)

한국근육병재단(http://www.kmdf.or.kr/)

호흡장애 환우를 위한 공간(http://www.breatheasyclub.com)

희귀난치성질환센터(질병관리본부 국립보건연구원, http://helpline.cdc.go.kr/)

처음노트 Initial Note

실 습 병 원 :	실(팀)장님 :
담당치료사 :	작 성 자 :

Name		Age		Sex	
Onset		Eval			
Occupation		DX			

■ 검진 Examination

1. 병력 History

인적사항 (Demogr aphics)	
현재상태/ 주호소 (Current condition/ Chief complaints)	
환자의 목표 (pt. goal)	
예전 기능수준 (Prior level of function)	
환자의 사회력 (Social Hx.)	
학교(고용/일) (School [Substituting for employment/work])	
생활환경 (Living enviroment)	
일반적인 건강상태 (General health ststus)	

사회적인 습관과 건강관련 습관 (Social/Health habit)	
가족력 (Family Hx)	
성장 (Development)	
의료/수술적 병력에 대한 정보 (Medical/Surgical Hx)	
기능적인 상태 /활동수준 (Functional status/ activity level)	
약물 (Medication)	
다른 임상 검사들 (Other clinical test)	

2. 시스템 재조명 System review

심혈관계/폐기관 Cardiovascular/Pulmonary system

피부계 Integumentary system

근육뼈대계 Musculoskeletel system

신경근육계 neuromuscular system

의사소통 형태와 능력 Communication

감정 Affect

인지 Cognition

학습장벽 Learning barriers

학습스타일 Learning style

교육에 대한 욕구 education needs

3. 검사와 측정 Test and measures

■ 평가 Evaluation

진단 (Diagnosis)	
예후 (Prognosis)	

■ 치료계획 Plan of Care

기대결과(장기목표) (Expected out comes /Long-term goals)	
예상목표(단기목표) (Anticipated goals /Short-term goals)	
중재 (Intervention)	
참고문헌 (Reference)	

진행성 근이영양증 Progressive muscular dystrophy 사례관련 진단 · 평가 및 중재문항

7세의 남자아이가 물리치료실로 내원하였다. 환아는 5세에 Duchenne형의 근이영양증으로 진단 받았으며 현재 독립적인 보행은 가능 하지만 누운 자세에서 일어서는 자세로 진행 될 때 양손으로 바닥을 밀고 점차적으로 손을 무릎, 대퇴부로 옮겨가면 일어서는 양상을 보였으며 장딴지 근육의 가성비대와 요추 앞굽음증을 보였다.

진단 · 평가

1. Duchenne형의 근이영양증 환자가 허리뼈 앞굽이의 증가를 보이면 일어서는 방법으로 옳은 것은?
   ① 발살바 방법
   ② 가우어스 방법
   ③ 버거 방법
   ④ 뒤센느 방법
   ⑤ 오토라니 방법

2. 근이영양증 환자를 왼쪽 다리를 위로 오게 하여 옆으로 눕고 오른쪽 다리의 엉덩 관절과 무릎관절을 구부리고, 치료사의 한 손으로 왼쪽 골반을 고정하고 왼쪽 다리의 무릎관절을 펴거나 90° 굽힌 채로 환자의 넙다리를 수동적으로 벌린 후 왼쪽 다리를 천천히 내렸더니 다리가 검사대 쪽으로 떨어지지 않았다. 이때 검사하는 구조물과 검사 방법으로 옳은 것은?
   ① 큰볼기근 - 토마스 검사 Thomas test
   ② 작은볼기근 - 엘라이 검사 Ely's test
   ③ 뒤넙다리근 - 패트릭 검사 Patrick test
   ④ 엉덩정강근막띠 - 오버 검사 Ober's test
   ⑤ 궁둥근 - 크레이그 검사 Craig's test

정답 1. ② 2. ④

중재

1. 근이영양증 환자가 보행 시 오른발이 지면에서 떨어져 있을 때 트렌델렌버그 징후를 보였다. 위와 같은 증후를 나타낼 때 강화시켜야 할 근육으로 옳은 것은?
   ① 오른쪽 - 큰볼기근
   ② 오른쪽 - 중간볼기근
   ③ 오른쪽 - 궁둥구멍근
   ④ 왼쪽 - 중간볼기근
   ⑤ 왼쪽 - 궁둥구멍근

2. 근이영양증 환자가 허리척추 분절에 과도한 앞굽음 lordosis 이 관찰되었다. 척추 앞굽음을 감소시켜주기 위하여 강화시켜야 할 근육으로 옳은 것은?
   ① 엉덩허리근
   ② 넙다리네갈래근
   ③ 장딴지근
   ④ 척추세움근
   ⑤ 큰볼기근

정답 1. ④ 2. ⑤

Multiple Fracture of both leg

실 습 병 원 :	실(팀)장님 :
담당치료사 :	작 성 자 :

Name	김OO	Age	25	Sex	F
Onset	00.05.31	Eval	00.01.12		

■ 검진 Examination

1. 병력 History

진단명 (Diagnosis)

Multiple Fracture of both leg

(Rt. superior pubic ramus, Rt. ischiopubic ramus, Rt. tibia, patella, Rt. diatal femur, Rt. fibular head, Rt. 1st & 2nd metatarsal shaft)

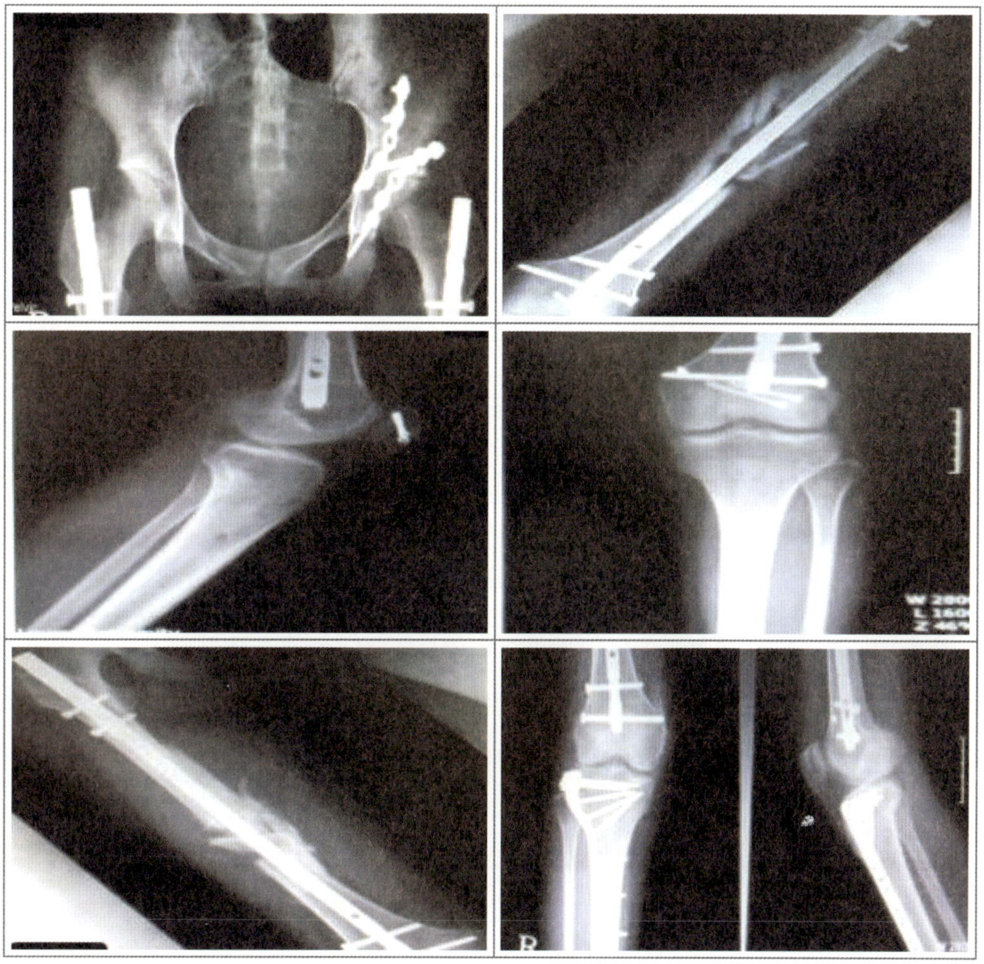

진단명 (Diagnosis)	- 00년 10월 10일 오후 7시 15분경 오피스텔 6층에서 fall down 30분 후 본원 응급센터로 내원 후 입원 - 00년 10월 10일 op 시행(내고정술) (Both femur, Lt. acetabulum, patella, Rt. tibia, 1st & 2nd metatarsal) - 3개월 뒤부터 물리치료 시행(현재 cane을 사용하여 independent gait 함)
주호소 (Chief complaints)	고정된 철심을 빼고 마음껏 걷고 싶어함
치료 의욕 (Motivation)	좋음
생활 환경 (Living environment)	부모님과 언니와 함께 거주하고 있으며 현재 대학교에 재학 중임
사회적 건강상태 (Social health status)	특이사항 없음
일반적 건강상태 (General health status)	특이사항 없음
가족 건강력 (Family health history)	특이사항 없음
내/외과적 병력 (Medical/surgical history)	내원 전 피해망상으로 Y병원 정신과 3개월간 medication 시행함
약물 (Medication)	안정제, 소염진통제
기능적인 상태 /활동수준 (Functional status/ activity level)	현재 실내보행(병원 내)은 스스로 가능한 수준임
기타 임상적인 검사들 (Other clinical test)	특이사항 없음

2. 시스템 재조명 System review

근육뼈대계

전체대칭 | 오른쪽 어깨의 기울이 관찰됨
전체ROM | 양측 다리에 제한부위
전체근력 | 양측다리의 근약화
신장 | 163 cm
체중 | 54 kg

신경근육계

이동 | 독립적보행
감각 | impaired
균형 | impaired
반사 | intact
의사소통 | intact
지남력 | intact
학습능력 | impaired
통증 | 왼쪽 발에 날카로운 통증

심혈관계

BP & BPS | 휴식 시 120/80 mmHg, 80 bps

외피계

양쪽 다리에 약간의 부종

3. 검사와 측정 Test and measures

자세

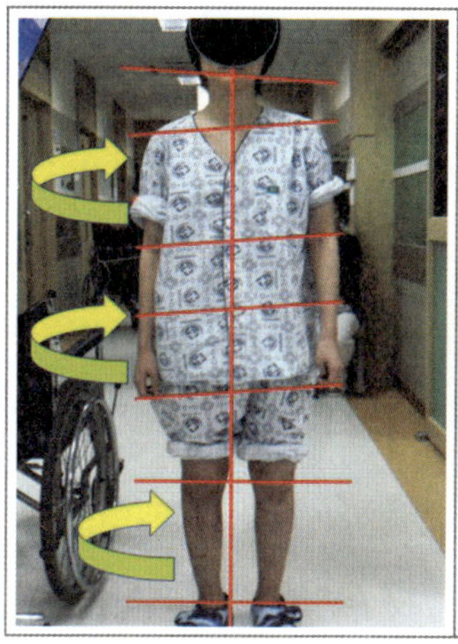
앞면

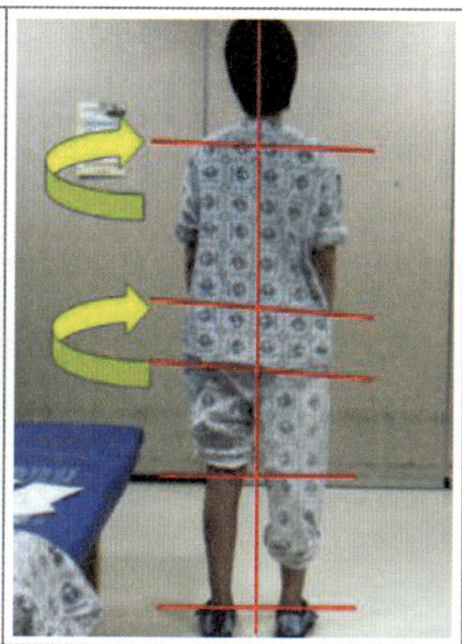
뒷면

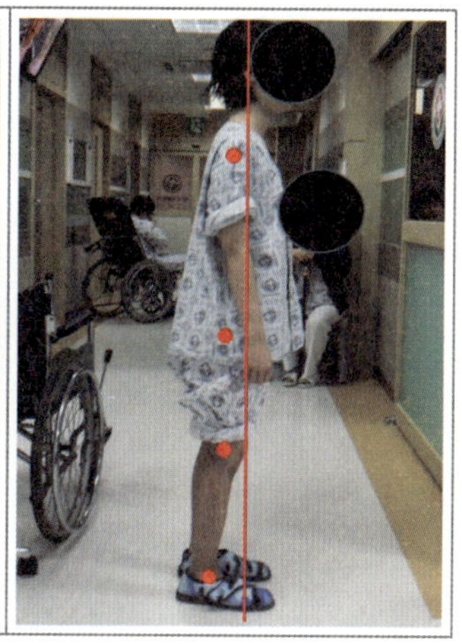
옆면

관절가동범위 & 근육수행력

Rt.				Lt.		
PROM	AROM	MMT		PROM	AROM	MMT
90	30	F+	Hip flexion 120	90	25	F+
20	15	F+	Extention 30	20	15	F+
45	45	F	Abduction 45	45	45	F
30	30	F	Adduction 30	30	30	F
20	15	F	Internal rotation 45	20	15	F
20	15	F	External rotation 45	20	15	F
40	35	P	Knee flexion 135	45	40	P
0	5	P	Extention 0	0	0	P
15	10	F+	Ankle D/F 20	15	10	F+
45	45	F+	P/F 50	45	45	F+
35	30	F+	inversion 35	35	30	F+
15	10	F+	eversion 15	15	10	F+

- Functional ability

Roll over	Independent
Come to sit	Independent
Sit to stand	Supervisor
Stand to sit	Supervisor
Bed/Chair	Supervisor
Squating	N/T (고정으로 인해 ROM 제한)

* N/T : no test

균형

- One legg standing test

  - Rt. : 5 sec　　　　　- Lt. : 4 sec

- Functional balance grade

  Standing balance

  - Static : G　　　　　- Dynamic : F

보행

- 보호자의 관찰하에 지팡이를 이용하여 보행함
- 계단 보행에서는 5 cm 높이의 계단은 수행 가능하나 10 cm정도의 계단은 LOM으로 수행하지 못함

• Hauser Ambulatory Index

5 양측지지(스틱, 두 개 목발)가 요구되고 20초 혹은 그보다 짧은 시간에 10 m를 걷는다. 혹은 편측지지를 요구하지만 20초보다 긴 시간에 10 m를 걷는다.

통증

VAS	2-3
Area	Lt. foot
Qulaity	Twinge
When	5분 정도 보행훈련 후에 나타나 2분 정도 휴식 후 사라짐

감각

Rt.에 비해서 Lt. top of the foot의 dull sensation → light touch (++ / +)

L/E deep touch | ++ / ++
L/E temperature | intact
l/e position sense | intact
l/e vibration | intact
l/e 2point | intact

심혈관계

환자의 지구력 문제로 인해 평가하지 못함

외피계

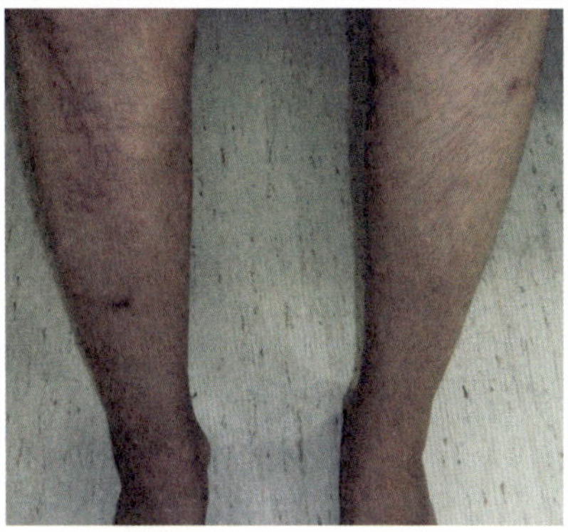

양쪽 다리에 약간의 부종

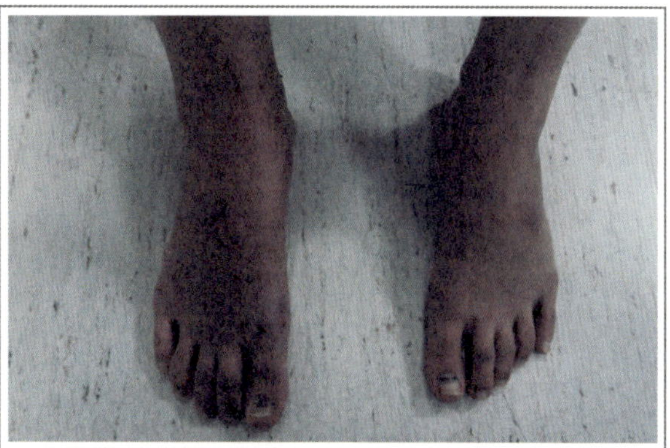

반흔조직에 의한 피부의 딱딱함

ADL ability

• Modified Barthel Index

항목	1 과제를 수행할 수 없는 경우	2 최대의 도움이 필요한 경우	3 중등도의 도움이 필요한 경우	4 최소의 도움이나 감시가 필요한 경우	5 완전히 독립적인 경우
개인위생	0	1	3	4	5
목욕하기	0	1	3	4	5
식사하기	0	2	5	8	10
용변처리	0	2	5	8	10
계단 오르기	0	2	5	8	10
옷 입기	0	2	5	8	10
대변조절	0	2	5	8	10
소변조절	0	2	5	8	10
보행	0	3	8	12	15
의자차	0	1	3	4	5
의자/침대 이동	0	3	8	12	15
Total score					88/100

• MBI Total Score Dependency Level

0 - 24	Total	75 - 90	**Mild**
25 - 49	Severe	91 - 99	Minimal
50 - 74	Moderate		

■ 평가 Evaluation

진단 (Diagnosis)	환자는 골절이후에 선 자세에서의 균형, 한다리 서기, 양측다리의 근육약화와 다리의 제한된 관절범위로 인하여 관찰하에 평지보행은 가능하나 계단보행이나 실외보행을 스스로 수행하지 못한다.
예후 (Prognosis)	제한된 관절가동범위 및 다리근력의 증가를 통하여 균형증진이 이루어진다면 예전의 기능을 회복할 수 있을 것으로 기대된다. 추후 몸통근력에 대한 정확한 평가와 우울증에 대한 평가가 필요할 것으로 생각된다.

■ 치료계획 Plan of Care

기대결과(장기목표) (Expected out comes /Long-term goals)	1. 환자는 12주 내에 cane없이 outdoor에서 independent gait로 매점을 2분 안에 독립적으로 다녀올 수 있다. - 환자는 12주 내에 standing에서 약 1 m 80 cm 높이의 책장 위 먼지를 먼지제거기로 털어 낼 수 있다. - 환자는 12주 내에 OLST를 Rt., Lt.에서 10 sec 이상 유지할 수 있다. - 환자는 12주 내에 knee flexion, extension muscle power를 P → G 이상으로 유지 및 향상 시킬 수 있다. - 환자는 12주 내에 ankle dorsiflexion을 full-ROM 할 수 있다. - 환자는 8주 내에 minimal swelling을 제거할 수 있다.
예상목표(단기목표) (Anticipated goals /Short-term goals)	1. 환자는 4주 내에 cane없이 indoor에서 independent gait로 병원 로비를 2 min 안에 혼자 다녀올 수 있다. - 환자는 4주 내에 standing에서 손이 닿는 높이에 있는 책장에서 책을 꺼낼 수 있다. - 환자는 4주 내에 OLST를 Rt., Lt.에서 7 sec 이상 유지할 수 있다. - 환자는 4주 내에 knee flexion, extension muscle power를 P → F 이상으로 유지 및 향상시킬 수 있다. - 환자는 4주 내에 ankle dorsiflexion의 ROM을 5° 이상 증가시킬 수 있다. - 환자는 4주 내에 minimal swelling을 감소시킬 수 있다.
중재 (Intervention)	균형 증가의 목적 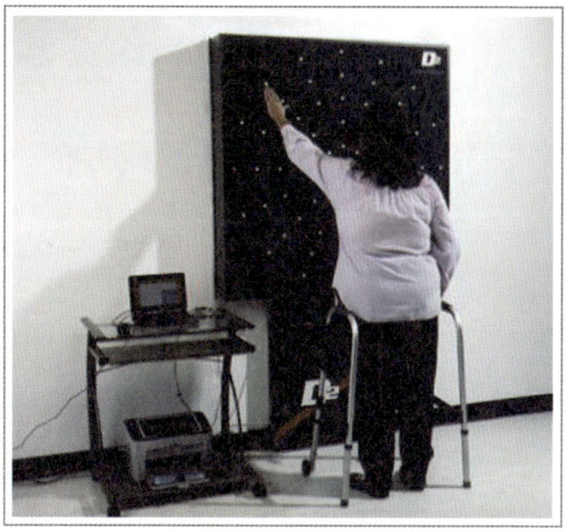 **Dyna vision** - 하루 30-60 min, 주 3회 - 피로를 유발하지 않는 범위 내에서 시행

안정성 증가의 목적

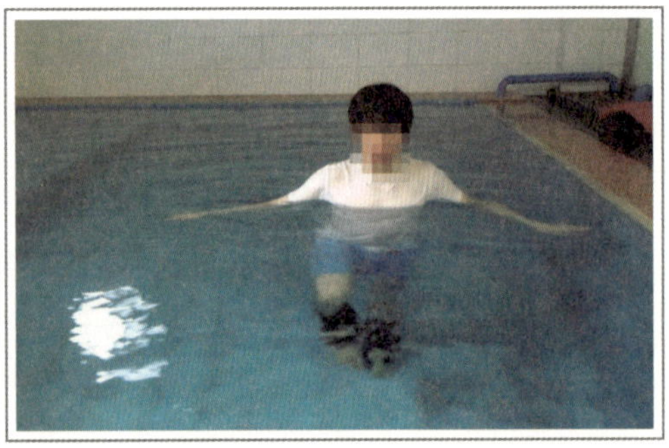

Aquatic therapy
- Warm up : 3 항목
- 다리의 근력 증진 : 2 항목
- 몸통 근육 근력 증진 : 3 항목
- Watsu 이용한 근육 이완
- 하루 30 min, 주 3회

근력 증가의 목적

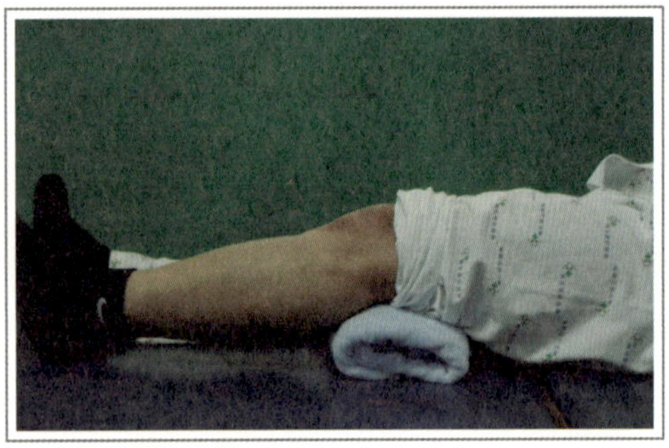

Isometric Ex
- 하루 20 min, 주 3회

관절가동범위 증가의 목적

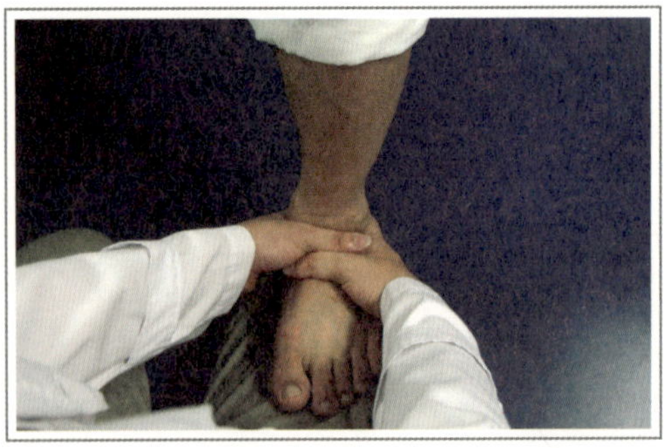

Movement with mobilization (Anteroposterior)
- 하루 15 min, 주 6회

부종 감소의 목적

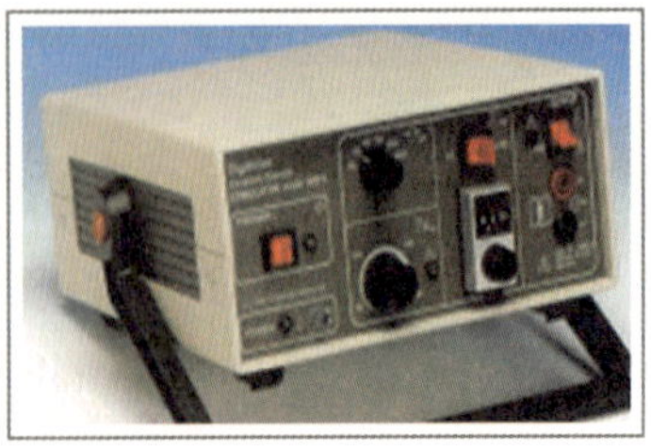

HVPC
- 120 pps
- 하루 30 min, 주 3회

참고문헌

김연정. 고전압 전기 자극의 부종 감소 효과. 연세대학교 보건과학대학 재활학과 외 3명. KAUTPT. 1994. 1(1).

박래준. 수중운동이 노인여성의 한발 서기 균형능력에 미치는 영향. 물리치료학회지. 2002. 14(1). 89-98.

이동엽. 시지각 과제 운동 프로그램이 만성 뇌졸중 환자의 자세 균형 및 독립적 보행에 미치는 효과. Journal of Special Education & Rehabilitation Science. 2009. 48(3). 65-84.

Hazel M. and Clarkson. Musculoskeletal Assessment joint range of motion and manual muscle strength. Yeong Mun publishing company. 2004. 2nd. 402-404.

Jun Iwamoto. Effect of muscle strengthening exercises on the muscle strength in patients with osteoarthritis of the knee. The Knee. 2007. 14(3). 224-230. Susan B.

Marcelo v.S. and de Souza. Force-displacement relationship during anteroposterior mobilization of the ankle joint.Journal of manipulative and physiological therapeutics. 2008. 32(4).

O'sullivan and Thomas J Schumitz. Physical Rehabilitation : Assessment and Treatment. 2007. Yeong Mun publishing Company. 2007. 4th. 119-121.

처음노트 Initial Note

실 습 병 원 :	실(팀)장님 :
담당치료사 :	작 성 자 :

Name		Age		Sex	
Onset			Eval		
Occupation			DX		

■ 검진 Examination

1. 병력 History

인적사항 (Demogr aphics)	
현재상태/ 주호소 (Current condition/ Chief complaints)	
환자의 목표 (pt. goal)	
예전 기능수준 (Prior level of function)	
환자의 사회력 (Social Hx.)	
학교(고용/일) (School [Substituting for employment/work])	
생활환경 (Living enviroment)	
일반적인 건강상태 (General health ststus)	

사회적인 습관과 건강관련 습관 (Social/Health habit)	
가족력 (Family Hx)	
성장 (Development)	
의료/수술적 병력에 대한 정보 (Medical/Surgical Hx)	
기능적인 상태/활동수준 (Functional status/ activity level)	
약물 (Medication)	
다른 임상 검사들 (Other clinical test)	

2. 시스템 재조명 System review

심혈관계/폐기관 Cardiovascular/Pulmonary system

피부계 Integumentary system

근육뼈대계 Musculoskeletel system

신경근육계 neuromuscular system

의사소통 형태와 능력 Communication

감정 Affect

인지 Cognition

학습장벽 Learning barriers

학습스타일 Learning style

교육에 대한 욕구 education needs

3. 검사와 측정 Test and measures

■ 평가 Evaluation

진단 (Diagnosis)	
예후 (Prognosis)	

■ 치료계획 Plan of Care

기대결과(장기목표) (Expected out comes /Long-term goals)	
예상목표(단기목표) (Anticipated goals /Short-term goals)	
중재 (Intervention)	
참고문헌 (Reference)	

골절 Fracture 사례관련 진단 · 평가 및 중재문항

64세 여자 환자가 빙판길에 넘어지면서 아래팔을 과도하게 엎침 상태에서 땅을 짚고 넘어졌다. 방사선 결과상에 노뼈 먼쪽 부위 골절과 먼쪽 노자관절 탈구가 동반 된 것을 확인 할 수 있었다.

진단 · 평가

1. 이러한 특징을 가지는 골절로 옳은 것은?
   ① 스미스 골절
   ② 콜레스 골절
   ③ 베넷 골절
   ④ 갈레아찌 골절
   ⑤ 몬테지아 골절

2. 중년기 이후 여성(위 사례의 환자)에게 나타나는 합병증으로 옳은 것은?
   ① 노신경염
   ② 디너포크변형 dinner fork deformity
   ③ 긴엄지굽힘근 flexor pollicis longus 의 힘줄 파열
   ④ 볼크만 허혈성 구축 Volkmann's ischemic contracture
   ⑤ 개머리판 변형 gunstock deformity

정답 1. ② 2. ②

중재

1. 환자의 손상으로 인안 아래팔의 엎침이 제한이 있는 환자에게 관절가동술을 적용하기 위해 팔꿈치를 70° 굽힘하고 아래팔을 35° 뒤침한 상태에서 몸쪽 노자관절에서 오목한 형태의 노뼈패임에 대해 노뼈머리의 활주 방향으로 옳은 것은?
   ① 노쪽
   ② 자쪽
   ③ 안쪽
   ④ 바닥쪽
   ⑤ 등쪽

2. 이러한 골절로 인한 환자의 치료 방법으로 옳은 것은?
   ① 정복으로 인해 정삭적인 위치에 오면 보존적인 치료를 실시한다.
   ② 만족할 만한 정복이 되면 치료 중에 정복을 잃을 염려가 없다.
   ③ 정복이후 팔꿉관절을 폄상태로 유지하고 고정한다.
   ④ 정복이후 안정이 되면 손은 완전히 뒤침상태로 고정한다.
   ⑤ 수술 후 팔꿉관절을 90°굴곡하고 손은 완전히 뒤침상태로 고정한다.

정답 1. ⑤ 2. ⑤

Spondylolisthesis

실 습 병 원 :	실(팀)장님 :
담당치료사 :	작 성 자 :

Name	전OO	Age	31	Sex	M
Onset	00.03.26	Eval	00.03.28		

■ 검진 Examination

1. 병력 History

진단명 (Diagnosis)	Spondylolisthesis 00년 11월 27일 잠에서 깬 후, 심한 허리 통증이 발생함 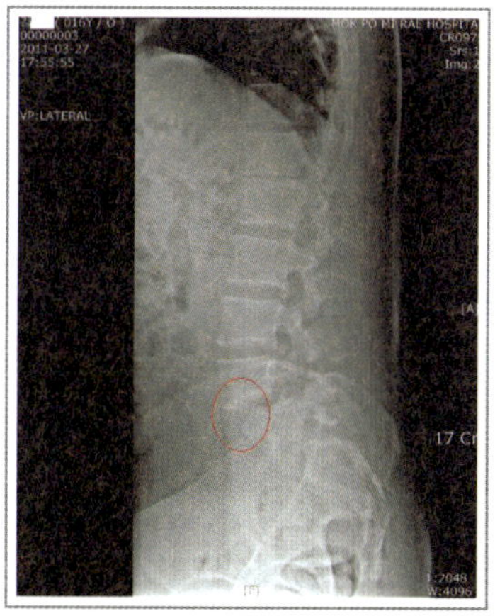 Meyerding grade - Grade Ⅰ
주 호소 (Chief complaints)	통증 때문에 30분도 책상에 앉아 있지 못함
치료 의욕 (Motivation)	아주 좋음
생활 환경 (Living environment)	현재 가족들과 아파트에서 거주함
사회적 건강상태 (Social health status)	특이사항 없음

가족 건강력 (Family health history)	특이사항 없음
내/외과적 병력 (Medical/surgical history)	특이사항 없음
약물 (Medication)	진통제 계통의 약
기능적인 상태 /활동수준 (Functional status/ activity level)	일상생활은 무리없이 수행하나 학교생활에서 허리 통증으로 수업 시간 및 체육활동에 제대로 참여하기 어려움
기타 임상적인 검사들 (Other clinical test)	특이사항 없음

2. 시스템 재조명 System review

근육뼈대계

전체대칭 | 오른쪽으로 어깨관절의 기울이 발생
전체ROM | 제한부위 없음
전체근력 | 특이사항 없음
신장 | 178 cm
체중 | 75 kg

신경근육계

이동 | 특이사항 없음
감각 | intact
균형 | intact
반사 | intact
의사소통 | intact
지남력 | intact
학습능력 | intact
통증 | 허리부근 통증

심혈관계

BP & BPS | 휴식 시 120/80 mmHg, 80 bps

외피계

특이사항 없음

3. 검사와 측정 Test and measures

자세

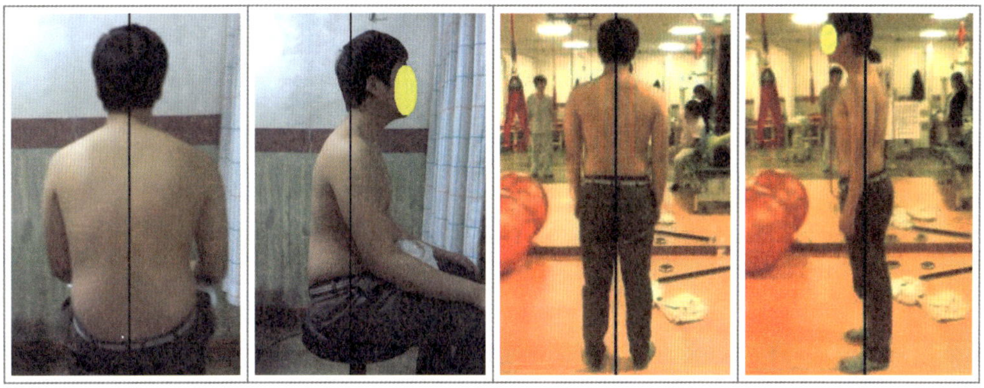

Forward neck posture 관찰됨

관절가동범위 & 근육수행력

• AROM=W. N. L(within normal limit)

Joint		Lt.	Rt.
Hip	Flexion	G	G
	Extension	F	F+
	Abduction	G	G
	Adduction	G	G
	Internal rotation	G	N
	External rotation	G	G

• Internal/external abdominal oblique test

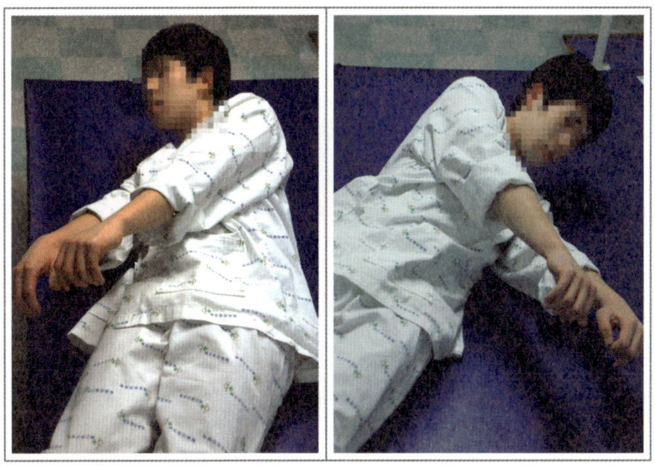

- F/F) Rt. 5.8 sec, Lt. 4.21 sec (3회 평균값)

• Back rotators multifiders test

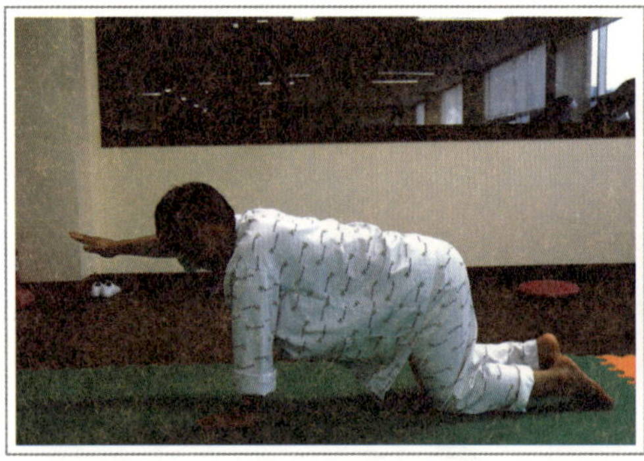

한쪽 팔(F) Rt. 9.15 sec, Lt. 8.7 sec

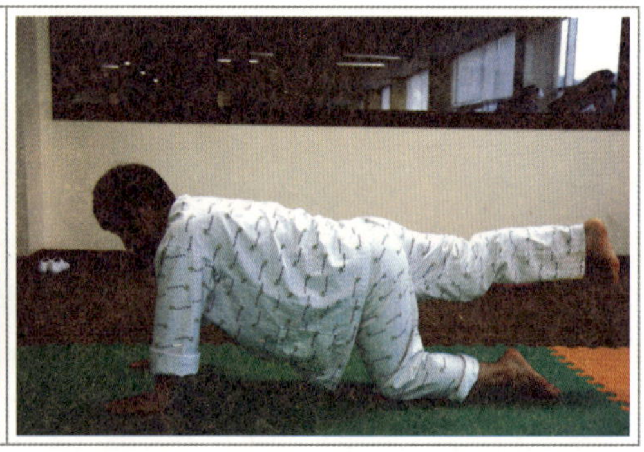

한쪽 다리(F) Rt. 5.7 sec, Lt. 5 sec

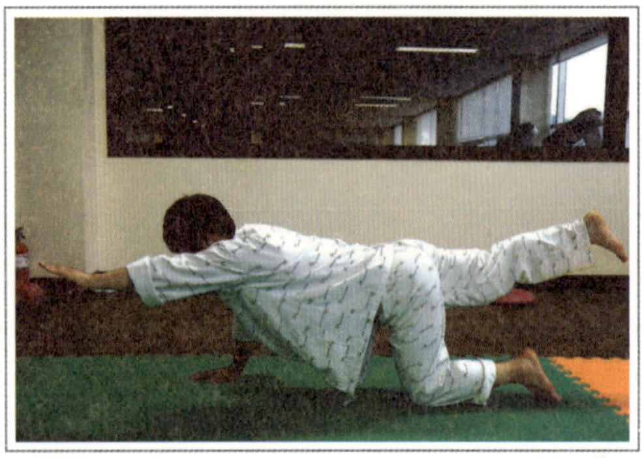

한쪽 팔과 반대쪽 다리(F) Rt. 4.28 sec, Lt. 3.68 sec

통증

VAS	VAS 8
Area	Low back
Quality	Sting
When	장시간 한 자세로 있다가 움직일 때

• Tests to increase intrathecal pressure

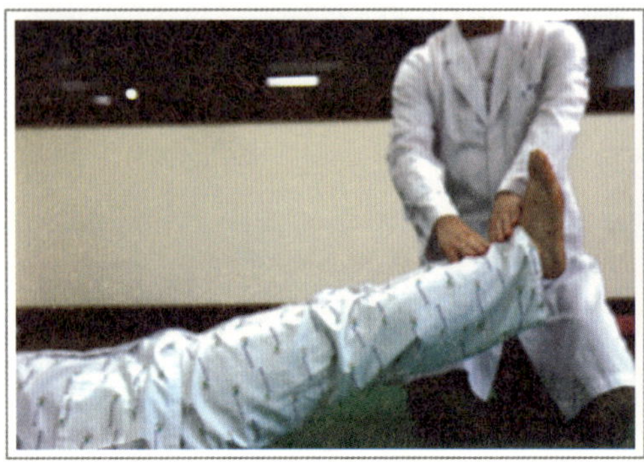

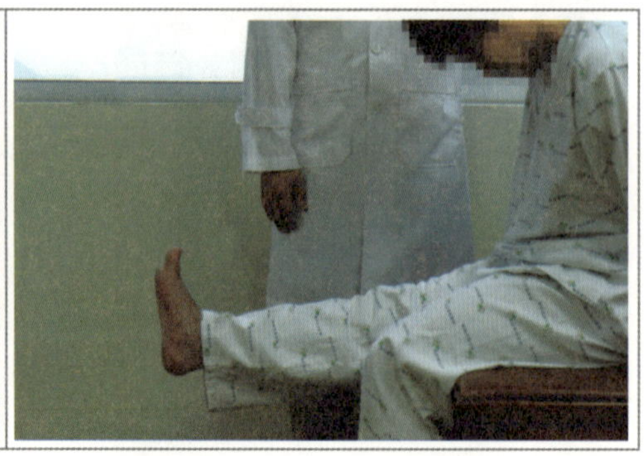

Milgram test (+/+)

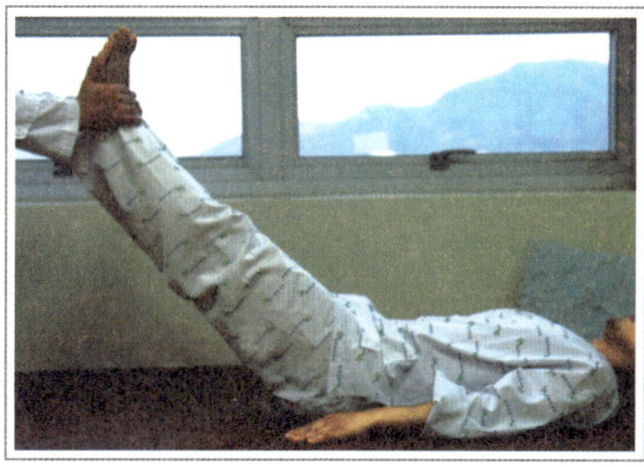
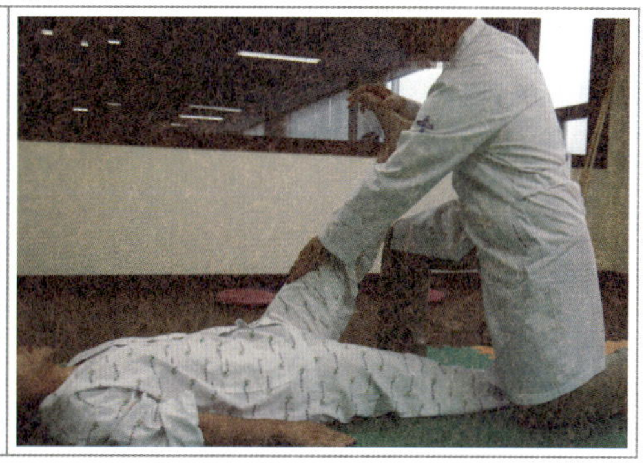

SLR test — Both. 65° 통증 Rt. 65, Lt. 70

- Valsalva test — (-)

• Tests to facet joint

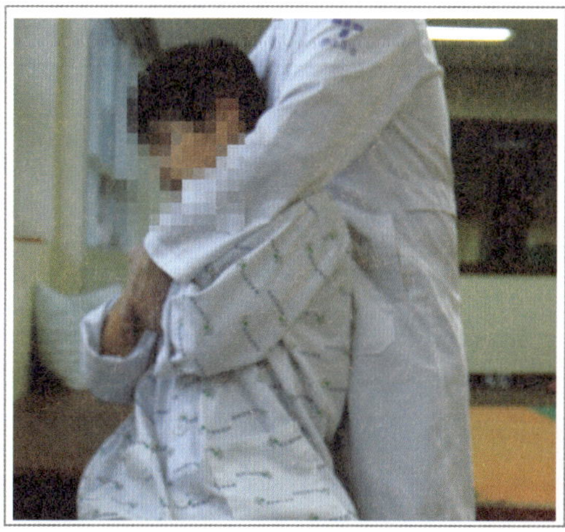
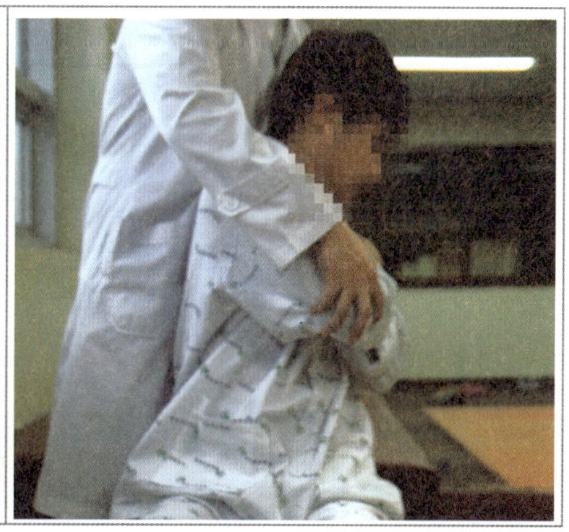

Kemp's test (+/+) — Rt. 〈 Lt. 통증이 더 심함

Quadrant test — (+/+)

• Tests to SI joint

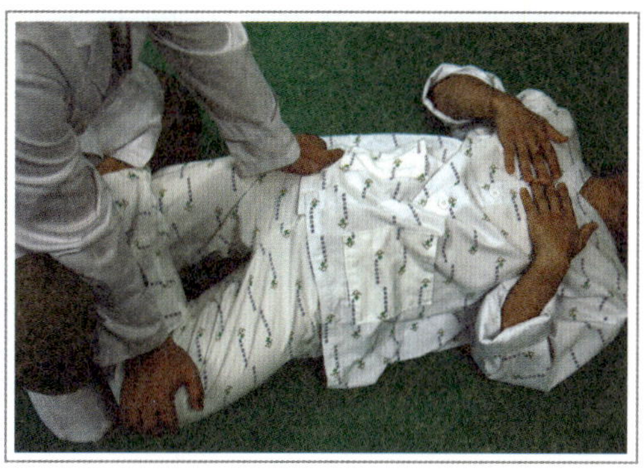

(-/-) 전면부에 통증

Approximation test (-/-)　　**Gapping test** (-/-)

심혈관계

MMT & muscle performance test 후에도 큰 변화는 관찰되지 않음

ADL

• Oswestry Low Back Pain Scale

1. 통증강도	3 모멘트 시 통증 확실하게 심함.
2. 개인관리(씻기, 옷 입기 등)	2 통증으로 자신을 돌보는 데 느리고 조심스러움.
3. 들기	2 바닥에서 무거운 물건을 들어올릴 때는 통증이 있으나 책상에서 물건을 들어올릴 때는 편함.
4. 걷기	0 걷는 데 지장 없음.
5. 앉아 있기	2 1시간 이상은 통증으로 앉아 있을 수 없음.
6. 서 있기	1 원하는 만큼 서 있을 수 있으나 통증이 있음.
7. 잠자기	1 통증으로 때로 잠을 깸.
8. 사회생활	2 통증이 사회생활에는 별 문제가 없으나 스포츠 같은 좀 더 활동적인 것은 제한을 받음.
9. 여행	1 어느 곳이든지 여행할 수 있으나 통증이 있음.
	Total 14점 ⇒ 31%

■ 평가 Evaluation

진단 (Diagnosis)	환자는 배근육 약화, 허리주변근육 약화, 넙다리뒤근육이 짧아진 상태이다. 이러한 원인으로 발생하는 통증으로 인하여 10분 이상 앉은 자세를 유지할 수 없고 체육활동에 참여할 수 없다.
예후 (Prognosis)	환자는 약해진 배근육과 허리주변근육의 강화와 넙다리뒤근육의 신장을 통해 학생으로서의 참여 활동(오래 앉아 있기, 체육활동)을 적극적으로 할 수 있을 것으로 생각된다.

■ 치료계획 Plan of Care

기대결과(장기목표)
(Expected out comes
/Long-term goals)

1. 환자는 12주 이내에 1시간 동안 의자에 앉아서 게임을 할 수 있다.
   - 환자는 12주 이내에 internal/external abdominal oblique test에서 G등급 20 sec를 유지할 수 있다.
   - 환자는 12주 이내에 back rotator multifidus test에서 N등급 20 sec를 유지할 수 있다.
   - 환자는 12주 이내에 3 hr 동안 통증없이 의자에 앉아 있을 수 있다.
   - 환자는 12주 이내에 SLR test 시 통증없이 Lt. 65 → 85로, Rt. 70 → 80로 수행할 수 있다.

예상목표(단기목표)
(Anticipated goals
/Short-term goals)

1. 환자는 4주 이내에 10분 이상 의자에 앉아서 게임을 할 수 있다.
   - 환자는 4주 이내에 internal/external abdominal oblique test에서 F등급 10 sec를 유지할 수 있다.
   - 환자는 4주 이내에 back rotator multifidus test에서 F등급 10 sec를 유지할 수 있다.
   - 환자는 4주 이내에 1 hr 동안 통증없이 의자에 앉아 있을 수 있다.
   - 환자는 4주 이내에 SLR test 시 통증없이 Lt. 65 → 70로, Rt. 70 → 75로 수행할 수 있다.

중재
(Intervention)

• Internal/external oblique muscle exercise

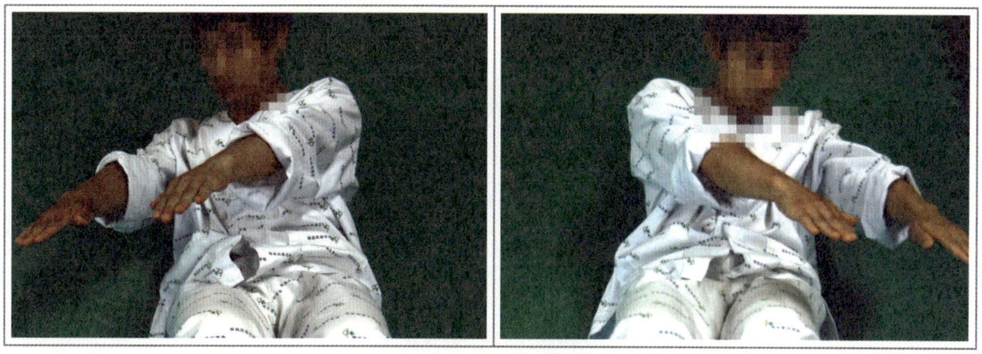

옆으로 몸통들기운동

- 바로 누운 상태에서 무릎을 굽히고 발을 바닥에 붙인 상태에서 양팔을 무릎 왼쪽으로 향하여 상체를 왼쪽으로 올려 5 sec 간 유지한다.
- 주 5회 통증이 없는 범위 내에서 수행한다.

중재
(Intervention)

• Back rotators multifidus exercise

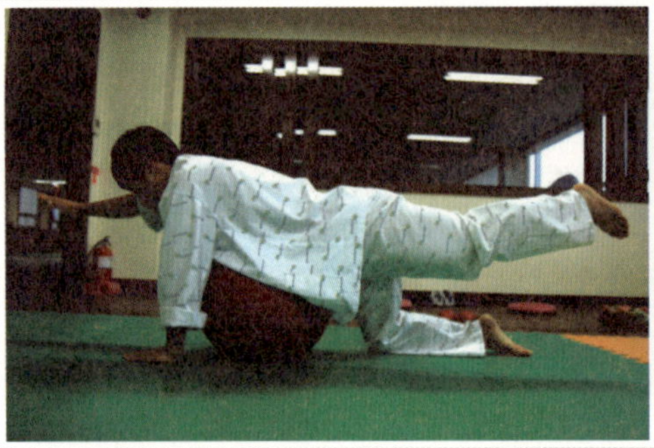
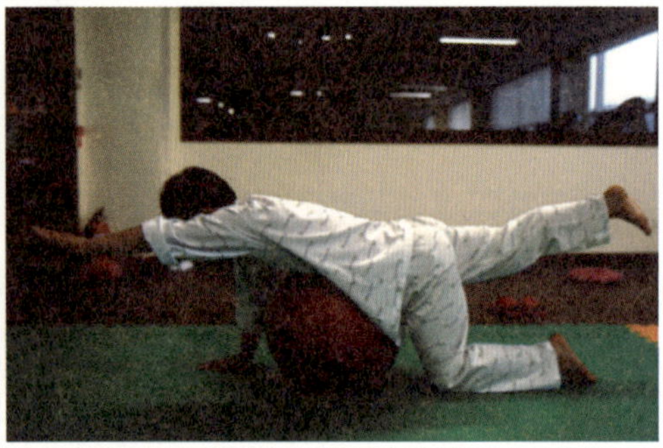

- Quadruped 자세에서 swiss 볼로 체중을 지지한 상태에서의 팔다리의 움직임을 통하여 multifidus를 강화한다.
- 주 5회 통증이 없는 범위 내에서 수행한다.

• Core stability exercise

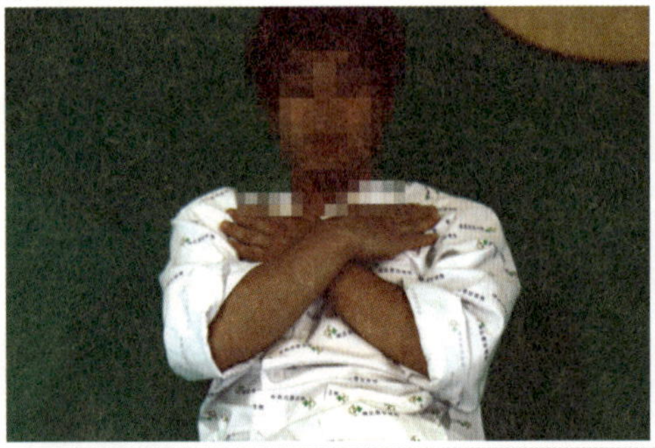
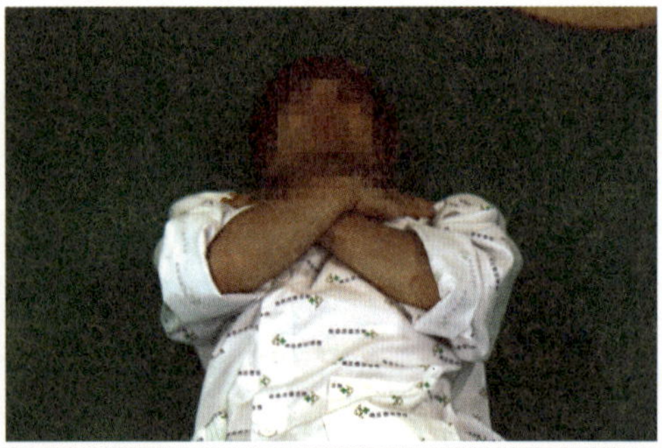

팔짱끼고 몸통들기운동
- 바로 누운 상태에서 턱을 가슴으로 당기면서 팔짱을 낀다.
- 상체를 들어올리고 5 sec 유지 후, 힘을 뺀다.

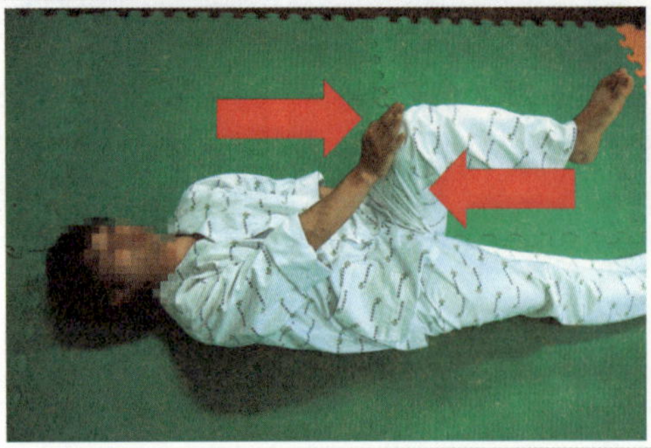

Supine에서 통증 없는 범위 내에서 팔다리 교대로 흔들기

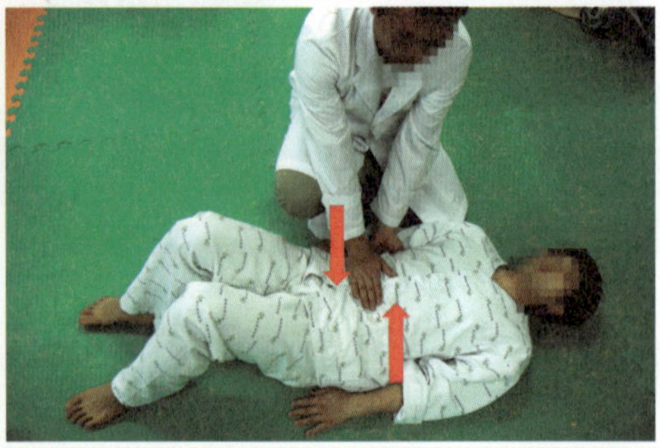

Breathing을 통한 core stability exercise

중재 (Intervention)	• Hamstring muscle stretching 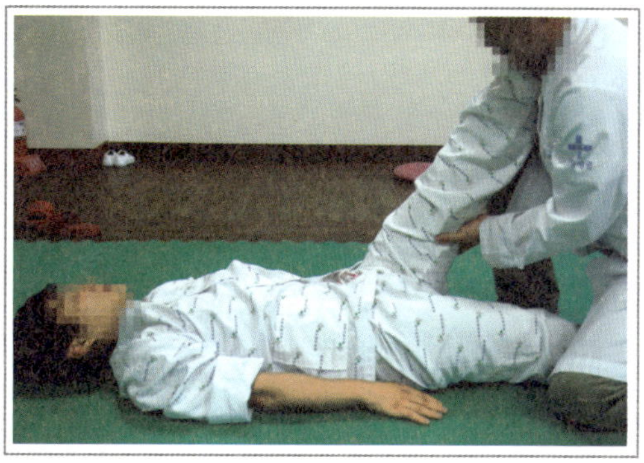 **Hold relax를 이용한 신장운동** - 운동범위 제한 - 근육약화나 동통으로 능동적 움직임을 할 수 없을 때 사용

참고문헌

강경화, 김동욱, 김미정 외. 요부 안정화 운동이 급성기 요통 경감에 미치는 영향. 대한정형도수치료학회지. 2004. 10(1). 67-81.

김기원. 척추 분리증과 척추 전방전위증의 분류에 따른 해부학적 특성. 대한물리치료학회. 2003. 15(4). 24-33.

김형수, 이근희, 배성수. 체간 안정화 운동이 만성 요통환자의 요통장애지수에 미치는 영향. 대한물리의학회지. 2008. 3(3). 193-202.

이승주. 일부 요통환자들의 오스웨스터리요통장애지수 및 관련 요인. 대한물리치료학회. 2008. 20(4). 21-28.

정영대, 이현옥, 송민영. 가정운동 프로그램이 만성요통환자의 요추측만과 골반정렬에 미치는 영향. 대한물리의학회지. 2009. 4(3). 133-140.

홍성림. 초음파 영상을 이용한 요부 안정화 운동이 만성요통 운동 선수의 요부 심부근 활성도 및 등척성 근력과 주관적 통증 지수에 미치는 영향. 한국사회체육학회지. 2009. 40(2). 621-626.

David . Magee, Derrick Sueki. 정형도수치료 진단학. 엘스비어코리아. 2012.

Marshall PW, Murphy BA. Core stability exercises on and off a Swiss ball. Arch Phys Med Rehabil. 2005. 86. 242-249.

McDonald DA, Moseley Gl, hodges PW. The lumbar multifiders: does the evidence support clinical beliefs? Manual Therapy. 2006. 11(4). 254-263.

Peter A, Shelley C, Dale E et al. Immediate effects of quantified hamstring stretching: Hold-relax proprioceptive neuromuscular facilitation versus static stretching. physical therapy in sport. 2011. 12(3). 122-126.

Sahrmann SA. Concepts and principles of movement. Diag-nosis and treatment of movement impairment syndromes. St.Louis.Mosby. 2002. 9-50.

처음노트 Initial Note

실 습 병 원 :	실(팀)장님 :
담당치료사 :	작 성 자 :

Name		Age		Sex	
Onset			Eval		
Occupation			DX		

■ 검진 Examination

1. 병력 History

인적사항 (Demogr aphics)	
현재상태/ 주호소 (Current condition/ Chief complaints)	
환자의 목표 (pt. goal)	
예전 기능수준 (Prior level of function)	
환자의 사회력 (Social Hx.)	
학교(고용/일) (School [Substituting for employment/work])	
생활환경 (Living enviroment)	
일반적인 건강상태 (General health ststus)	

사회적인 습관과 건강관련 습관 (Social/Health habit)	
가족력 (Family Hx)	
성장 (Development)	
의료/수술적 병력에 대한 정보 (Medical/Surgical Hx)	
기능적인 상태 /활동수준 (Functional status/ activity level)	
약물 (Medication)	
다른 임상 검사들 (Other clinical test)	

2. 시스템 재조명 System review

심혈관계/폐기관 Cardiovascular/Pulmonary system

피부계 Integumentary system

근육뼈대계 Musculoskeletel system

신경근육계 neuromuscular system

의사소통 형태와 능력 Communication

감정 Affect

인지 Cognition

학습장벽 Learning barriers

학습스타일 Learning style

교육에 대한 욕구 education needs

3. 검사와 측정 Test and measures

■ 평가 Evaluation

진단 (Diagnosis)	
예후 (Prognosis)	

■ 치료계획 Plan of Care

기대결과(장기목표) (Expected out comes /Long-term goals)	
예상목표(단기목표) (Anticipated goals /Short-term goals)	
중재 (Intervention)	
참고문헌 (Reference)	

요통 Low back pain 사례관련 진단·평가 및 중재문항

환자는 47세 남성으로 물리치료실에 내원 하였다. 추간판 탈출증으로 진단받은 환자는 00회사 경리부에서 일하고 있으며 일주일 전 회사에서 동료들과 책상을 옮기다가 갑작스럽게 통증이 생겼으며 최근 들어 통증의 양상이 허리, 허벅지, 엄지발가락으로 저린 증상과 감각 저하를 호소하였다.

진단·평가

1. 요통환자의 통증호소가 꾀병인지 검사하는 방법으로 옳은 것은?
   ① 발살바 검사
   ② 후비 검사
   ③ 번스 검사
   ④ 나흐지거 검사
   ⑤ 브라가드 검사

2. 요통환자의 도수근력검사 결과 발등굽힘 근육의 약화를 보였다. 현재 환자의 손상된 레벨로 옳은 것은?
   ① L3
   ② L4
   ③ L5
   ④ S1
   ⑤ S2

정답 1. ② 2. ②

중재

1. 요추 추간판 탈출증 환자의 통증 개선을 위한 견인치료의 적용에 대해 옳은 것은?
   ① 추간판의 공간을 넓혀 주기 위해 간헐적 견인을 15분 이하로 적용한다.
   ② 추간판의 공간을 넓혀 주기 위해 지속적 견인을 10분 이상으로 적용한다.
   ③ 추간판의 공간을 넓혀 주기 위해 견인력을 체중의 20%로 적용한다.
   ④ 추간판의 공간을 넓혀 주고 후종인대의 긴장도를 낮춰준다.
   ⑤ 추간판의 공간을 넓혀 주기 위해 앉은 자세로 적용한다.

2. 요추 추간판 탈출증 환자가 엉덩관절 벌림근육의 약화가 발생하여 중력이 이기기 스스로 엉덩관절 벌림을 할 수 없어서, 바로누운자세 supine position 에서 슬링을 이용하여 엉덩관절의 벌림운동을 중재하였다. 알맞은 운동의 형태는?
   ① 수동운동
   ② 능동운동
   ③ 저항운동
   ④ 능동보조운동
   ⑤ 관절가동기법

정답 1. ① 2. ④

Rt. MCL rupture (grade III injury)

실 습 병 원 :	실(팀)장님 :
담당치료사 :	작 성 자 :

Name	송OO	Age	16	Sex	F
Onset	00.02	Eval	00.03.03		

■ 검진 Examination

1. 병력 History

진단명 (Diagnosis)	Rt. MCL rupture (grade III injury) - 00. 02. 10 fall down으로 목포 OO병원에 adm - 00. 16 op. 시행함(2주 간 cast 착용) - 00. 01 퇴원 후, rehabilitation 위해 adm
주호소 (Chief complaints)	계단오르기를 너무 불편해 함
생활 환경 (Living environment)	연립주택 2층에서 부모님과 남동생과 살고 있음
일반적 건강상태 (General health status)	특이사항 없음
내/외과적 병력 (Medical/surgical history)	특이사항 없음
약물 (Medication)	소염제
기능적인 상태/활동수준 (Functional status/activity level)	크러치를 이용한 보행으로 이동하고 있으며 일상생활은 스스로 함
기타 임상적인 검사들 (Other clinical test)	병리학적 소견은 관찰되지 않음

2. 시스템 재조명 System review

근육뼈대계

전체대칭 | 특이사항 없음
전체ROM | 오른쪽 무릎관절의 제한
전체근력 | 오른쪽 다리의 근력약화
신장 | 164 cm
체중 | 48 kg

신경근육계

이동 | intact
감각 | intact
균형 | intact
반사 | intact
의사소통 | intact
지남력 | intact
학습능력 | intact
통증 | 오른쪽 무릎관절에 통증

심혈관계

BP & BPS | 휴식 시 120/80 mmHg, 80 bps

외피계

수술부위의 특이사항 없음

3. 검사와 측정 Test and measures

자세

- 선자세에서의 오른쪽 무릎관절의 관절가동범위 제한으로 인해 오른쪽으로의 약간의 기울 발생
- 쪼그려 앉기를 수행하지 못함

관절가동범위 & 근육수행력

• AROM

Rt. Knee | flexion 90° Extension -10°

균형

- 서 있는 자세에서의 functional balance grade에서 정적 균형은 N grade (지지없이 안정된 균형 유지 가능)
- 동적 균형은 Rt. side 통증으로 인해 Fair grade (최소한의 과제를 수행하고 머리나 몸통을 돌리는 동안 균형유지 가능)

보행

- 크러치를 이용한 평지보행에서 10 m를 6 sec에 수행하나 크러치 없는 보행에서는 15 sec 소요됨
- 크러치를 이용한 계단보행에서는 10계단을 14 sec에 오름
- 크러치 없는 계단보행에서는 10계단을 손으로 난간을 잡고 17 sec에 오름

통증

크러치 없는 보행에서 오른쪽의 통증(VAS 4)으로 인해 체중지지를 하지 못함

Bounce home test | (+) passive ext

Apley's distraction test | (+) med. collateral lig

심혈관계

10 m walking test | 120/80 mmHg, 85 bps

10 stair walking | 140/100 mmHg, 100 bps

외피계

부종으로 인해

Rt. knee joint | joint 33 cm **Lt. knee joint** | joint 32.4 cm

■ 평가 Evaluation

진단 (Diagnosis)	환자는 오른쪽 무릎의 관절가동범위 제한, 근력약화, 체중지지 시 통증, 부종 등으로 인해 선 자세의 정렬변화와 독립적인 평지보행 및 계단보행에 장애를 보인다.
예후 (Prognosis)	환자는 오른쪽 무릎관절가동범위의 증진과 근력증진, 지구력 증진이 되면 통증의 감소와 정상 보행 패턴으로 이동과 일상생활을 불편 없이 할 수 있을 것으로 생각된다.

■ 치료계획 Plan of Care

기대결과(장기목표)
(Expected out comes /Long-term goals)

환자는 6주 내에 크러치 없이 등교 및 일상생활을 할 수 있다.
- 6주 내에 쪼그려 앉기 자세를 5 min 유지하고 일어날 수 있다.
- 6주 내에 계단 손잡이를 잡지 않고 4층까지 계단을 오르고 내려올 수 있다.
- 6주 내에 체중지지 시 통증이 VAS 5 → VAS 0으로 줄어들 수 있다.

예상목표(단기목표)
(Anticipated goals /Short-term goals)

환자는 2주 내에 크러치 없이 30 m 정상보행패턴을 수행할 수 있다.
- 2주 내에 쪼그려 앉기 자세를 1 min 유지할 수 있고 한손으로 지지하고 일어날 수 있다.
- 2주 내에 계단 손잡이를 잡지 않고 5계단을 오르고 내려올 수 있다.
- 2주 내에 체중지지 시 통증이 VAS 5 → VAS 3으로 줄어들 수 있다.

중재
(Intervention)

관절가동범위 증진을 위한 운동

- CPM - passive ROM 증진(0-110/45 sec 당 1번)

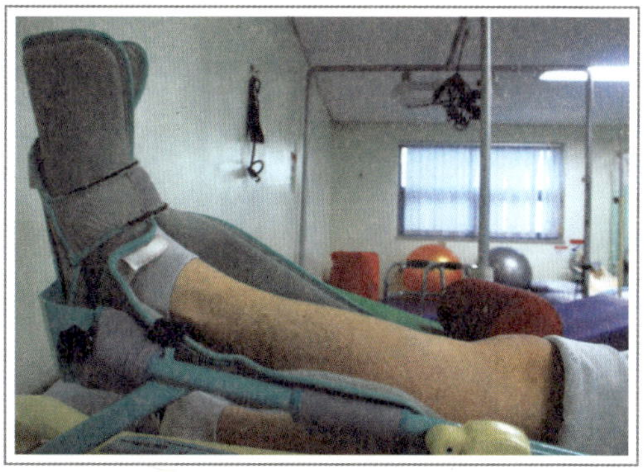

- 능동적 관절가동범위 증진과 스트레칭

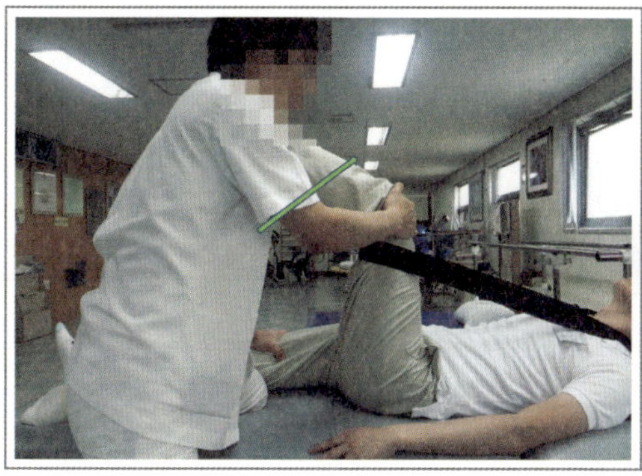

정적 스트레칭

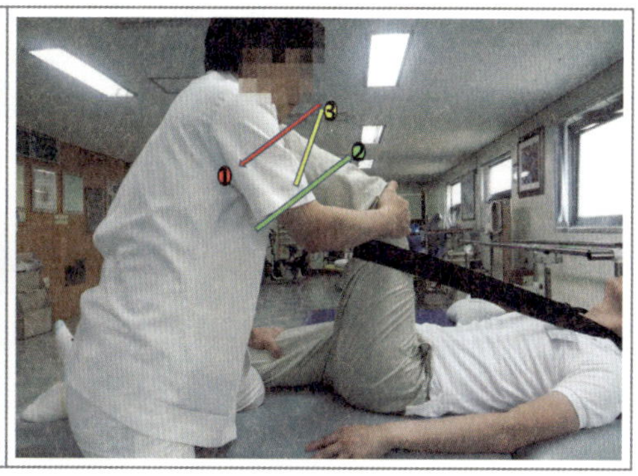

에비안스 - 함베르크 스트레칭

중재
(Intervention)

무릎주변에 근력증진 & 지구력 증진

- Rt. weight bearing과 함께 Rt. knee joint 주변 근육의 강화
  - 1일 30 min/주 5회

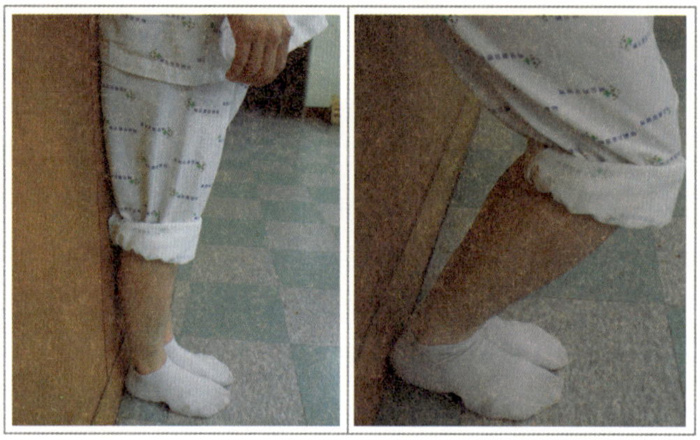

닫힌사슬운동

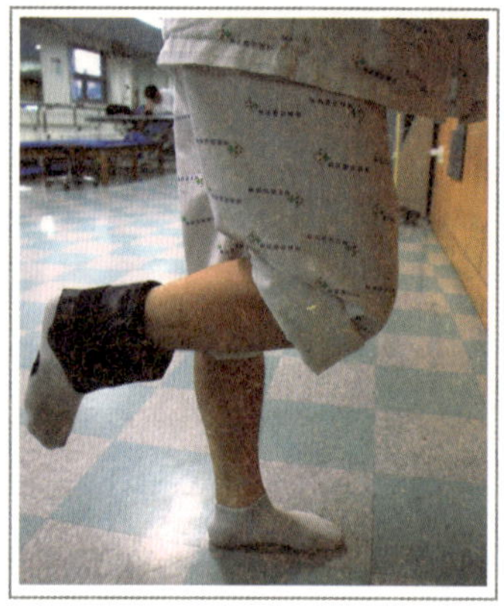

열린사슬운동

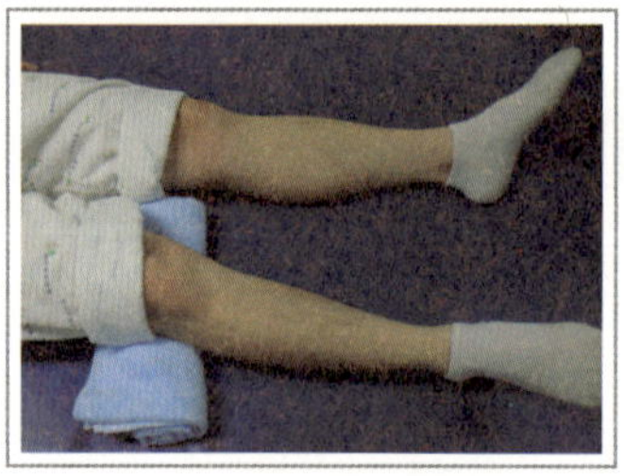

넙다리네갈래근의 근고정운동

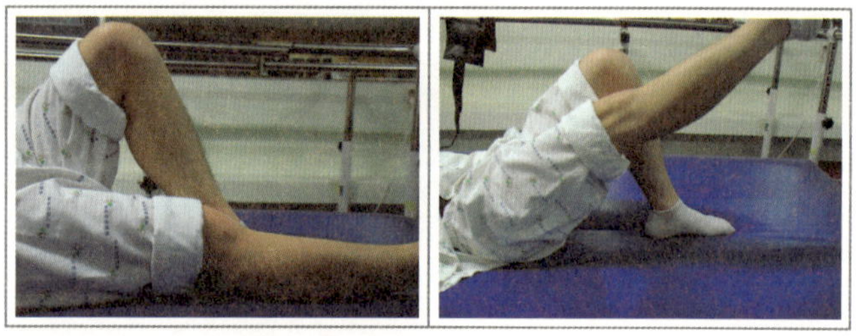

무릎펴서들기운동(straight leg raise)

통증조절을 위한 열치료 & 전기치료

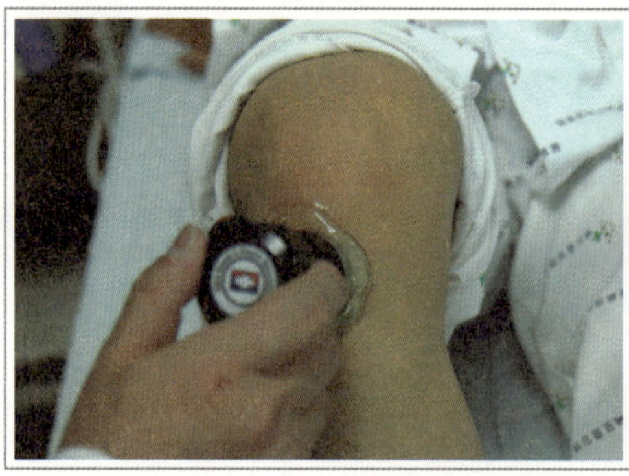

Ultrasound - knee joint (1 MHz/5 min)

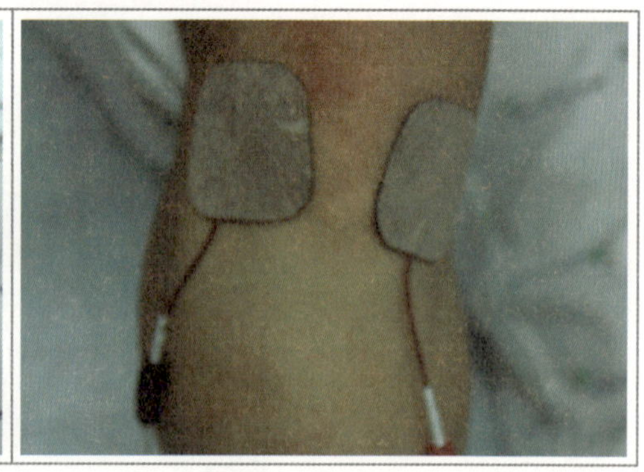

TENS - knee joint 주변(고빈도-저강도/15 min)

참고문헌

고태성, 정호발. 정적인 스트레칭과 Evjenth-Hamberg 스트레칭이 슬관절 등속성 근력에 미치는 효과. 대한물리치료학회지. 2006. 18(5). 43-51.

권복순, 이현옥. 십자인대 재건술 후 닫힌사슬운동과 열린사슬운동의 효과. 대한물리치료학회지. 2005. 17(3). 297-310.

김주성, 양점홍. Swiss ball 운동이 양로원 여성 고령자의 활동체력 및 자세동요에 미치는 영향. 한국체육학회지. 2006. 45(5). 339-348.

박서이, 김정원, 노호성. 슬개대퇴 통증 증후군이 있는 남자 운동선수와 일반순서의 CKC운동시 대퇴사두근 활성도 비교. 한국체육과학회지. 2008. 17(1). 487-495.

최재영, 한동욱. 대퇴사두근 등척성 운동과 전기자극이 대퇴사두근의 근력 증진에 미치는 효과. 대한물리치료학회지. 2001. 13(2). 273-280.

한상완, 조성연, 김용수 외. 스위스볼을 이용한 6주간 등척성 운동이 허리 유연성, 근력 및 허리, 대퇴 둘레에 미치는 영향. 대한물리치료학회지. 2001. 13(1). 73-82.

Carolyn kisner & Lynn Allen Colby, Therapeutic exercise foundations and techniques .4th Ed. 영문출판사. 2005. 589.

S. Brent Brotzman & Kevin E. Wilk, Clinical Orthopaedic Rehabilitation, 한미의학. 2005. 310-313.

처음노트 Initial Note

실 습 병 원 :	실(팀)장님 :
담당치료사 :	작 성 자 :

Name		Age		Sex	
Onset		Eval			
Occupation		DX			

■ 검진 Examination

1. 병력 History

인적사항 (Demogr aphics)	
현재상태/ 주호소 (Current condition/ Chief complaints)	
환자의 목표 (pt. goal)	
예전 기능수준 (Prior level of function)	
환자의 사회력 (Social Hx.)	
학교(고용/일) (School [Substituting for employment/work])	
생활환경 (Living enviroment)	
일반적인 건강상태 (General health ststus)	

사회적인 습관과 건강관련 습관 (Social/Health habit)	
가족력 (Family Hx)	
성장 (Development)	
의료/수술적 병력에 대한 정보 (Medical/Surgical Hx)	
기능적인 상태 /활동수준 (Functional status/ activity level)	
약물 (Medication)	
다른 임상 검사들 (Other clinical test)	

2. 시스템 재조명 System review

심혈관계/폐기관 Cardiovascular/Pulmonary system

피부계 Integumentary system

근육뼈대계 Musculoskeletel system

신경근육계 neuromuscular system

의사소통 형태와 능력 Communication

감정 Affect

인지 Cognition

학습장벽 Learning barriers

학습스타일 Learning style

교육에 대한 요구 education needs

3. 검사와 측정 Test and measures

■ 평가 Evaluation

진단 (Diagnosis)	
예후 (Prognosis)	

■ 치료계획 Plan of Care

기대결과(장기목표) (Expected out comes /Long-term goals)	
예상목표(단기목표) (Anticipated goals /Short-term goals)	
중재 (Intervention)	
참고문헌 (Reference)	

반달연골 파열 meniscus rupture 사례관련 진단 · 평가 및 중재문항

환자는 51세 여성으로 물리치료실에 내원 하였다. 안쪽 반달연골의 찢어짐으로 진단받은 환자는 00식당에서 일하고 있으며 6주 전 일하던 중 미끄러져 넘어지고 난 후 무릎 통증을 호소하였다.

진단 · 평가

1. 안쪽 반달연골의 특수검사 방법으로 옳은 것은?
   ① 안굽이 긴장 검사
   ② 밖굽이 긴장 검사
   ③ 라크만 검사
   ④ 맥머리 검사
   ⑤ 클레이거 검사

2. 무릎관절의 안쪽 반달연골의 손상이 있는 환자에게 나타날 수 있는 비정상 끝느낌 End-Feel 으로 옳은 것은?
   ① 단단한 끝느낌
   ② 팽팽한 끝느낌
   ③ 부드러운 끝느낌
   ④ 스프링 블럭 끝느낌
   ⑤ 텅빈 끝느낌

정답 1. ④ 2. ④

중재

1. 무릎관절의 안쪽 반달연골의 손상이 있는 환자가 반달연골 재건수술 후 1주가 경과 하였다. 환자의 관리방법으로 옳은 것은?
   ① 가능한 최대로 체중지지를 훈련을 실시한다.
   ② 런닝머신을 이용한 걷기 운동을 실시한다.
   ③ 무릎관절의 가동범위증진을 위한 1단계의 관절가동술을 실시한다.
   ④ 변기에 앉기 쉽게 변기아래 발판을 설치한다.
   ⑤ 침대 난간을 잡고 쪼그려 앉고 일어서기 운동을 실시한다.

2. 반달연골 재건수술 후 다리근력을 강화하기 위해 닫힌사슬 운동의 형태로 중재하고자 한다. 알맞은 운동의 형태는?
   ① 탄력밴드를 이용한 선자세에서 엉덩관절 벌림 운동(항중력 벌림)
   ② 네발기기자세에서 모래주머니 착용 후 다리 올림
   ③ NK table에서 무릎관절 폄 운동
   ④ 교각운동
   ⑤ 넙다리네갈래근 고정운동 Q-setting ex

정답 1. ③ 2. ④

Rotator Cuff Syndrome

실 습 병 원 :	실(팀)장님 :
담당치료사 :	작 성 자 :

Name	오OO	Age	68	Sex	F
Onset	00.02		Eval	00.04.23	

■ 검진 Examination

1. 병력 History

진단명 (Diagnosis)

Rotator cuff syndrome

- 00. 12월 가사일 하다가 Rt. Shoulder 부위에 심한 통증(VAS 8-9) & 관절가동범위의 제한
- 00. 12월 OO한의원에서 Rt. Frozen shoulder 신단
- 00. 02. 23 본원 방문해서 Rt. Rotator cuff syndrome 확진
- 00. 03. 02 본원에서 Deltoide 부분과 근접해 있는 Acromion subbursa 제거 수술
- 00. 03. 23 본원에서 CPM을 통한 ROM 범위와 Pain의 호전 증세(VAS 5-6)로 퇴원

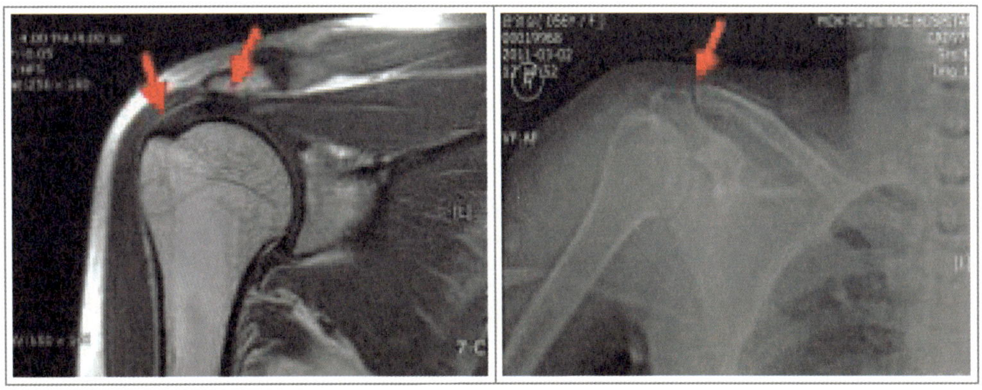

주호소 (Chief complaints)

통증 & 관절가동범위 제한으로 일상생활을 어려워 함

생활 환경 (Living environment)

아파트에서 거주하며 집안에서 가사일을 주로 함

일반적 건강상태 (General health status)

가벼운 어깨 근육통이 10년 전부터 있었음

내/외과적 병력 (Medical/surgical history)	특이사항 없음
약물 (Medication)	소염제, 진통제
기능적인 상태 /활동수준 (Functional status/ activity level)	현재 수술 후 4주차로 minimum protective stage로 오른쪽 손을 이용한 일상생활을 할 수 없음
기타 임상적인 검사들 (Other clinical test)	병리학적 소견은 관찰되지 않음

2. 시스템 재조명 System review

근육뼈대계

전체대칭 | 서기에서 왼쪽 어깨의 기울

전체ROM | 오른쪽 어깨의 제한

전체근력 | 오른쪽 어깨 주위 근력의 약화

신장 | 164 cm

체중 | 54 kg

신경근육계

이동 | intact

감각 | intact

균형 | intact

반사 | intact

의사소통 | intact

지남력 | intact

학습능력 | intact

통증 | 오른어깨의 통증

심혈관계

BP & BPS | 휴식 시 120/80 mmHg, 80 bps

외피계

수술부위의 특이사항 없음

3. 검사와 측정 Test and measures

자세

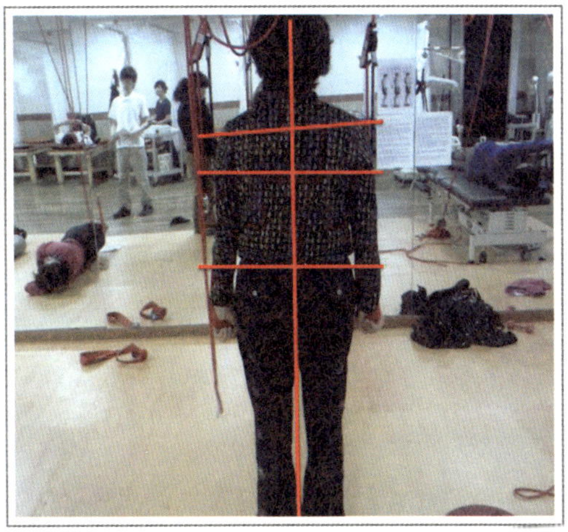

선 자세에서의 왼쪽 어깨에 기울이 관찰됨

관절가동범위 & 근육수행력

Rt.				Lt.		
PROM	AROM	MMT		PROM	AROM	MMT
140	120	F-	Shoulder flexion 180°	WNL	WNL	G
55	30	F-	Extension 60°	WNL	WNL	G
110	80	F-	Abduction 180°	WNL	WNL	G
30	10	F-	Ext. rotation 90°	WNL	WNL	G
60	30	F-	Int. rotation	WNL	WNL	G

*WNL : within normal limit

- American Shoulder and Elbow Surgeons' Shoulder Form

• Ability to function

5. Ability to use arm at shoulder level	→ 0 (unable)
7. Ability to carry 10-15 lbs with arm, at side	→ 0 (unable)
11. Ability to use hand overhand	→ 0 (unable)
12. Ability to threw overhand	→ 0 (unable)
13. Aability to do lifting	→ 0 (unable)
15. Ability to perform at your sports, please specify sport	table tennis : 0 (unable)

옷입기 시간 | 종류 - 자켓

입기: 13초　　벗기: 12초　　⇒ 총 25초

ADL

• UCLA (University of Medicine & Dentistry of New jersey) End-Result Shoulder Score; 3

1. Unable to use limb
2. Only light activities possible
4. Able to do light housework or most activities of daily living
6. Most housework, shopping, and driving possible; able to do hair and dress/undress, including bra
8. Slight restrictions only; able to work above shoulder level
10. Normal activities

통증

Rt. shoulder Active movement | VAS 5-6

Non - Active movement | VAS 2-3

균형

특이사항 없음

보행

특이사항 없음

심혈관계

특이사항 없음

외피계

특이사항 없음

■ 평가 Evaluation

진단 (Diagnosis)	환자는 수술 후 현재 오른쪽 팔의 관절가동범위 제한과 근력의 감소로 인해 왼쪽 팔을 이용하여 간단한 일상생활을 수행하나 양손을 이용한 자기관리(신체일부관리, 몸단장, 먹기), 오른쪽 팔의 이용과 미세한 손동작 수행에 있어 기능적 제한이 있다.
예후 (Prognosis)	환자는 오른쪽 팔의 관절가동 범위, 근력, 지구력이 증진되면 오른쪽 팔을 이용한 일상생활(자기관리, 손과 팔 이용, 미세한 손동작)을 정상적으로 수행할 수 있을 것으로 예상된다.

■ 치료계획 Plan of Care

기대결과(장기목표) (Expected out comes /Long-term goals)	1. 환자는 8주 안에 5초 안에 자켓을 입고 벗을 수 있다. - 환자는 8주 안에 Active ROM을 Full 할 수 있다. - 환자는 8주 안에 Rt. Rotator cuff Muscular strength G grade 유지할 수 있다. - 환자는 8주 안에 Shoulder pain이 VAS 5-0로 감소될 수 있다.
예상목표(단기목표) (Anticipated goals /Short-term goals)	2. 환자는 4주 안에 10초 이내에 자켓을 입고 벗을 수 있다. - 환자는 4주 안에 Full Passive ROM 할 수 있다. - 환자는 4주 안에 Rt. Rotator cuff Muscular strength G grade가 될 수 있다. - 환자는 4주 안에 Shoulder pain이 VAS 5-2로 감소될 수 있다.
중재 (Intervention)	관절가동범위 & 근력증진 운동 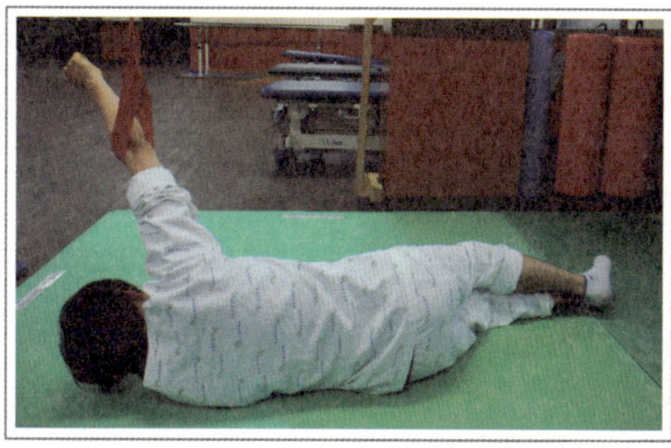 슬링운동을 통한 ROM 증진 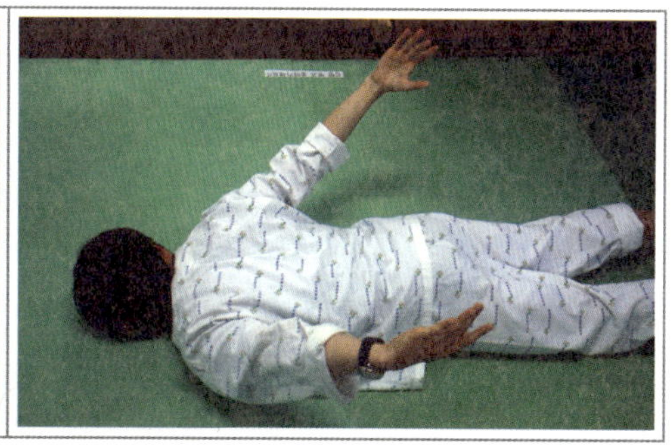 자가운동을 통한 Rotator cuff muscle 강화 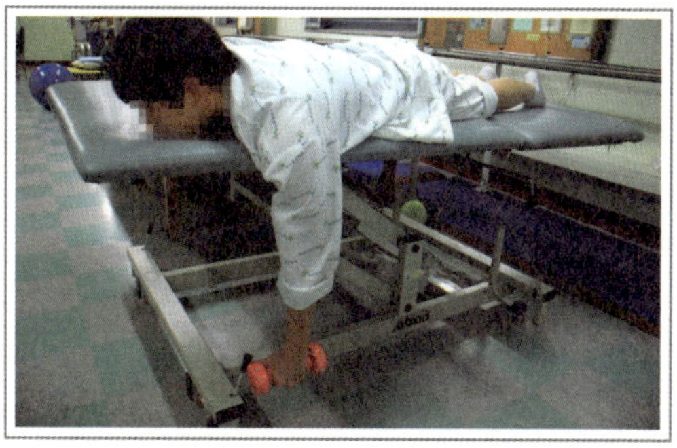 코드만 운동 - 1회 20 min, 주 5회(통증 없는 범위 내에서 시행)

중재
(Intervention)

어깨관절 안정화운동

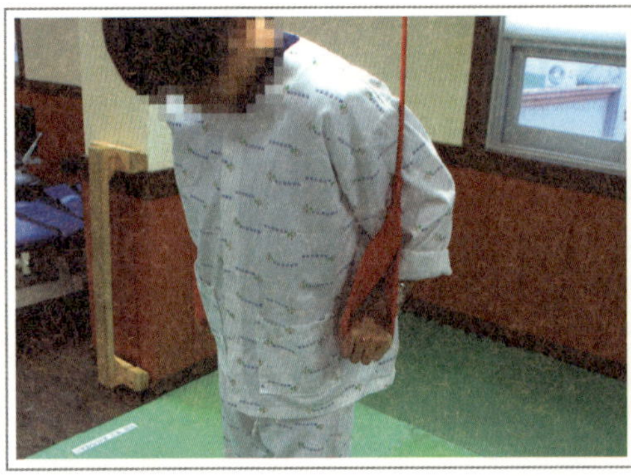

슬링운동을 통한 어깨 안정화운동

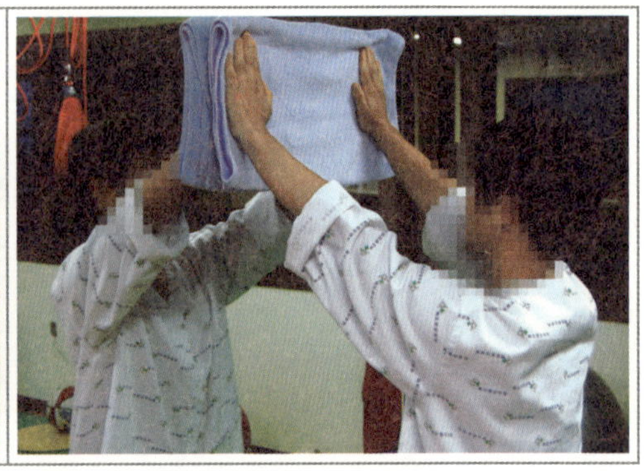

닫힌사슬 기법을 이용한 어깨 안정화운동

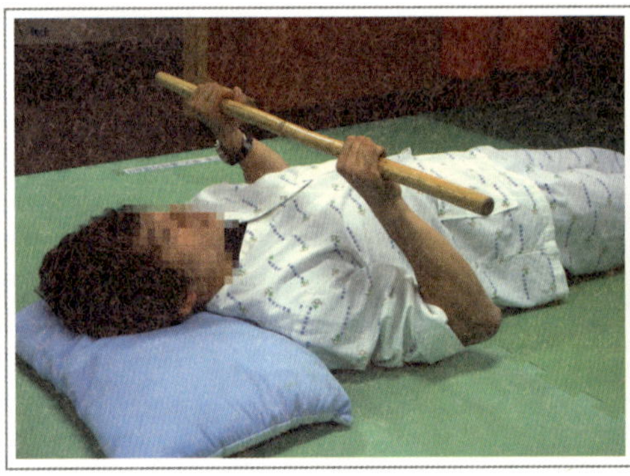

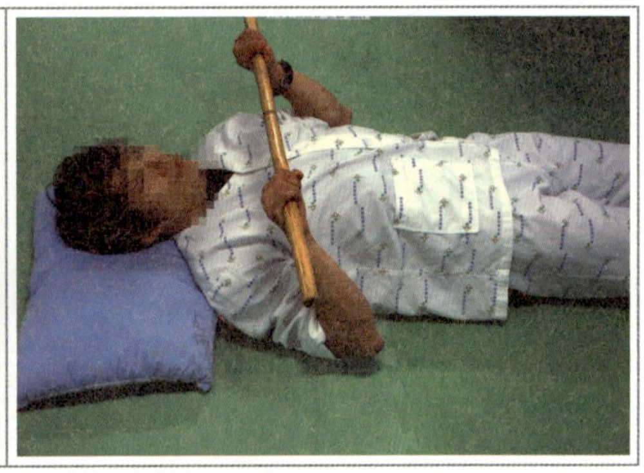

봉을 활용한 안정화운동

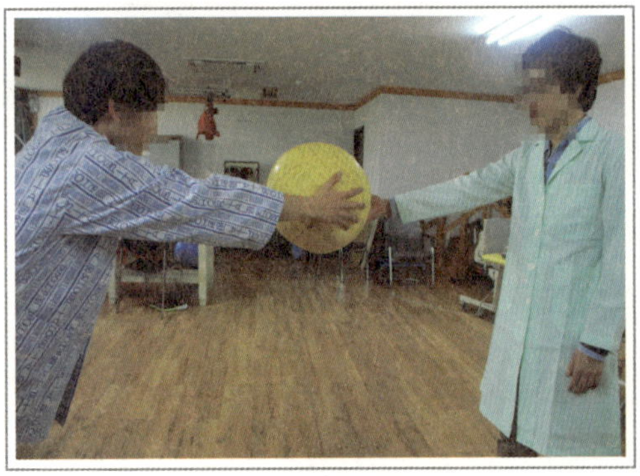

볼을 활용한 등척성운동

중재
(Intervention)

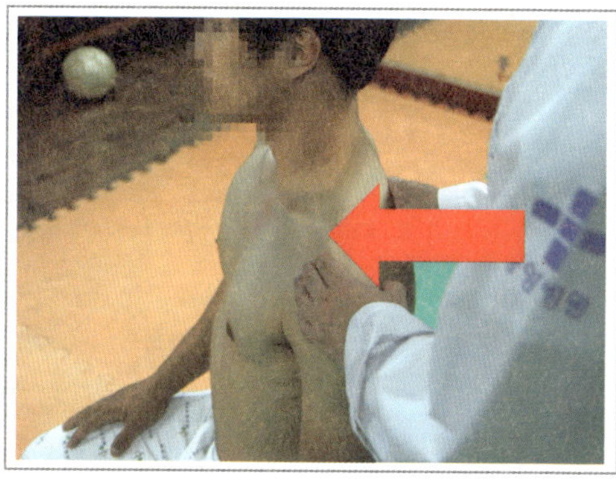

Joint mobilization grade 1-2

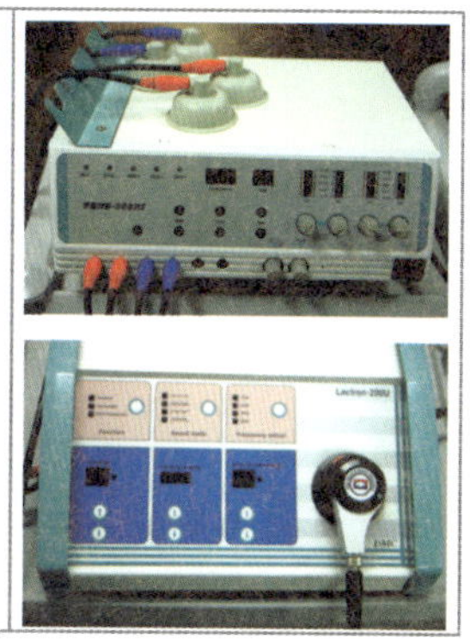

shoulder around
- 250 Hz/15min

supraspinatus muscle
- 1 MHz/5min

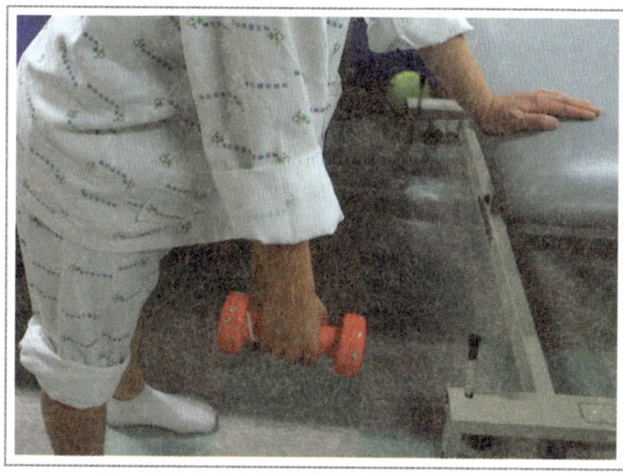

Codman's exercise
- 10 min

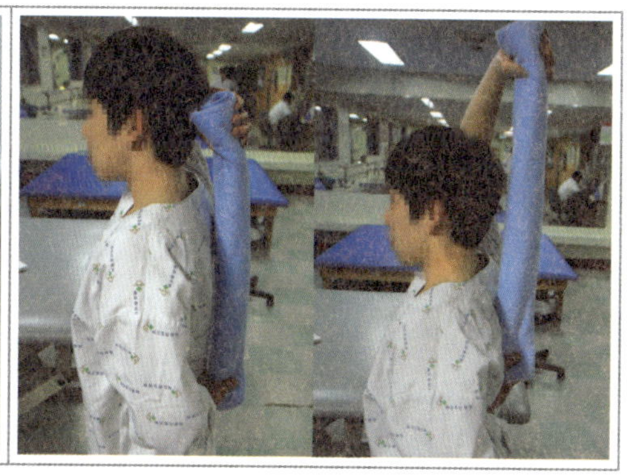

수건잡고 R.O.M exercise
- 10 min

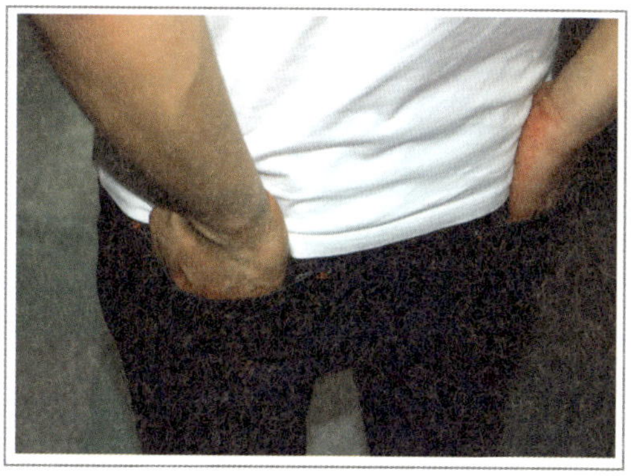

주머니에 손 넣기 운동
- 10회 10 set

참고문헌

김영규. 견관절 다방향 불안정성의 치료. 대한정형외과스포츠의학회지. 2007. 6(1). 5-12.

문상은, 김명희, 강창순 외. 견관절의 안정화 운동 모형이 고관절의 능동 가동범위에 미치는 영향. 보건과학논문집. 2010. 10권. 9-22.

박수경, 이현옥, 김종순 외. 안정한 지지면과 불안정한 지지면에서 팔굽혀펴기 운동시 견갑골 주위 근육의 근활성도 비교. 대한정형물리치료학회지. 2005. 11(2). 71-82.

이진희, 김진상. 상완견관절의 안정적 구조에 관한 연구. 대한물리치료학회지. 2000. 12(3). 433-444.

정연우, 배성수, 장원석. 견갑대 안정화 운동이 상지 근력에 미치는 영향. 대한물리의학회지. 2007. 2(1). 11-20.

Ferrari DA. Capsular ligaments of the shoulder: Anatomical and functional study of the anterior superior capsule. Am J Sports Med. 1990. 18. 20-24.

Friedman RJ, Blocker ER, Morrow DL. Glenohumeral Instability. JSouth Orthop Assoc. 1995. 4. 182-199.

Halder AM. Itoi E, An KN. Anatomy and biomechanics of the shulder. Orthop Clin N Am. 2000. 49. 407-413.

Placzek JD, Roubal PJ, Freeman DC et al. Long-tern effectiveness of translational manipulation for adhesive capsulitis. Clin Orthop. 1998. 356. 181-191.

처음노트 Initial Note

실 습 병 원 :	실(팀)장님 :
담당치료사 :	작 성 자 :

Name		Age		Sex	
Onset			Eval		
Occupation			DX		

■ 검진 Examination

1. 병력 History

인적사항 (Demogr aphics)	
현재상태/ 주호소 (Current condition/ Chief complaints)	
환자의 목표 (pt. goal)	
예전 기능수준 (Prior level of function)	
환자의 사회력 (Social Hx.)	
학교(고용/일) (School [Substituting for employment/work])	
생활환경 (Living enviroment)	
일반적인 건강상태 (General health ststus)	

사회적인 습관과 건강관련 습관 (Social/Health habit)	
가족력 (Family Hx)	
성장 (Development)	
의료/수술적 병력에 대한 정보 (Medical/Surgical Hx)	
기능적인 상태 /활동수준 (Functional status/ activity level)	
약물 (Medication)	
다른 임상 검사들 (Other clinical test)	

2. 시스템 재조명 System review

심혈관계/폐기관 Cardiovascular/Pulmonary system

피부계 Integumentary system

근육뼈대계 Musculoskeletel system

신경근육계 neuromuscular system

의사소통 형태와 능력 Communication

감정 Affect

인지 Cognition

학습장벽 Learning barriers

학습스타일 Learning style

교육에 대한 욕구 education needs

3. 검사와 측정 Test and measures

■ 평가 Evaluation

진단 (Diagnosis)	
예후 (Prognosis)	

■ 치료계획 Plan of Care

기대결과(장기목표) (Expected out comes /Long-term goals)	
예상목표(단기목표) (Anticipated goals /Short-term goals)	
중재 (Intervention)	
참고문헌 (Reference)	

돌림근띠증후군 Rotator cuff syndrome 사례관련 진단 · 평가 및 중재문항

환자는 48세 남성으로 물리치료실을 내원 하였다. 둘레 띠 rotator cuff 손상으로 진단받은 환자는 중화요리 전문점에서 요리사로 일하던 중 3주 전부터 오른쪽 어깨의 통증과 머리 위쪽에 있는 선반에서 물건을 내리기 힘들다고 하였고 팔을 올릴 때, 뒷주머니에서 지갑을 꺼낼 때 불편함을 호소하였다.

진단 · 평가

1. 둘레 띠 중 가시위근 손상환자의 특수검사 방법으로 옳은 것은?
   ① 스피드 검사
   ② 호킨슨 - 케네디 검사
   ③ 킴 검사
   ④ 크랭크 검사
   ⑤ 깡통비우기 검사

2. 둘레 띠 손상 환자의 어깨 관절의 도수근력검사 결과 안쪽 돌림 근육의 약화를 보였다. 환자의 약화된 근육과 검사하고자 하는 근육의 Fair 등급 도수근력검사에 따른 자세로 옳은 것은?
   ① 어깨 올림근 - 앉은자세
   ② 큰원근 - 바로누운자세
   ③ 가시위근 - 바로누운자세
   ④ 가시아래근 - 바로누운자세
   ⑤ 어깨밑근 - 앉은자세

정답 1. ⑤ 2. ②

중재

1. 어깨 관절의 굽힘 증가를 위한 관절 가동술의 방법으로 옳은 것은?
   ① 양팔을 뒤로하여 바로누운자세에서 양팔로 체중을 지지한다.
   ② 치료대에 앉아 치료대 모서리 부분을 잡고 고정된 팔에 대해 체간을 멀리 기울인다.
   ③ 환자는 치료대 옆에 앉아 아래팔은 치료대에 두고 팔꿉관절은 90°굽힘을 유지한 상태로 허리를 구부려 머리와 어깨관절을 치료대 높이와 같아 질 때까지 실시한다.
   ④ 환자는 치료대 앞에 서서 손을 뒤로하여 손가락이 앞으로 오게 치료대를 잡고 팔꿉관절을 구부려 쪼그려 앉기를 실시한다.
   ⑤ 환자는 양쪽 팔꿉관절로 체중을 지지한 엎드린 자세를 실시한다.

2. 어깨 관절의 가동범위 증진을 위한 추운동의 설명으로 옳은 것은?
   ① 어깨관절의 근수행력과 기능적인 조절의 증진을 위해 실시한다.
   ② 어깨관절은 최대한 모음상태에서 실시한다.
   ③ 환자가 앞으로 기울여서 균형을 잡을 수 없을 때는 치료대에 엎드린 자세로 실시한다.
   ④ 손에 무게를 더하거나 손목에 무게주머니를 착용한 상태로 실시하지 않는다.
   ⑤ 어깨관절의 구부림과 폄, 수평모음과 수평벌림만 적용하며 회전운동은 실시하지 않는다.

정답 1. ⑤ 2. ③

Total Knee Replacement

실 습 병 원:	실(팀)장님:
담당치료사:	작 성 자:

Name	송OO	Age	16	Sex	F
Onset	00.12.19	Eval	00.01.12		

■ 검진 Examination

1. 병력 History

진단명 (Diagnosis)	Total Knee Replacement - 5년 전부터 Rt. knee에 관절염 진단받음 - 00년 12월 여수 OO병원에서 Rt. knee TKR 시행 후 입원실에서 혼자 운동하다가 본격적인 재활치료를 위해 본원에 입원 함
주호소 (Chief complaints)	다리 힘이 빨리 돌아오기를 바람
생활 환경 (Living environment)	부인과 함께 한옥에서 거주함
일반적 건강상태 (General health status)	특이사항 없음
내/외과적 병력 (Medical/surgical history)	특이사항 없음
약물 (Medication)	소염제
기능적인 상태 /활동수준 (Functional status/ activity level)	크러치를 이용한 보행으로 이동하고 있고 약간의 도움으로 일상생활을 수행하고 있음
기타 임상적인 검사들 (Other clinical test)	병리학적 소견은 관찰되지 않음

2. 시스템 재조명 System review

근육뼈대계

전체대칭 | 특이사항 없음
전체ROM | 오른쪽 무릎관절의 제한
전체근력 | 오른쪽 다리의 근력약화
신장 | 172 cm
체중 | 68 kg

신경근육계

이동 | intact
감각 | intact
균형 | impaired
반사 | intact
의사소통 | intact
지남력 | Intact
학습능력 | intact
통증 | 오른쪽 무릎관절에 통증

심혈관계

BP & BPS | 휴식 시 120/80 mmHg, 80 bps

외피계 | 수술부위의 특이사항 없음

3. 검사와 측정 Test and measures

자세 | 특이사항 없음

관절가동범위 & 근육수행력

• PROM

Hip	Flexion (120)	70
	Extension (10)	5
	Adduction (30)	25
	Abduction (45)	35
Knee	Flexion (135)	85
	Extension (0)	-10
Ankle	Dorsi flexion (20)	5
	Plantar flexion (50)	35

• MMT

Hip	Flexion	F
	Extension	F-
	Adduction	F+
	Abduction	F+
Knee	Flexion	F
	Extension	F-
Ankle	Dorsi flexion	F
	Plantar flexion	F

통증

VAS	VAS 6
Area	Rt. knee
Quality	Sting
When	Nightime
Onset	Gradually

균형

• Functional balance grade (Standing)

Dynamic	Fair	최소과제를 수행하고 머리나 몸통을 돌리는 동안 균형유지가 가능하다.
Static	Good	지지 없이 균형유지가 가능하다.

• The Activities-specific Balance Confidence (ABC) Scale

"당신이 …을 할 때 균형과 안정을 유지할 수 있다는 자신감이 얼마나 있나요?"

집 주변을 걸을 때?	80%
계단을 올라가고 내려갈 때?	70%
작은 방 앞에 있는 슬리퍼를 구부려서 주울 때?	50%
눈높이에 있는 선반에서 작은 캔을 잡을 때?	90%
머리 위에 있는 무언가를 잡으려고 발끝으로 서 있을 때?	60%
무언가를 잡기 위해 의자 위에 서 있을 때?	50%
마루를 쓸 때?	90%
집 밖으로 나와 차가 주차된 차도를 걸을 때?	90%
차를 타거나 내릴 때?	90%
주차가 많이 된 산책로를 가로질러 걸을 때?	90%
경사로를 오르고 내릴 때?	70%
사람들이 당신을 빠르게 지나가는 혼잡한 산책로를 걸을 때?	90%
산책로를 걷다가 사람들과 부딪칠 때?	90%
난간을 잡고 에스컬레이터를 타고 내릴 때?	70%
난간을 잡지 않고 소포를 들고 에스컬레이터를 타고 내릴 때?	60%
빙판길을 걸을 때?	80%

0%	10%	20%	30%	40%	50%	60%	70%	80%	90%	100%
No confidence							Completely confident			
1180/1600										

보행

현재 크러치를 이용하여 실내 보행이 가능하며 5 m를 30 sec에 수행함

심혈관계

6 min walking test: 130/90 mmHg; 90 bps, 큰 변화는 관찰되지 않음

■ 평가 Evaluation

진단 (Diagnosis)	- 환자는 수술 후에 오른쪽 무릎의 통증, 관절가동범위, 근력감소로 인한 균형능력 소실이 있다. - 이로 인해 실내에서는 크러치를 이용한 보행이 가능하지만 실외보행의 제한이 있어 사회생활의 참여가 제한적이다.
예후 (Prognosis)	환자는 제한된 관절가동범위의 증진, 근력증가, 통증 조절을 통해 균형을 증진시키면 독립적인 실내보행 뿐만 아니라 실외보행도 정상적으로 수행할 수 있을 것으로 생각된다.

■ 치료계획 Plan of Care

기대결과(장기목표) (Expected out comes /Long-term goals)	1. 환자는 6주 내에 크러치 없이 지면에서 100 m 이상의 거리를 독립적으로 이동할 수 있다. - 환자는 Rt. knee flexion AROM이 80에서 110까지 향상될 수 있다. - 환자는 L/E의 근력이 F grade에서 G grade로 향상될 수 있다. - 환자는 Dynamic standing FBS가 F grade에서 N grade로 향상될 수 있다. - 환자는 Knee flexion 시 Pain VAS 6에서 1로 감소될 수 있다.
예상목표(단기목표) (Anticipated goals /Short-term goals)	1. 환자는 2주 내에 크러치를 이용하여 10m 를 10 sec 이내에 이동할 수 있다. - 환자는 Rt. knee flexion AROM이 80에서 110까지 향상될 수 있다. - 환자는 L/E의 근력이 F grade에서 F+grade 로 향상될 수 있다. - 환자는 Dynamic standing FBS가 F grade에서 G grade로 향상될 수 있다. - 환자는 Knee flexion 시 Pain VAS 6에서 2로 감소될 수 있다.
중재 (Intervention)	관절가동범위 증진운동 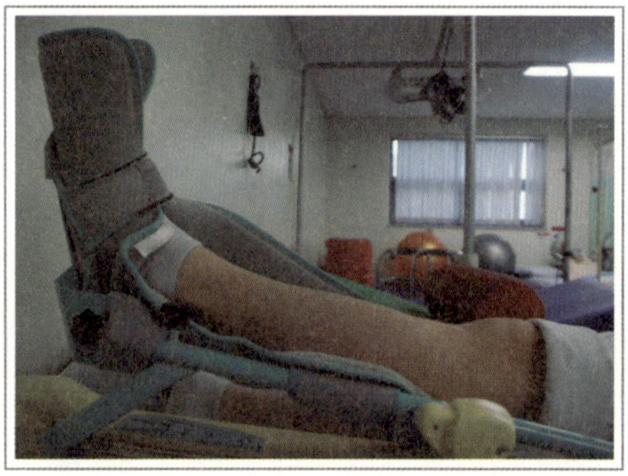 **CPM** - 0-100/50 sec, 1번주기 주 5회

중재
(Intervention)

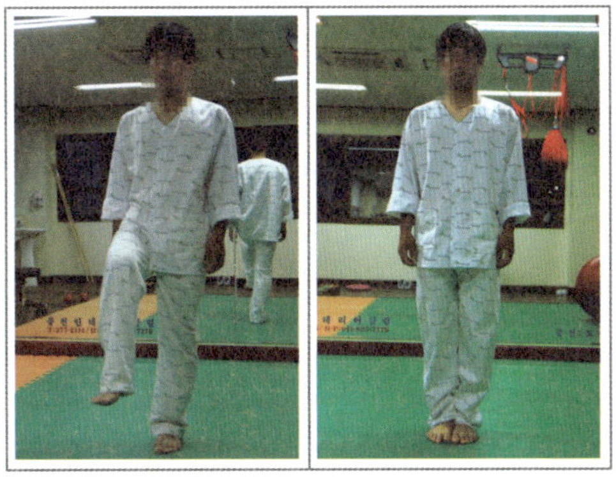

능동적 관절가동범위운동
- 주 5회, 1회 10 min

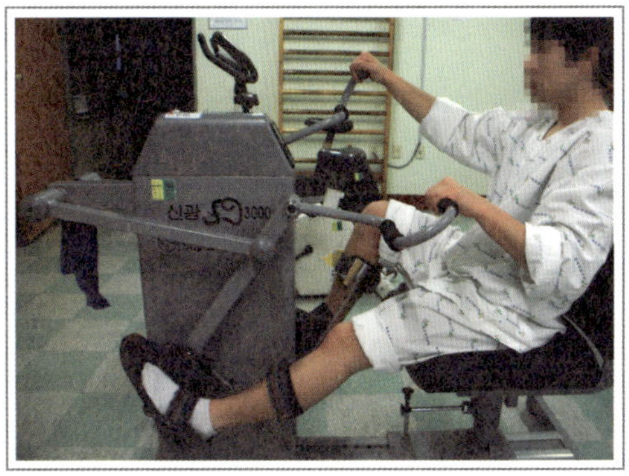

자전거를 이용한 ROM exercise
- 주 5회, 1회 30 min

근력증진운동

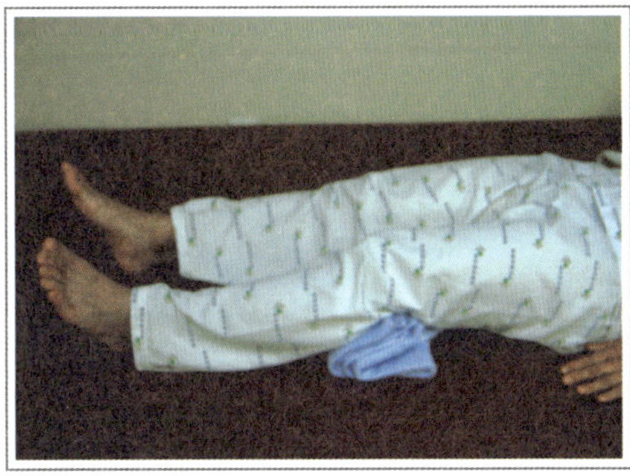

Q-setting
- 주 5회/1회 10 min

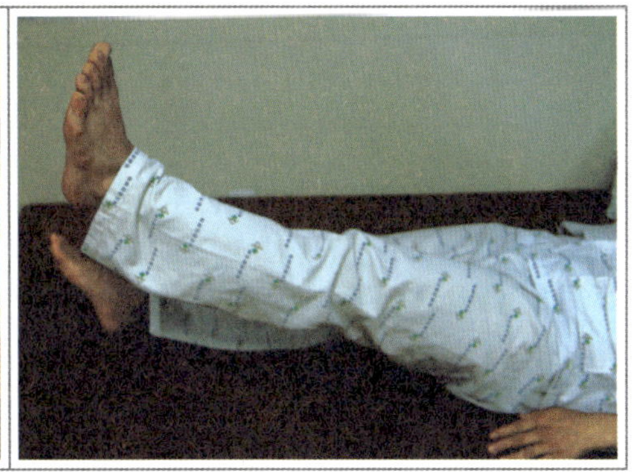

Straight leg raising
- 주 5회/1회 10 min

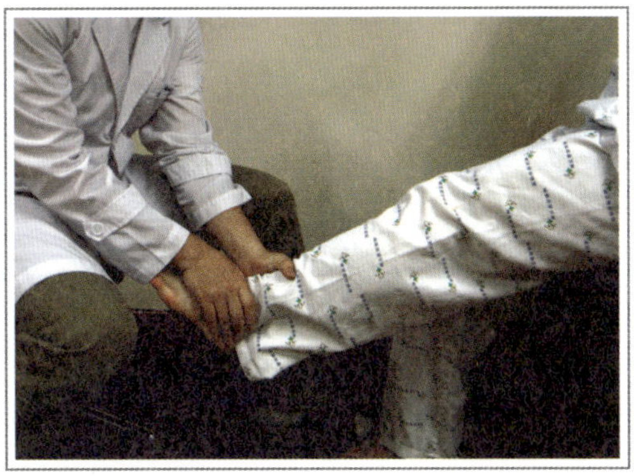

Resistance exercis
- 주5회/1회 10 min

균형증진운동

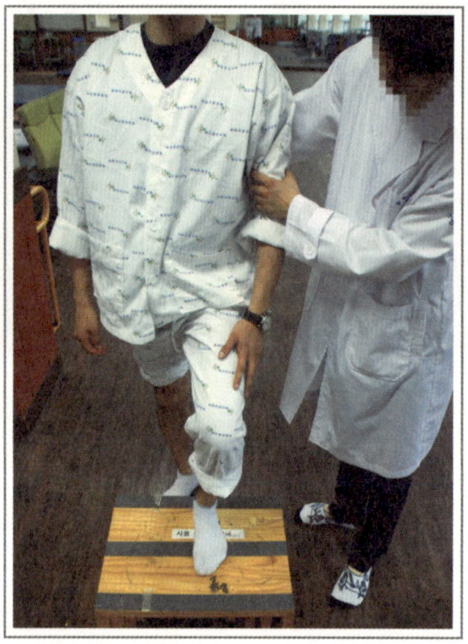

- 환측 발로 한다리로 서서 유지하여 체중지지 증가를 위해 환자의 옆에서 팔보조하에 발판 위에 건측을 올렸다가 내렸다가 하면서 환측에 체중지지를 한다.
- 통증없는 범위 내에서 시행(주 5회/1회 10 min)

중재
(Intervention)

통증조절

- Cold Compression, ROM exercise 후에 적용
- Laser: 수술조직의 활성화를 통한 통증완화. 7,000 Hz, 15 min
- ICT: 통증감소. 1-200 Hz, 15 min

참고문헌

Angulo DL and Colwell CW Jr. Use of postoperative TENS and continuous passive motion following total knee replacement , The Journal of Orthopaedic and Sports Physical Therapy 1990 Jun;11(12). 599-604.

Gotlin RS, Hershkowitz S, Juris PM et al. Electrical stimulation effect on extensor lag and length of hospital stay after total knee arthroplasty,Archives of Physical Medicine and Rehabilitation. 1994. 75(9). 957-959.

Kisner.corbi. 운동치료총론, 영문출판사. 558-563.

MacDonald SJ, Bourne RB, Rorabeck CH et al. Prospective randomized clinical trial of continuous passive motion after total knee arthroplasty, Clinical Orthopaedics and Related Research. 2000. 380. 30-35.

Nunez M, Nunez E, Segur JM et al. The effect of an educational program to improve health-related quality of life in patients with osteoarthritis on waiting list for total knee replacement: a randomized study. Os teoarthritis and Cartilage. 2006. 14(3). 279-285.

S. Brent Brotzman, Robert C, Manske. Clinical Orthopaedic rehabilitation. Elsevier science health science, 2007. 468-472.

Sahin E, Akalin E, Bircan C. et al. The effects of continuous passive motion on outcome in total knee arthroplasty,Romatoloji ve Tibbi Rehabilitasyon Dergisi. Journal of Rheumatology and Medical Rehabilitation. 2006. 17(2). 85.

Warwick D, Harrison J, Whitehouse S et al. A randomised comparison of a foot pump and low-molecular-weight heparin in the prevention of deep-vein thrombosis after total knee replacement. Journal of Bone and Joint Surgery. British Volume. 2002. 84(3). 344-350.

Webb JM, Williams D, Ivory JP et al. The use of cold compression dressings after total knee replacement: a randomized controlled trial. Orthopedics. 1998. 21(1). 59-61.

처음노트 Initial Note

실 습 병 원 :	실(팀)장님 :
담당치료사 :	작 성 자 :

Name		Age		Sex	
Onset			Eval		
Occupation			DX		

■ 검진 Examination

1. 병력 History

인적사항 (Demogr aphics)	
현재상태/ 주호소 (Current condition/ Chief complaints)	
환자의 목표 (pt. goal)	
예전 기능수준 (Prior level of function)	
환자의 사회력 (Social Hx.)	
학교(고용/일) (School [Substituting for employment/work])	
생활환경 (Living enviroment)	
일반적인 건강상태 (General health ststus)	

사회적인 습관과 건강관련 습관 (Social/Health habit)	
가족력 (Family Hx)	
성장 (Development)	
의료/수술적 병력에 대한 정보 (Medical/Surgical Hx)	
기능적인 상태 /활동수준 (Functional status/ activity level)	
약물 (Medication)	
다른 임상 검사들 (Other clinical test)	

2. 시스템 재조명 System review

심혈관계/폐기관 Cardiovascular/Pulmonary system

피부계 Integumentary system

근육뼈대계 Musculoskeletel system

신경근육계 neuromuscular system

의사소통 형태와 능력 Communication

감정 Affect

인지 Cognition

학습장벽 Learning barriers

학습스타일 Learning style

교육에 대한 요구 education needs

3. 검사와 측정 Test and measures

■ 평가 Evaluation

진단 (Diagnosis)	
예후 (Prognosis)	

■ 치료계획 Plan of Care

기대결과(장기목표) (Expected out comes /Long-term goals)	
예상목표(단기목표) (Anticipated goals /Short-term goals)	
중재 (Intervention)	
참고문헌 (Reference)	

전무릎관절치환술 Total knee replacement 사례관련 진단 · 평가 및 중재문항

환자는 62세 남성으로 물리치료실에 내원 하였다. 10여년 전 무릎에 골 관절염으로 진단 받고 보존적인 치료를 이어왔으나 3개월 전부터 왼쪽 무릎관절의 통증 증가, 움직임의 제한을 느껴 왼쪽 무릎관절 전치환술을 시행 하였다. 환자는 00반점 주방장으로 재직 하였으며 주로 서서 활동을 하였다. 현재 보행보조도구를 이용하여 병원 내에서 독립적인 보행은 가능하지만 실외보행은 수행 하지 못한다. 또한 다리 근육의 약화와 통증으로 인해 동적 균형 능력의 감소 및 불안정한 보행을 보인다.

진단 · 평가

1. 환자의 무릎관절의 기능을 전반적인 상태를 알아보기 위한 도구로 옳은 것은?
   ① Oxford knee score
   ② Timed up and go test
   ③ Five time sit to stand test
   ④ Functional balance grade
   ⑤ 6minute walk test

2. 환자는 무릎관절 폄근의 근력이 poor를 보였다. 도수근력 검사를 위한 자세는?
   ① Supine position
   ② Prone position
   ③ Hooklying position
   ④ Sidelying position
   ⑤ Longsitting position

정답 1. ① 2. ④

중재

1. 환자의 무릎관절 완전치환 수술 이후 최대보호기 기간의 중재로 옳은 것은?
   ① 닫힌사슬에서 근력강화 훈련
   ② 3단계 강도의 무릎뼈 가동술
   ③ 낮은 강도의 유산소 훈련
   ④ 근고정 훈련
   ⑤ 완전한 체중부하 훈련

2. 환자의 무릎관절 완전치환 수술 이후 무릎관절의 통증을 감소시키기 위한 중재방법으로 알맞은 것은?
   ① Maitland의 진동기법 등급 II
   ② Maitland의 진동기법 등급 III
   ③ Maitland의 진동기법 등급IV
   ④ Maitland의 진동기법 등급IV
   ⑤ Kaltenborn의 신연기법 등급 III

정답 1. ④ 2. ①

제2장 신경계

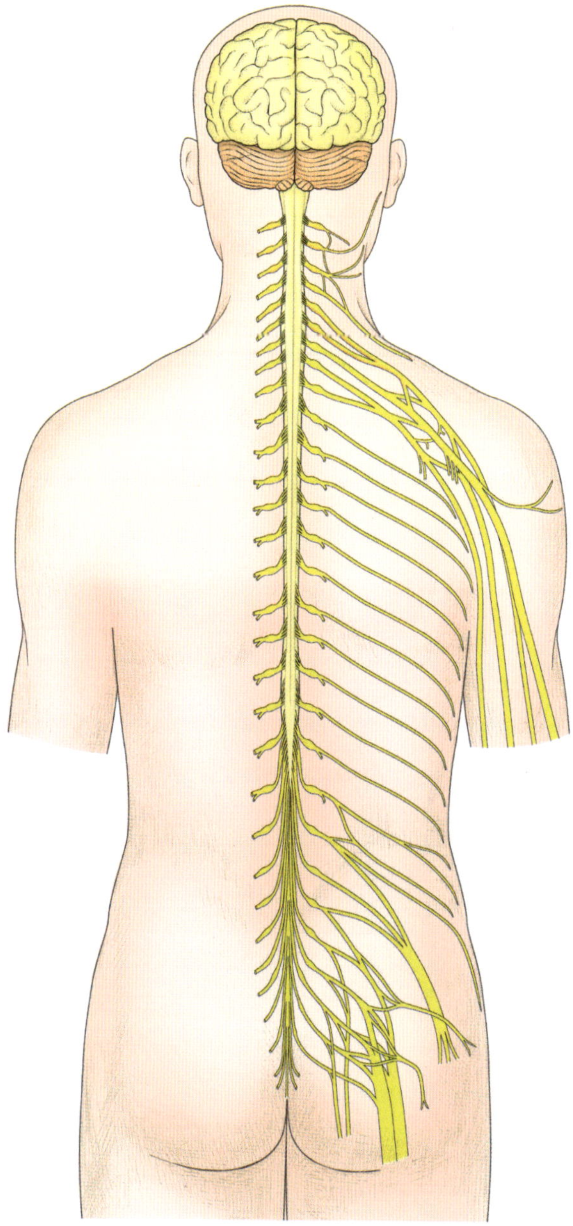

Cerebral Palsy

실 습 병 원 :	실(팀)장님 :
담당치료사 :	작 성 자 :

Name	천 OO	Age	11	Sex	M
Onset	date of birth		Eval	00.03.10	

■ 검진 Examination

1. 병력 History

진단명 (Diagnosis)	Cerebral Palsy (Spastic diplegia) - Prematurity로 출생 후 재활치료 바로 시작
주호소 (Chief complaints)	다른 아이들과 같이 뛰어놀고 싶어 함
생활 환경 (Living environment)	1층 주택에 부모님과 함께 거주하며 현재 초등학교 재학 중임
사회적 건강상태 (Social health status)	특이사항 없음
일반적 건강상태 (General health status)	특이사항 없음
가족 건강력 (Family health history)	특이사항 없음
내/외과적 병력 (Medical/surgical history)	2년 전에 S대병원 OS, femur osteotomy & muscle lengthening 시행
기능적인 상태 /활동수준 (Functional status/ activity level)	- 집이나 학교 안에서의 이동은 스스로 수행 가능하며 장거리 보행이나 체육활동은 스스로 수행하지 못함 - GMFCS Level: Level II
기타 임상적인 검사들 (Other clinical test)	특이사항 없음

2. 시스템 재조명 System review

근육뼈대계

전체대칭 | 척추뒤굽음증
전체ROM | 특이사항 없음
전체근력 | 다리 근력약화
신장 | 130 cm
체중 | 36 kg

신경근육계

이동 | 실내보행
감각 | intact
균형 | 동적인 균형 소실
반사 | intact
의사소통 | intact
지남력 | intact
학습능력 | intact
통증 | intact

심혈관계

BP & BPS | 휴식 시 120/80 mmHg, 80 bps

외피계

특이사항 없음

3. 검사와 측정 Test and measures

자세

척추뒤굽은증이 관찰되고 양쪽다리의 굽힘이 관찰된다.

관절가동범위 & 근육수행력

Joint	Muscles	MMT		PROM	
		Rt.	Lt.	Rt.	Lt.
Shoulder	Flexors	F-	F-	Full	Full
	Extensors	F	F		
	Abducrors	F-	F-		
	Int. rotators	F-	F-		
	Ext. rotators	F-	F-		

Elbow	Flexors	G	G		
	Extensors	G	G		
	Pronaters	G	G		
	Supinators	G	G		
Wrist	Flexors	G	G		
	Extensors	G	G		
Hip	Flexors	F+	F+	Full	Full
	Extensors	F-	F-		
	Abducrors	F-	F-		
	Adductors	F	F		
	Int. rotators	F	F		
	Ext. rotators	F	F		
Knee	Flexors	F	F		
	Extensors	F	F		
Ankle	Dorsi flexors	G	G		
	Plantar flexors	P-	P-		

• GMFM (Gross Motor Function Measure)

1. Lying & rolling	46/51 약 90%
2. Sitting	52/60 약 86.7%
3. Crawling & kneeling	31/42 약 73.8%
4. Standing	20/39 약 51.3%
5. Walking, running & jumping	24/72 약 30.3%
	Total 약 67%

감각

표재성 감각 | intact
온도감각 | intact
고유수용성 감각 | intact

근긴장도

• Modified Ashworth Scale (MAS)

상지 | G0 (근긴장의 증가 없음)
하지 | G1 (근긴장이 약간 증가된 상태로 사지의 굽힘 펌 시 ROM 끝에서 약한 저항을 보임)

이동 & 매트 활동

1. Rolling	Independent
2. Come to sit	Independent
3. Sit to standing	Independent
4. Kneeling	Supervisor
5. Half kneeling	Supervisor

균형

• Functional Balance Grade

	Static	Dynamic
Sitting	F	F
Standing	F	P

• Pediatric Balance Scale

1. 앉은 상태에서 일어서기	3
2. 일어선 상태에서 앉기	3
3. 옮기기	2
4. 보조 없이 일어서기	1
5. 등받이 없이 발을 받쳐 앉아 있기	2
6. 눈을 감은 채로 도움 없이 서 있기	1
7. 발을 모으고 서 있기	0
8. 한발을 앞으로 두고 서 있기	2
9. 한발로 서기	1
10. 360°로 회전	1
11. 서서 왼쪽, 오른쪽, 뒤를 돌아보기	2
12. 서서 바닥에 있는 물체를 잡기	1
13. 서서 발판 위에 발을 번갈아 바꾸기	2
14. 서서 팔을 쭉 뻗어서 앞에 닿기	2
	Total 23/56

보행

- GMFCS Level II로 실내보행이나 단거리 보행은 스스로 수행 가능함
- 10 m walking test에서 42 sec로 수행 가능함

일상생활(weeFIM)

Self-care	Eating	7
	Grooming	7
	Bathing	5
	Dressing-upper body	6
	Dressing-lower body	5
	Toileting	5
Sphincter control	Bladder management	7
	Bowel management	7
Mobility: transfer	Chair/wheelchair	5
	Toilet	6
	Tub/shower	4
Locomotion	Walk/ wheelchair/crawl W (O) C ( ) L ( )	5
	Stairs	4
Communication	Comprehension A(O) V(O)	7
	Expression V(O) N(O)	6
Social cognition	Social interaction	6
	Problem solving	6
	Memory	7
Total WeeFIM		105/126

■ 평가 Evaluation

진단 (Diagnosis)	환아는 근력약화, 균형감소, 비정상적인 보행 패턴을 보인다. 이로 인해 실내에서의 이동은 스스로 수행할 수 있으나 실외에서의 이동이 제한적이다.
예후 (Prognosis)	환아는 다리의 근력강화, 균형능력 향상, 비정상적인 보행패턴 개선을 통해 3개월 이후에는 실외보행(단거리)을 스스로 수행할 수 있을 것으로 예상된다.

■ 치료계획 Plan of Care

기대결과(장기목표)
(Expected out comes
/Long-term goals)

환아는 12주 안에 집 앞(500 m) 편의점을 10 min 안에 독립적으로 다녀올 수 있다.
- 환아는 12주 안에 PBS를 23 → 50점으로 수행할 수 있다.
- 환아는 12주 안에 10 m walking test를 20 sec 안에 수행할 수 있다.
- 환아는 12주 안에 두발을 동시에 앞쪽을 향하여 5 cm 미만으로 뛰어오르기를 수행할 수 있다.

예상목표(단기목표)
(Anticipated goals
/Short-term goals)

환아는 4주 안에 집 앞(500 m) 편의점을 20 min 안에 보호자의 관찰하에 다녀올 수 있다.
- 환아는 4주 안에 PBS를 23 → 40점으로 수행할 수 있다.
- 환아는 4주 안에 10 m walking test를 35 sec 안에 수행할 수 있다.
- 환아는 4주 안에 두발을 동시에 5 cm 미만으로 뛰어오르기를 수행할 수 있다.

중재
(Intervention)

균형훈련

1) 1일 15 min/주 5회

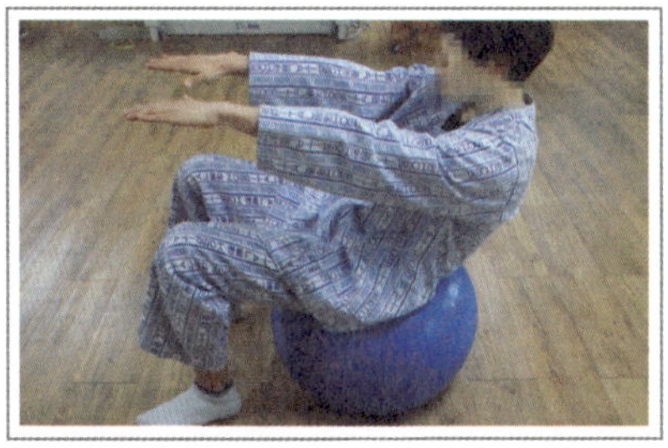

공 위에 앉아 몸통 뒤로 기울이기

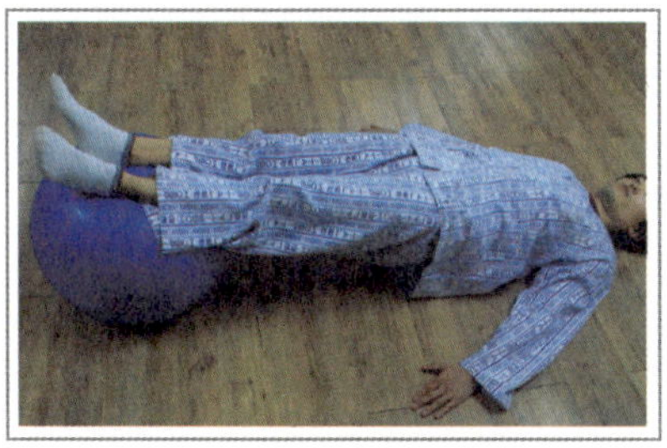

누워 발 밑에 공을 두고 엉덩이 들어올리기

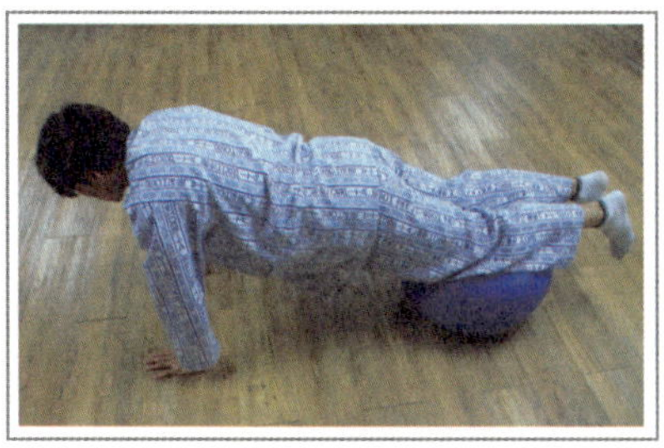

공 위에 엎드려 가능한 한 앞을 손으로 짚기

2) 1일 15 min/주 5회

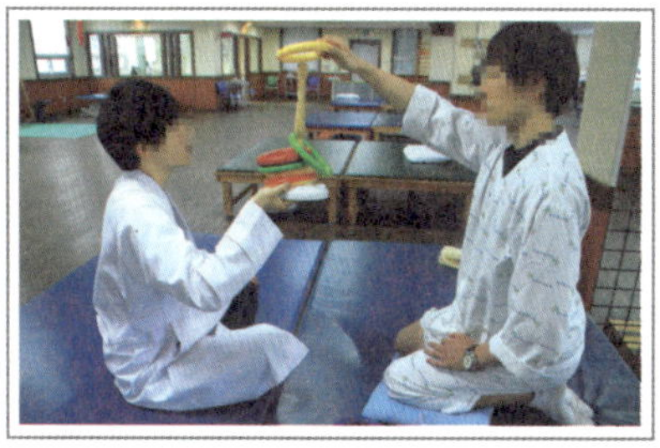

Kneeling 자세에서 위쪽에 고리 넣기 훈련

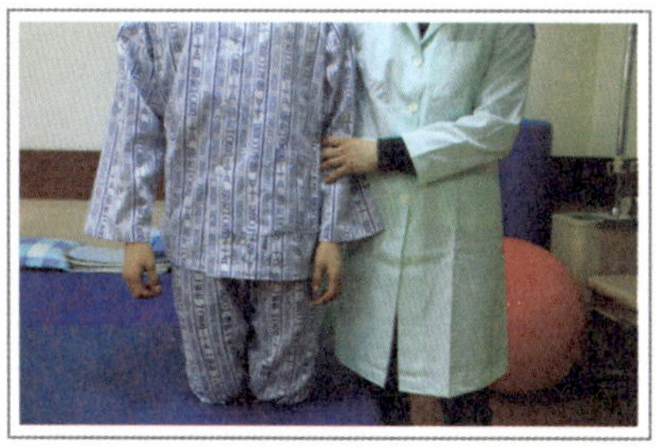

Kneeling에서 체중 지지 훈련

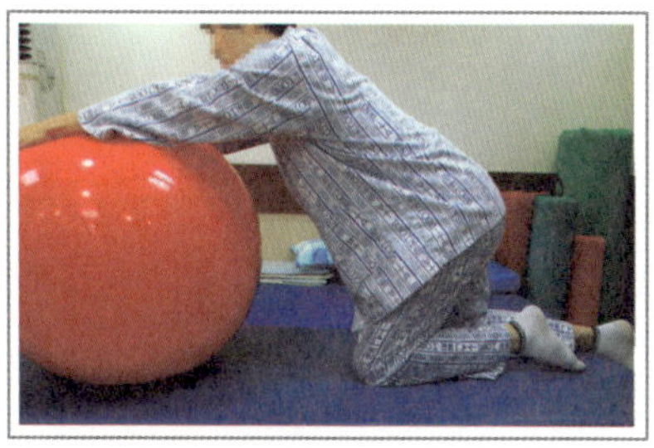

Kneeling에서 공을 잡고 걷기 훈련

보행훈련

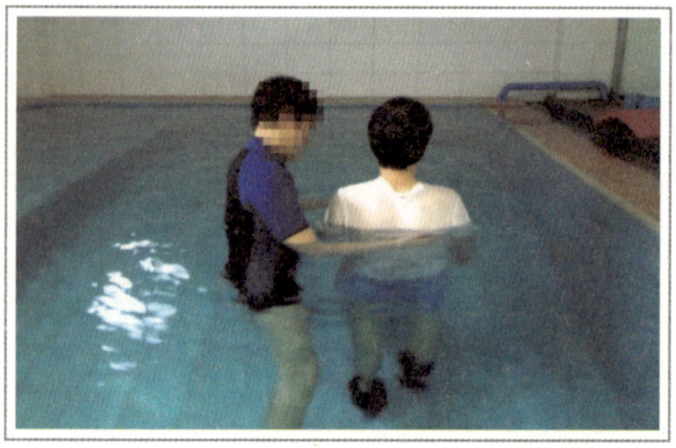

가슴높이의 물에서 10 min 걷기
- 주 3회

근력훈련

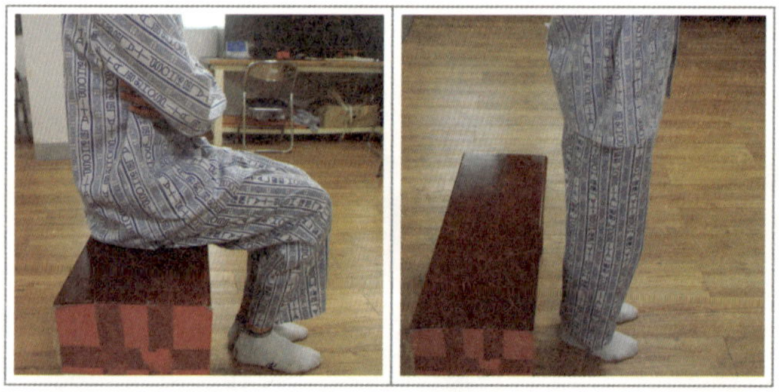

- 환아 몸무게의 30% 무게로 시작하여 각 시도마다 0.5-4 kg씩 증가 혹은 감소시키고 발의 움직임과 팔의 흔들림 없이 일어선 자세를 2 sec 간 유지하고 천천히 앉는다.
- 주 2회, 하루에 3 set

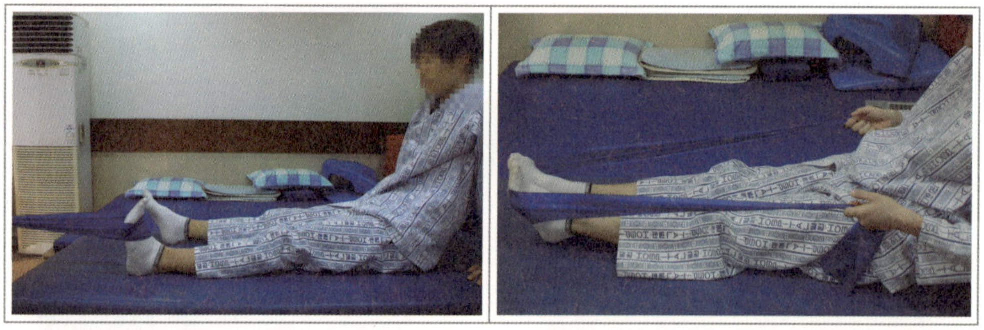

탄성밴드를 이용한 다리 근력 훈련
- 10회 3 set

참고문헌

강순희. 자전거 에르고미터 운동이 뇌성마비학생들의 심폐지구력 및 자아개념에 미치는 영향. 특수아동교육연구. 2006. 8(1). 1-18.

고주연, 김기원. 일부 뇌성마비 아동을 대상으로 한 아동균형척도의 검사-재검사, 측정자간 및 내의 신뢰도. 대한물리치료학회지. 2010. 22(4). 44-48.

송병호, 윤지용. 체력 근력 강화를 위한 공 운동이 경직형 뇌성마비 아동의 큰동작 기능에 미치는 효과. 특수교육. 2003. 2(2). 5-179.

안지현. 수중운동이 뇌성마비 아동의 하지 굴근 및 신근력과 근 지구력에 미치는 영향. 이화여자대학교. 1999.

이선명. 뇌성마비아의 병리, 심리적인 요인과 상지기능과의 연구. 대한물리치료학회지. 2002. 14(4). 367-384.

이은정. 스위스 볼 체간안정화 운동에 의한 뇌성마비 아동의 대 동작 기능 및 균형 변화. 부산가톨릭대학교 생명과학대학원. 2009.

이은정, 김종순. 체력근력 강화운동에 의한 경직성 양하지 뇌성마비 아동의 대단위 운동 및 균형 능력 변화: 단일그룹 반복측정 연구. 대한물리의학회지. 2011. 6(2). 189-197.

이태신. 강직성 양하지 뇌성마비아의 균형훈련과 근력강화훈련 비교. 대구대학교 재활과학대학원. 2007.

양은영. 경직성 양하지마비의 하지 근력강화 훈련이 운동 기능 미 골격근 구조에 미치는 영향. 동신대학교 대학원. 2010.

오태영. 보행의 정상 발달 및 요소와 경직형 뇌성마비 아동의 보행 특성의 비교 연구. 대한물리치료학회지. 1997. 9(1). 195-204.

정희진. Rhythmic Auditory Stimulation (RAS)이 뇌성마비 아동의 보행 능력 증진에 미치는 영향. 이화여자대학교. 2001.

최영철. 체간근 강화 운동이 경직성 양하지 뇌성마비 아동의 앉은 자세 균형 수행력과 손기능 향상에 미치는 영향. 대구대학교 보건대학원. 2010.

최현진. 트레드밀 훈련이 경직성 양지마비아동의 대동작 운동과 ADL에 미치는 영향. 동신대학교 대학원. 2010.

Liao HF, Liu YC, Liu WY. Effectiveness of loaded sit-to-stand resistance exercise for children with mild spastic diplegia: a randomized clinical trial. Arch Phys Med Rehabil. 2007 Jan;88(1).25-31.

처음노트 Initial Note

실 습 병 원:	실(팀)장님:
담당치료사:	작 성 자:

Name		Age		Sex	
Onset			Eval		
Occupation			DX		

■ 검진 Examination

1. 병력 History

인적사항 (Demogr aphics)	
현재상태/ 주호소 (Current condition/ Chief complaints)	
환자의 목표 (pt. goal)	
예전 기능수준 (Prior level of function)	
환자의 사회력 (Social Hx.)	
학교(고용/일) (School [Substituting for employment/work])	
생활환경 (Living enviroment)	
일반적인 건강상태 (General health ststus)	

사회적인 습관과 건강관련 습관 (Social/Health habit)	
가족력 (Family Hx)	
성장 (Development)	
의료/수술적 병력에 대한 정보 (Medical/Surgical Hx)	
기능적인 상태 /활동수준 (Functional status/ activity level)	
약물 (Medication)	
다른 임상 검사들 (Other clinical test)	

2. 시스템 재조명 System review

심혈관계/폐기관 Cardiovascular/Pulmonary system

피부계 Integumentary system

근육뼈대계 Musculoskeletel system

신경근육계 neuromuscular system

의사소통 형태와 능력 Communication

감정 Affect

인지 Cognition

학습장벽 Learning barriers

학습스타일 Learning style

교육에 대한 욕구 education needs

3. 검사와 측정 Test and measures

■ 평가 Evaluation

진단 (Diagnosis)	
예후 (Prognosis)	

■ 치료계획 Plan of Care

기대결과(장기목표) (Expected out comes /Long-term goals)	
예상목표(단기목표) (Anticipated goals /Short-term goals)	
중재 (Intervention)	
참고문헌 (Reference)	

뇌성마비 Cerebral palsy 사례관련 진단 · 평가 및 중재문항

8세의 여자 아이가 물리치료실에 내원하였다. 조산 prematurity 으로 인한 강직성 양측마비 spastic diplegia 의 뇌성마비 진단을 받았으며 현재 집이나 학교 안에서의 이동은 스스로 수행 가능하나 실외보행이나 체육활동은 수행할 수 없다. 또한 다리근육의 근력 약화와 동적균형능력의 감소 및 첨족보행을 보인다.

진단·평가

1. 아동의 큰동작 운동기능을 검사하기 위한 도구로 옳은 것은?
   ① 피바디운동발달척도
   ② 덴버발달선별검사
   ③ 대운동기능검사
   ④ 시각운동통합발달검사
   ⑤ 손기능분류체계

2. 아동의 균형능력을 검사하기 위한 도구로 옳은 것은?
   ① Modified Ashowrth Scale
   ② ICF-CY
   ③ Wee FIM
   ④ Pediatic Balance Scale
   ⑤ 6 min walking test

정답 1. ③ 2. ④

중재

1. 아동의 움직임을 이끌어 내기 위해 특수한 부위의 유발점을 찾아 압력을 가하면서 치료하는 접근 방법으로 옳은 것은?
   ① 루드(Rood) 접근법
   ② 보바스(Bobath) 접근법
   ③ 보이타(Vojta) 접근법
   ④ 펠프스(Phelps) 접근법
   ⑤ 카바트(Kabat) 접근법

2. 아동의 보행능력을 개선하기 위한 중재방법으로 옳은 것은?
   ① 앞정강근을 강화하기 위해 신경근전기자극 NMES 를 중재한다.
   ② 첨족보행을 방지하기 위해 anterior stop 보조기를 처방한다.
   ③ 발등굽힘의 관절가동범위를 향상시키기 위해 앞정강근의 뻗침운동을 중재한다.
   ④ 장딴지근의 근육이완을 위해 초음파치료를 중재한다.
   ⑤ 발등굽힘의 관절가동범위를 향상시키기 위해 발목관절의 앞쪽 활주를 중재한다.

정답 1. ③ 2. ④

Cerebro Vascular Accident

실 습 병 원 :	실(팀)장님 :
담당치료사 :	작 성 자 :

Name	김 OO	Age	52	Sex	M
Onset	00.12.16	Eval	00.03.10		

■ 검진 Examination

1. 병력 History

진단명 (Diagnosis)	Lt. hemiplegia d/t Rt. hemorrhage - 발병 당일 오전에 일하다가 극심한 두통과 어지러움, 구토 증세가 보여서 입원 - CT 결과 subarachnoid hemorrhage로 보여 adm 후 op함 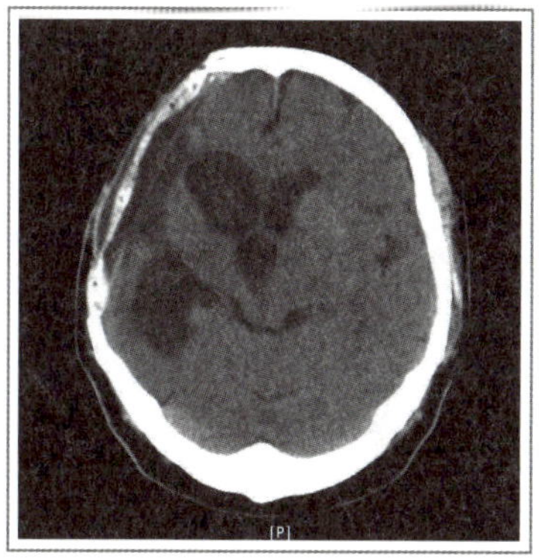
주호소 (Chief complaints)	왼쪽 팔다리가 말을 듣지 않음
생활 환경 (Living environment)	아파트 3층에서 두 딸과 부모님과 함께 거주하며, 작은 조선회사를 운영하고 있음
사회적 건강상태 (Social health status)	- 조선회사의 경영인으로서 잦은 술자리와 스트레스로 건강에 대한 생각을 하지 못함 - 현재도 빨리 팔다리를 마음대로 움직여 회사운영을 다시 할 계획임
일반적 건강상태 (General health status)	고혈압과 위장장애를 가지고 있음
가족 건강력 (Family health history)	고혈압

내/외과적 병력 (Medical/surgical history)	고혈압 약을 3년째 복용 중
약물 (Medication)	신경안정제, 혈압약
기능적인 상태 /활동수준 (Functional status/ activity level)	침상에서의 활동은 간병인의 관찰하에 스스로 수행 가능하고, 이동은 간병인의 도움으로 휠체어로 하고 있으며, AFO 착용하고 치료사의 보조하에 보행 가능함
기타 임상적인 검사들 (Other clinical test)	병리학적 소견은 관찰되지 않음

2. 시스템 재조명 System review

근육뼈대계

전체대칭 | 왼쪽 다리의 근력약화로 왼쪽으로 기울
전체ROM | 왼쪽 팔에 제한
전체근력 | 왼쪽 팔과 다리의 근력약화
신장 | 171 cm
체중 | 69 kg

신경근육계

이동 | 휠체어를 이용한 이동
의사소통 | intact
지남력 | intact
학습능력 | intact
통증 | 왼쪽 어깨 VAS 7

심혈관계

BP & BPS | 휴식 시 120/80 mmHg, 80 bps

외피계

특이사항 없음

자세

- 기립 자세에서 환자는 왼쪽으로 약간 기우는 모습이 관찰됨
- 앉은 상태에서는 특이사항이 나타나지 않음

3. 검사와 측정 Test and measures

관절가동범위 & 근육수행력

Rt.			Lt.	
PROM	MMT		MMT	PROM
WNL		Shoulder flexors 180°	T	90°
WNL		Extensors 60°	T	30°
WNL		Abductor 180°	T	80°
WNL		Adduction 180°	T	WNL
WNL		Elbow flexors 150°	P	WNL
WNL		Extensors 150°	T	WNL
WNL		Wrist flexors 80°	T	WNL
WNL		Extensors 70°	T	50
WNL		Hip extensors 30°	P+	WNL
WNL		Abducrors 45°	P	30°
WNL		Adductors 30°	P	WNL
WNL		Knee flexors 135°	T	WNL
WNL		Extensors 135°	P	WNL
WNL		Ankle dorsi flexors 20°	Z	0°
WNL		Plantar flexors 50°	Z	WNL

*WNL : within normal limit

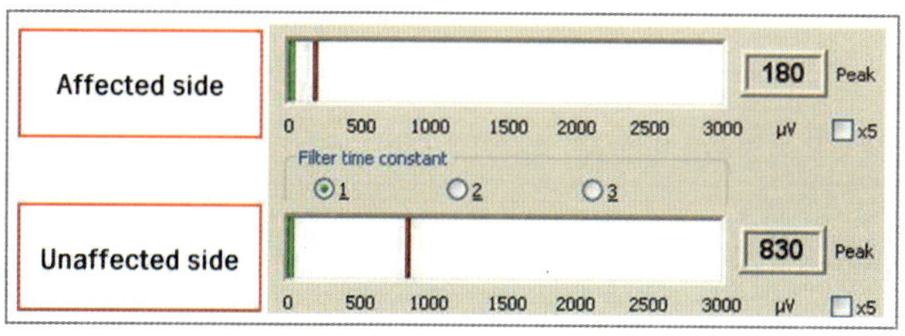

- 표면 근전도 평가에서 무릎 폄근
- 왼쪽: 180 , 오른쪽: 826

감각

표재성 감각(light touch, pressure) | intact (발바닥 쪽과 손가락 부분은 impaired)
온도감각 | 차가운 감각을 통각으로 느낌(먼쪽 넙다리 부위)
고유수용성감각 | Hand and elbow : impaired, L/E : intact (ankle만 impaired)

근 긴장도

- Modified Ashworth Scale (MAS)

상지 | G1+ (근긴장이 약간 증가된 상태로 사지의 굽힘 폄 시 ROM 중간 이하에서 약한 저항을 보인다.)
하지 | G0 (근긴장의 증가 없음.)

- **Brunnstrom stage**

  상지 | 2단계(공동운동이 발달되는데 보통 폄근 공동운동보다 굽힘근 공동운동이 먼저 나타난다.)
  하지 | 2단계(약간의 수의적 운동이 있다.)
  Hand | 1단계(이완성)

이동

- W/C → bed로의 이동에서 손을 확실히 사용해야 이동 가능함
- 대부분 간병인에 의해 W/C로 이동함

균형

- **Functional Balance Grade (FBG)**

- Sitting Balance는 Dynamic에서 normal을 받으셨으나 옆에서 지켜봐줄 사람이 필요함
- Standing Balance는 Static에서 2분 동안 지지 없이 균형유지가 가능하여 good, Dynamic에서는 과제 수행 도중에 낙상을 보이셔서 poor를 받음(고개 돌리기)

- **Berg balance scale**

- 38/56점 획득함
- 고위험군의 낙상요소를 가지고 있음

9. 바닥에 있는 물건을 집어올리기 : 구두를 집어들 수 있으나 옆에서 지켜봐 주는 것이 필요하다.	3점
10. 왼쪽과 오른쪽으로 뒤돌아보기 : 한쪽으로만 잘 돌아다보며, 체중 이동을 잘 할수 있다.	3점
11. 제자리에서 360° 회전하기 : 돌 때 도움이 필요하다.	0점
12. 일정한 높이의 발판 위에 발을 교대로 놓기 : 넘어지지 않도록 하기 위해 도움이 필요하며 과제를 수행할 수 없다.	0점
13. 한발 앞에 다른 발을 일자로 두고 서 있기 : 발을 내딛거나 서 있는 동안 균형을 잃는다.	0점
14. 한 다리로 서 있기 : 한발로 서 있을 수 없다.	0점

통증

Lt. shoulder subluxation (1-finger)으로 shoulder flexion 90 시 VAS 8의 통증을 호소함

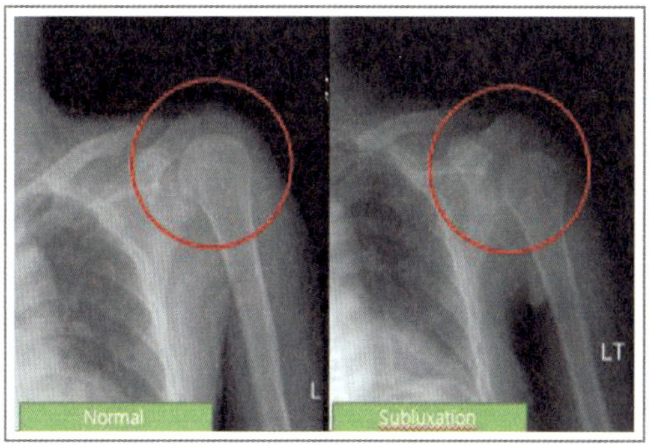

보행

- AFO를 착용하고 cane을 사용하여 치료사의 관찰하에 10 m walking 을 12 sec에 수행가능
- AFO를 착용하지 않으면 cane을 사용하여 6 step 정도 수행 가능하나 치료사의 보조가 필요
- Trunk를 extension하며 Foot drop이 나타나며 왼쪽다리의 체중지지를 하지 못하며 매우 불안함

ADL (MBI)

항목	NON.	SUB.	MOD.	MINI.	IND.
Personal hygiene	0	1	3	4	5
Self-bathing	0	1	3	4	5
Feeding	0	2	5	8	10
Toilet	0	2	5	8	10
Stair climbing	0	2	5	8	10
Dressing	0	2	5	8	10
Bowel control	0	2	5	8	10
Bladder control	0	2	5	8	10
Ambulation	0	3	8	12	15
Wheelchair	0	1	3	4	5
Chair/bed transfers	0	3	8	12	15
Total					63/100

인지기능

- 대체적으로 alert하시나 집중력과 계산에 문제가 있음. 성격이 급하심
- MMSE-K: 30점 만점에 23점 받음. 감점항목(날짜 : -3, 계산 : -3, 오각형그리기 : -1점)

심혈관계

- 치료사의 관찰하에 cane을 이용한 6 min walking 후에 140/100 mmHg, 100 bps
- 치료사의 보조하에 cane을 이용한 6 min walking 후에 130/90 mmHg, 85 bps로 큰 변화는 없음

외피계

특이사항 없음

■ 평가 Evaluation

진단 (Diagnosis)	환자는 근력, 균형, 감각 감소로 인해 보행을 스스로 수행할 수 없어, 간병인의 도움으로 휠체어로 이동을 하고 일상생활의 대부분을 간병인의 약간의 도움으로 하고 있다.
예후 (Prognosis)	환자는 사업장으로 복귀를 강력히 원하고 있고, 영향을 받은 다리의 근력증진, 균형이 증진되면 스스로 실외보행은 가능할 것 같으나 손상측의 팔을 이용한 일상생활에는 제한이 있을 것 같다.

■ 치료계획 Plan of Care

기대결과(장기목표) (Expected out comes /Long-term goals)	- 환자는 6주 이내에 독립적인 보행으로 병원로비 50 m를 5 min 안에 이동할 수 있다. - 환자는 6주 이내에 기립자세에서 5 min 동안 최대과제를 수행하고 모든 방향으로 체중지지를 할 수 있다. - 환자는 6주 이내에 Lt. shoulder Pain이 어깨관절 굽힘시 VAS 8 → 1로 감소될 수 있다.
예상목표(단기목표) (Anticipated goals /Short-term goals)	- 환자는 3주 내에 cane을 사용하여 치료실 내에서 50 m를 5 min 안에 이동할 수 있다. - 환자는 3주 이내에 기립자세에서 5 min 동안 머리나 몸통을 돌리면서 균형 유지를 할 수 있다. - 환자는 3주 이내에 Lt. shoulder Pain이 어깨관절 굽힘시 VAS 8 → 4로 감소될 수 있다.

보행훈련

1) Treadmill과 P-bar를 이용한 보행훈련

- Treadmill 훈련은 1회 20-30 min
- P-bar 훈련은 step을 교육시킨 후 점차적으로 빠른 속도로 보행훈련

2) Cane을 이용한 보행훈련

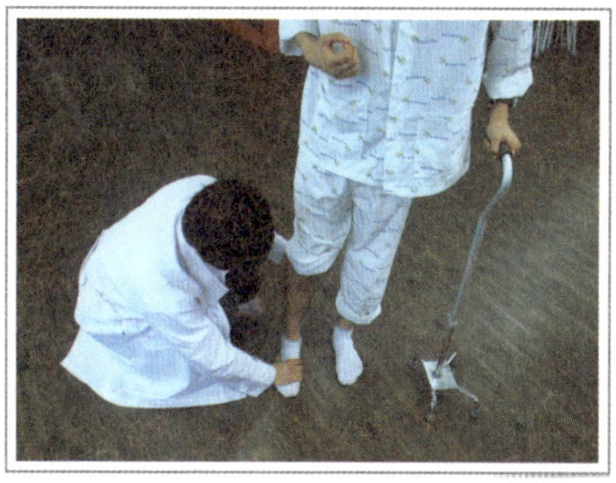

- Cane gait 순서를 가르쳐 주며 cane을 이용한 independent gait를 이끔
- Affected side에 knee joint를 flexion시켜 gait 훈련을 하여 affected side의 체중지지를 이끔
- 처음은 최소 방해된 환경에서 보행훈련 실시
- 과제 향상을 위한 환자의 집중으로 다양한 환경에서 보행훈련 실시

3) FES를 이용한 보행훈련

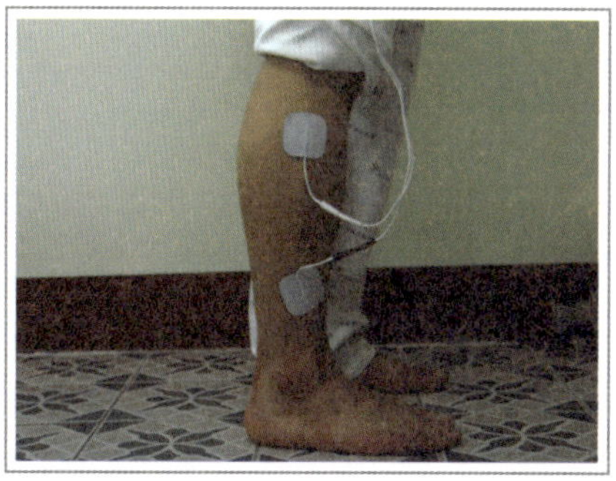

- 활동전극은 종아리뼈 머리 하방 1 cm에, 기준전극은 종아리뼈 머리 전하방 약 10 cm에 deep peroneal nerve 자극할 수 있도록 부착
- 주파수 20-30 Hz, 200 μs 사용 하며 1회 25 min 씩 하루 2회

4) 관절가동술과 스트레칭

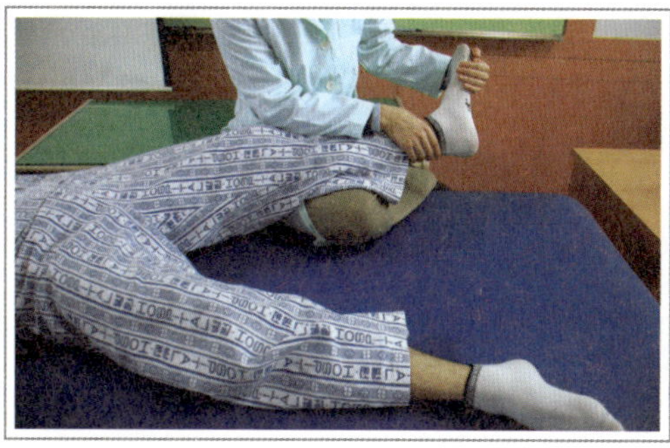

종아리근 스트레칭

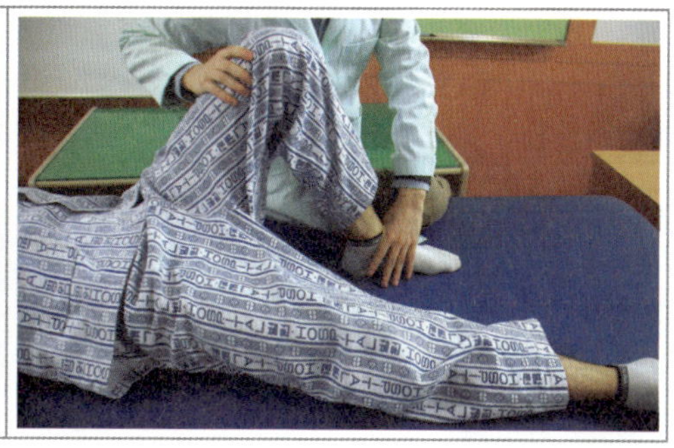

발목관절 관절가동술

기립자세에서의 균형훈련

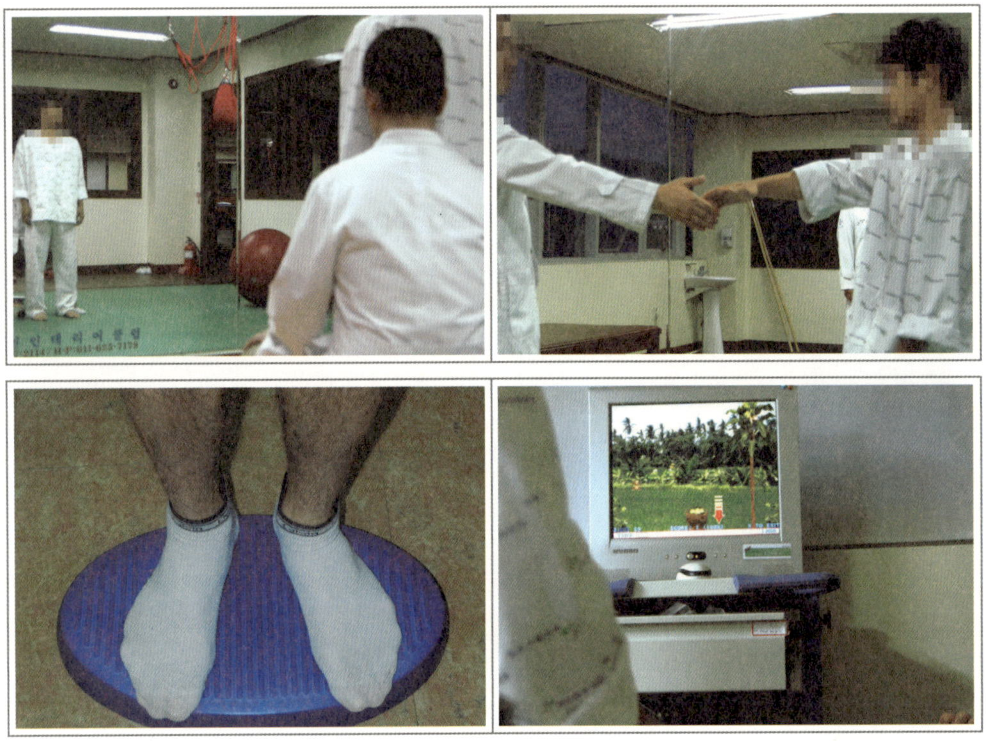

- 환자가 거울을 보면서 스스로 자세를 바르게 하도록 이끈다. 점차적으로 환측에 체중지지를 시키면서 스스로 훈련할 수 있도록 만든다.
- 기립상태에서 치료사의 도움으로 손상받은 쪽에 체중지지를 이끈다. 환자는 고개를 손상측으로 돌리며 비손상측 팔을 손상측 쪽 치료사 손에 닿게 하여 스스로 affected side에 체중지지를 하게 한다.
- 불안정한 보드를 사용하여 환자의 안정성, 동적 기립균형의 증진을 이끈다.
- 넙다리네갈래근의 근력을 증가시키기 위해 목표를 세워 두고 과제를 해결해 나가는 방법으로 접근한다.

아탈구로 인한 통증감소

1) NMES

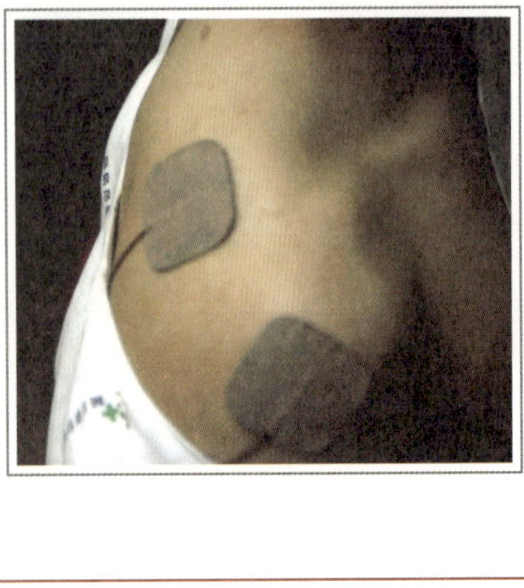

- 전기 자극은 25 Hz의 주파수, 250 μs의 펄스 폭으로 10 sec 자극, 12 sec 휴식하는 과정
- 강도는 20-45 mA
- 1회 30 min 씩 하루에 2회
- 가시위근과 뒤어깨세모근에 부착

2) 수동가동범위와 관절가동술

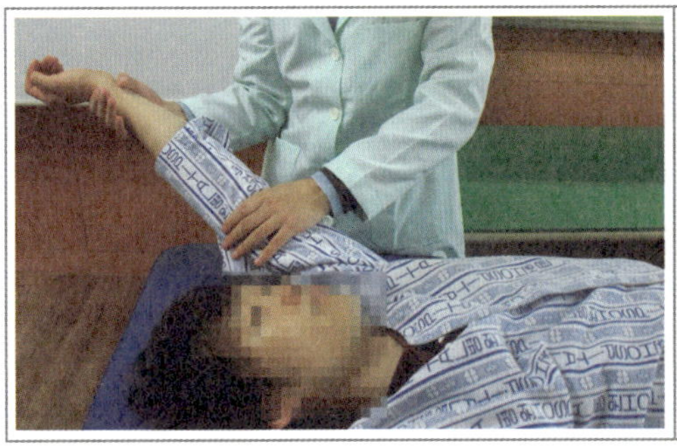

수동적 가동범위운동

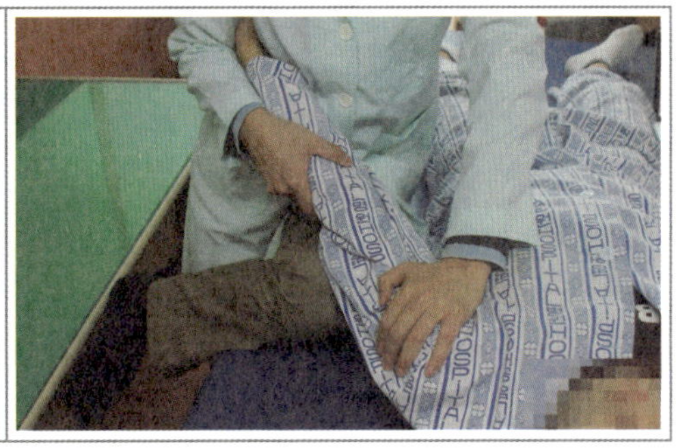

어깨관절가동술(grade 1-2)

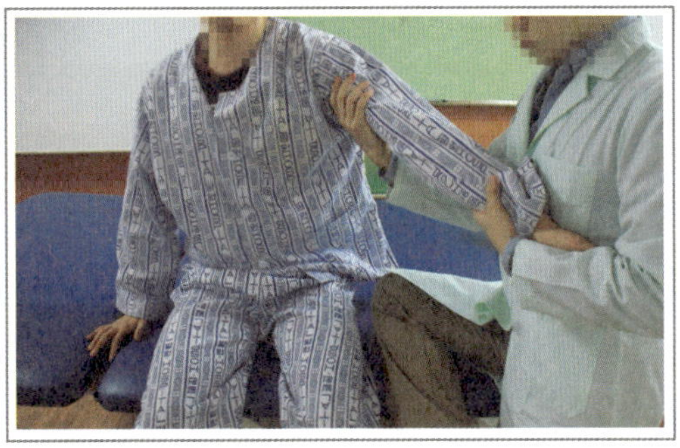

아탈구의 반대방향으로 능동운동 실시

• Home program

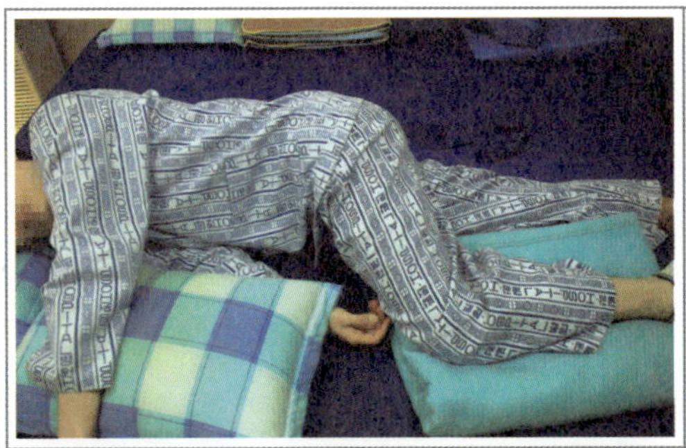

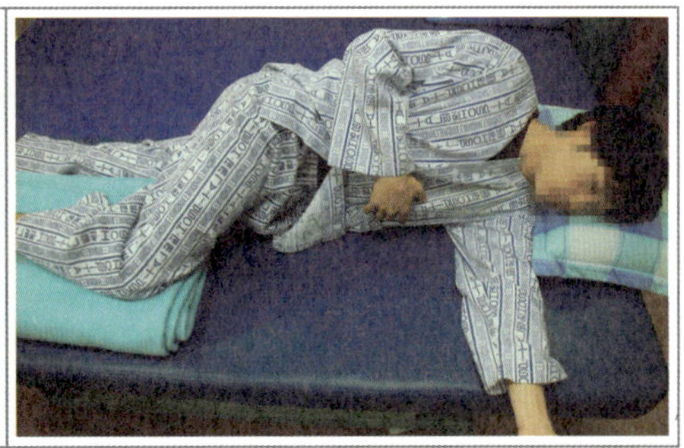

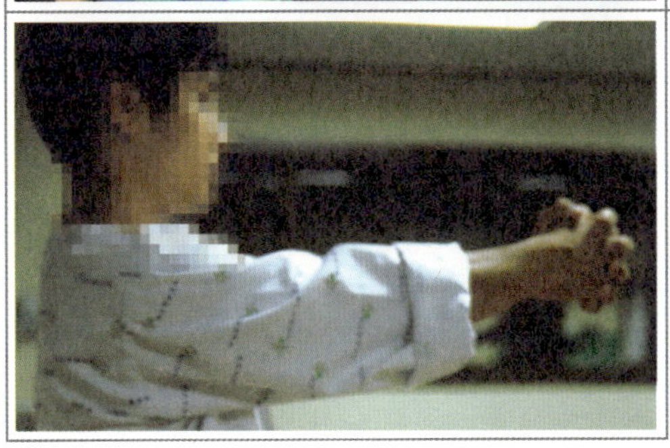

병동에서의 침상 & 휠체어에서의 프로그램

참고문헌

김성학, 박래준. 편마비환자의 과제지향 접근법. 대한물리치료학회지. 2004. 16(2). 54-62.

김순희. 신경계 및 심폐계 질환별 물리치료. 하늘뜨락, 2007.

김용권, 차정진, 김상수. 기능적 전기자극이 편마비환자의 견관절 아탈구에 미치는 효과-단일 사례연구-대한물리치료사학회지. 2001. 8(1). 857-867.

김재욱, 김수민, 박래준. 과제지향적 기능 훈련이 뇌졸중 환자의 균형에 미치는 영향. 대한물리치료학회지. 2003. 15(4). 65-81.

김종만, 김택훈. 편부전마비 환자에서의 근육약화에 대한 생리학적 고찰. 한국전문물리치료학회지. 1996. 3(2). 84-89.

김종만, 이충휘. 신경계물리치료학. 정담미디어, 2004.

김현주. 양측 상지의 수동적 관절가동범위 운동이 급성기 뇌졸중 환자의 상지기능과 일상생활동작에 미치는 효과, 가톨릭대학교 대학원. 2008.

박승규. 물리치료 임상실습서, 도서출판 아카데미아. 2010.

박승규. 편마비 환자의 시청각 피드백 훈련이 신체 균형과 하지의 근활성도 및 운동수행에 미치는 효과. 전남대학교 대학원. 2006.

안나영, 김기진. 뇌졸중 환자의 재활운동 효과. 운동학 학술지. 2008. 10(2). 45-54.

양승훈. 안정화 운동이 뇌졸중 환자의 균형 능력에 미치는 영향. 대한물리치료사학회지. 2008. 15(1). 29-38.

이성호. 편마비 환자의 체중지지 트레드밀 훈련이 균형과 보행에 미치는 효과. 용인대학교 재활보건과학대학원. 2005.

정대근. 아급성기 뇌졸중 환자의 체중지지 트레드밀 보행 훈련이 보행과 균형에 미치는 영향. 대구대학교 재활과학대학원. 2007.

Darcy U. Commie C. Neurorehabilitation for the Physical Therapist Assistant. Slack. 2006.

Scott G, Spernoga, Timothy L. Duration of Maintained Hamstring flexibility After a One-Time, Modified Hold-Relax Stretching Protocol.J Athl Train. 2001. 36(1). 44-48.

Tiebin Y and Hui-Chan. Functional Electrical Stimulation Improves Motor Recovery of the Lower Extremity and Walking Ability of Subjects With First Acute Stroke. Stroke. 2005. 36. 80-85.

처음노트 Initial Note

실 습 병 원 :	실(팀)장님 :
담당치료사 :	작 성 자 :

Name		Age		Sex	
Onset			Eval		
Occupation			DX		

■ 검진 Examination

1. 병력 History

인적사항 (Demogr aphics)	
현재상태/ 주호소 (Current condition/ Chief complaints)	
환자의 목표 (pt. goal)	
예전 기능수준 (Prior level of function)	
환자의 사회력 (Social Hx.)	
학교(고용/일) (School [Substituting for employment/work])	
생활환경 (Living enviroment)	
일반적인 건강상태 (General health ststus)	

사회적인 습관과 건강관련 습관 (Social/Health habit)	
가족력 (Family Hx)	
성장 (Development)	
의료/수술적 병력에 대한 정보 (Medical/Surgical Hx)	
기능적인 상태 /활동수준 (Functional status/ activity level)	
약물 (Medication)	
다른 임상 검사들 (Other clinical test)	

2. 시스템 재조명 System review

심혈관계/폐기관 Cardiovascular/Pulmonary system

피부계 Integumentary system

근육뼈대계 Musculoskeletel system

신경근육계 neuromuscular system

의사소통 형태와 능력 Communication

감정 Affect

인지 Cognition

학습장벽 Learning barriers

학습스타일 Learning style

교육에 대한 욕구 education needs

3. 검사와 측정 Test and measures

■ 평가 Evaluation

진단 (Diagnosis)	
예후 (Prognosis)	

■ 치료계획 Plan of Care

기대결과(장기목표) (Expected out comes /Long-term goals)	
예상목표(단기목표) (Anticipated goals /Short-term goals)	
중재 (Intervention)	
참고문헌 (Reference)	

뇌혈관사고 Cerebral Vascular Accident 사례관련 진단 · 평가 및 중재문항

70세의 남성이 물리치료실에 내원하였다. 오른쪽 중대뇌동맥MCA 경색 infarction 으로 인하여 왼쪽 반마비 진단을 받았으며 팔다리 근력약화와 감각손상 및 앉은자세 균형능력의 손상을 보이고 일상생활활동에서 중등도 moderate 도움을 요구하는 상태이다.

진단 · 평가

1. 환자의 균형능력을 검사하기 위한 도구로 옳은 것은?
   ① 기능적 팔뻗기 검사
   ② 글라스고우 결과 척도
   ③ 바텔 지수
   ④ 박스 & 블럭 테스트
   ⑤ 6분 걷기 검사

2. 환자의 감각검사 중 깊은감각 deep sensory 으로 옳은 것은?
   ① 가벼운 촉각 light touch 을 신체부위에 제공하여 감각을 검사한다.
   ② 3개의 각각 다른 동전을 눈을 감고 잡아서 stereognosis 알아 맞히게 한다.
   ③ 통증 pain 자극을 신체부위에 제공하여 감각을 검사한다.
   ④ 진동 vibration 자극을 신체부위에 제공하여 감각을 검사한다.
   ⑤ 따뜻한 hot 자극을 신체부위에 제공하여 감각을 검사한다.

정답 1. ① 2. ④

중재

1. 치료사는 PNF의 기법을 이용하여 앉은자세 균형을 향상시키고자 한다. 옆으로 누운자세 side-lying 에서 작용근과 대항근의 교차성 형태의 등척성 수축을 통해 몸통의 안정성을 증진시키기 위한 목적으로 사용할 수 있는 기법으로 옳은 것은?
   ① 율동적 개시 Rhythmic initiation
   ② 수축이완 Contract relax
   ③ 유지이완 Hold relax
   ④ 율동적 안정화 Rhythmic stabilization
   ⑤ 동적반적 Dynamic reverse

2. 침상에서 바지입기를 위한 근육의 조절능력을 증진시킬 수 있는 동작으로 등근육과 엉덩관절 폄근을 강화할 수 있는 운동으로 옳은 것은?
   ① 윗몸일으키기 sit-up
   ② 무릎가슴닿기 knee to chest
   ③ 골반경사운동 pelvic tilt exercise
   ④ 교각운동 bridging exercise
   ⑤ 뻗은다리올림 SLR

정답 1. ③ 2. ④

Multiple Sclerosis

실 습 병 원:	실(팀)장님:
담당치료사:	작 성 자:

Name	변OO	Age	40	Sex	F
Onset	00.12	Eval	00.01.28		

■ 검진 Examination

1. 병력 History

진단명 (Diagnosis)	Multiple sclerosis - 00년 LBP로 한의원에 다니던 중 일주일 동안 소변이 나오지 않아 OO의료원에 내원하여 Myelitis 진단 후 Paraplegia까지 진행됨 - 00년 허리를 조이는 통증과 양다리의 감각이상, 저린감, 작열감으로 OO의료원에서 재입원하여 MS진단 - 00년 걷기가 힘들어지고 허리가 아프며, 변비증상이 시작되어 OO병원에 외래로 지속적인 치료를 받음 - 00년 1월 Upper back pain과 L/E weakness로 일어날 수 없게 되고 감각이상으로 14일 본원에 입원하여 현재 재활치료 중임
주호소 (Chief complaints)	혼자서 걷고 싶어 함
치료 의욕 (Motivation)	아주 좋음
생활 환경 (Living environment)	무직으로 현재 가족들과 함께 아파트 3층에서 거주 중임
가족 건강력 (Family health history)	당뇨
내/외과적 병력 (Medical/surgical history)	당뇨
약물 (Medication)	진통제 계통의 약, 인터페론계, 글라티라머 아세테이드계의 약, 레파글리나이드제 약(당조절)

기능적인 상태 /활동수준 (Functional status/ activity level)	휠체어로 이동하며 보호자나 간병인에 의해서 일상생활을 하고 있음
기타 임상적인 검사들 (Other clinical test)	특이사항 없음

2. 시스템 재조명 System review

근육뼈대계

전체대칭 | 특이사항 없음(보조기를 착용하고 양측에 지팡이를 사용해서 기립상태 유지).
전체ROM | 제한부위 없음
전체근력 | 양측 다리의 근력약화
신장 | 163 cm
체중 | 51 kg

신경근육계

이동 | 보호자의 도움으로 이동
감각 | impaired
균형 | impaired
반사 | impaired
의사소통 | intact
지남력 | intact
학습능력 | intact
통증 | 양측 어깨부위 통증

심혈관계

BP & BPS | 휴식 시 120/80 mmHg, 80 bps

외피계

특이사항 없음

3. 검사와 측정 Test and measures

자세 | 앉은 자세에서의 특이사항은 관찰되지 않음

관절가동범위 & 근육수행력

- WNL(within normal limit)
- MMT

Joint	Rt.	Lt.
U/E	WFL	
Hip flexion	F	F+
Extension	F	F+
Abduction	F-	F
Adduction	P+	F+
Knee flexion	P+	P+
Extension	G	G
Ankle dorsi flexion	T	P-
Plantar flexion	G	G

*WFL : within functional limit

근긴장도

- Modified Ashworth Scale (MAS)

Upper extremity | G0, G0

Lower extremity | G1, G1

반사 & 심부건 반사

Deep tendon reflex	Biceps jerk	++/++
	Triceps jerk	++/++
	Knee jerk	+++/+++
	Ankle jerk	+++/+++
Pathology Reflex	Hoffman (-/-)	
	Babinski (-/-)	
	Ankle clonus (-/-)	

감각

	Rt.	Lt.
Ligth touch	T10 ↓ impaired	T10 ↓ impaired
Pinprick	T6 ↓ impaired	T3 ↓ impaired

통증

VAS	VAS 4
Area	Upper trapezius Muscle
Qulaity	욱씬거림
When	항상

균형

- Berg's balance test

9. 바닥에 있는 물건 집어올리기: 구두를 집으려고 시도해도 할 수 없으며 넘어지지 않게 하려면 도움이 필요하다.	0
11. 제자리에서 360° 회전하기: 돌 때 도움이 필요하다.	0
12. 일정한 높이의 발판 위에 발을 교대로 놓기: 넘어지지 않도록 하기 위해 도움이 필요하며 과제를 수행할 수 없다.	0
14. 한다리로 서 있기: 한발로 서 있을 수 없다.	0
	Total 13/56점

이동

Bed mobility	Side rolling	Supervision
	Come to sit	Supervision
	Sit to standing	Minimal assist
Transfer activities	Ankle clonus (-/-)	Moderate assistance required

보행

PLS를 착용하고 P-bar에서 치료사의 골반보조하여 보행 가능함

Hauser Ambulatory Index	7. 양측 지지가 요구되고 10 m 를 20 sec 보다 큰 시간에 걷는다. 때에 따라 휠체어를 사용할 수 있다.
Expanded Disability Status Scale (EDSS) 6.5	휴식 없이 20 m를 걷기 위해 지속적인 도움 필요. 최소 두 개의 기능계가 3점 이상을 기록하는 경우

심혈관계

1 min standing 후 140/100 mmHg, 120 bps

ADL (MBI)

Eating	7
Washing	3
Dressing	3
Toileting	2
Bathing	2

1. Total assist 2. Maximal assist 3. Moderate assist 4. Minimal assist 5. Supervisor 6. Modified independent 7. Independent

■ 평가 Evaluation

진단 (Diagnosis)	환자는 다리근육약화와 기립상태에서의 균형감소와 지구력감소로 인해 일상생활을 보호자의 중간 정도의 도움으로 하고 있음. 기립상태를 유지하기 위하여 과도한 팔근육의 사용으로 인해 양측 어깨 근육의 통증도 호소하고 있다.
예후 (Prognosis)	환자는 다리근육, 균형증진, 지구력증진을 통하여 최소한의 도움으로 일상생활을 수행할 수 있다. 그리고 몸통근육의 지구력 검사가 추가적으로 시행되어야 할 것으로 생각된다.

■ 치료계획 Plan of Care

기대결과(장기목표) (Expected out comes /Long-term goals)	1. 환자는 8주 이내에 침상에서 일어나 휠체어까지 3 m를 cane을 사용하여 10 sec 이내에 이동할 수 있다. - 환자는 8주 안에 앉은 자세에서 hip joint muscle 근력 F → G, knee flexor 근력 P+ → G로, dorsi flexor 근력 T → F grade로 향상할 수 있다. - 환자는 8주 안에 치료사의 감독하에 BBS 점수를 13점에서 24점으로 향상할 수 있다(BBS 9번, 11번, 12번을 0점 → 3점, 14번을 0점 → 2점). - 환자는 8주 안에 평지에서 2개의 Q-cane을 이용하여 100 m를 쉬지 않고 4 min 안에 걸을 수 있다(EDSS를 6.5 → 6.0단계). 2. 환자는 8주 안에 양측 어깨 통증이 VAS 4 → VAS 0으로 감소할 수 있다.
예상목표(단기목표) (Anticipated goals /Short-term goals)	1. 환자는 4주 이내에 침상에서 일어나 휠체어까지 10 sec 이내에 이동할 수 있다. - 환자는 4주 안에 앉은 자세에서 hip joint muscle 근력을 F → F+, knee flexor 근력을 P+ → F로, dorsi flexor 근력을 T → P grade로 향상할 수 있다. - 환자는 4주 안에 치료사의 감독하에 BBS 점수를 13점에서 24점으로 향상할 수 있다(BBS 9번, 11번, 12번을 0점 → 1점, 14번을 0점 → 1점). - 환자는 4주 안에 평지에서 2개의 Q-cane을 이용하여 20 m를 쉬지 않고 70 sec 안에 걸을 수 있다. 2. 환자는 4주 안에 양측 어깨 통증이 VAS 4 → VAS 3으로 감소할 수 있다.

중재
(Intervention)

근력증진운동

• 다리근력강화운동

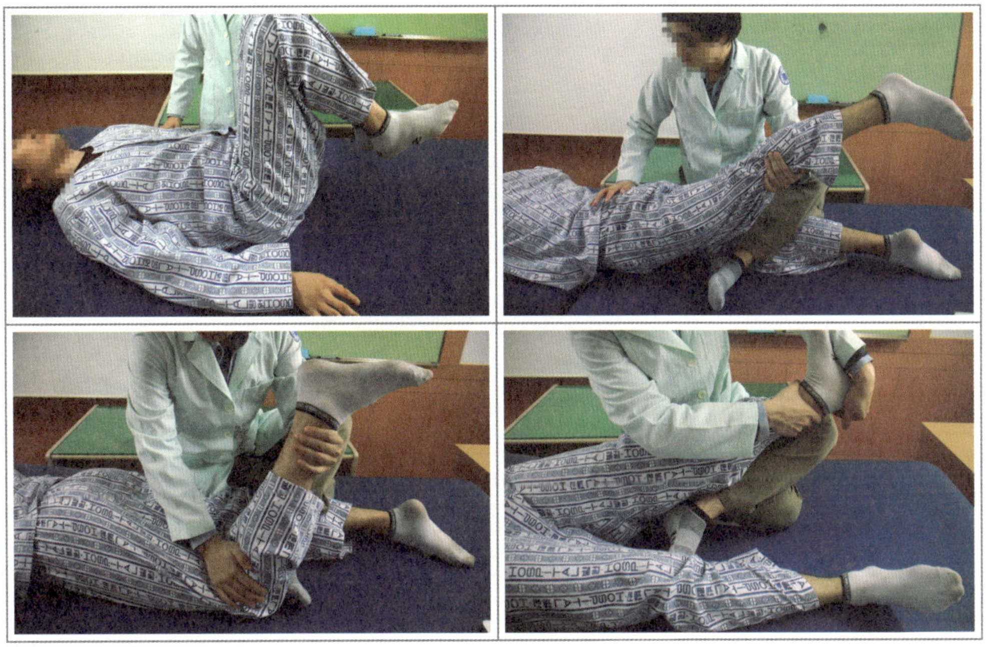

수동저항을 이용한 다리 근력강화
- 주 5회/15 min

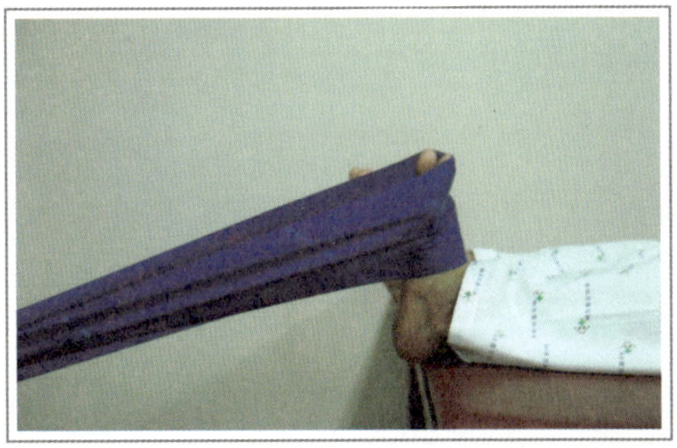

탄력밴드를 이용한 저항운동
- 주 5회 환자가 피로하지 않은 범위 내에서 시행

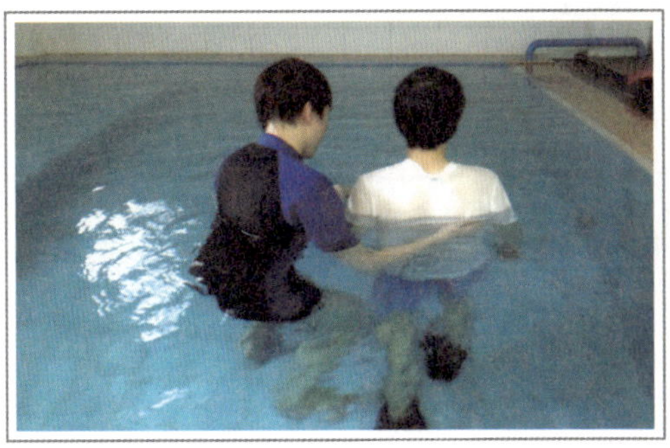

수중치료를 이용한 하지 저항운동
- 가슴높이의 물에서 시행/온도 34℃
- 주 3회, 1일 20 min

중재
(Intervention)

균형훈련

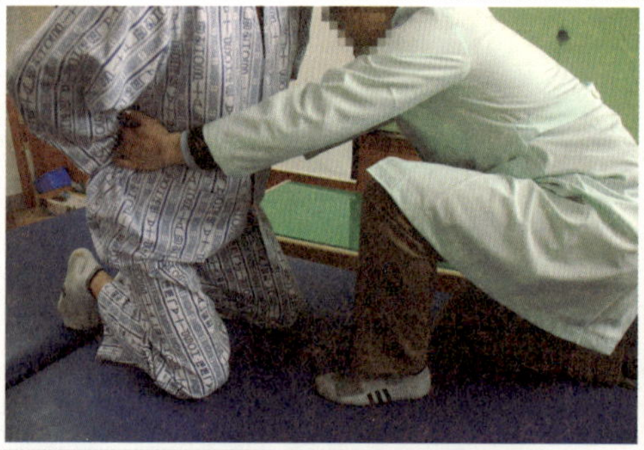
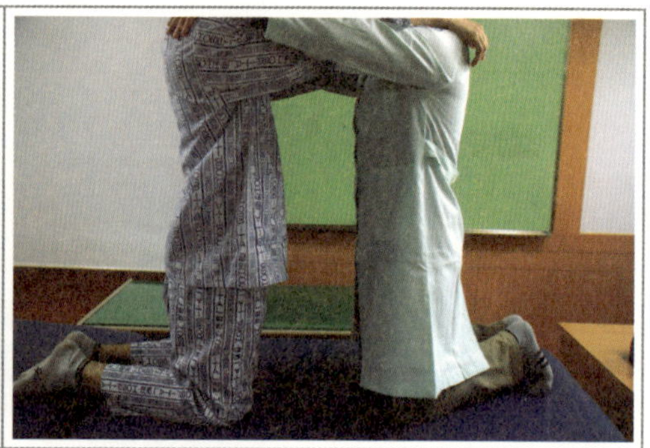
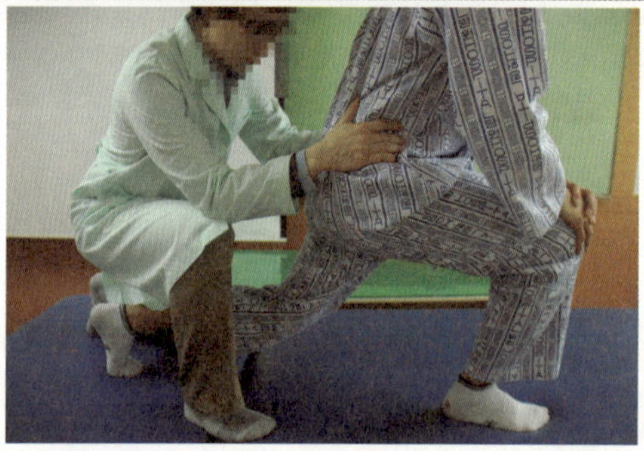

Balance training kneeling
- PNF (Slow Reversal) : 체중을 좌/우/대각선/대각선 후 회전으로 이동시키고 치료사는 반대 방향으로 저항을 주는 동작과 옆으로 앉기 동작
- 치료사의 손뼉을 치며 좌우로 체중 이동
- 치료사의 도움으로 무릎으로 걷기
- 주 5회, 20분

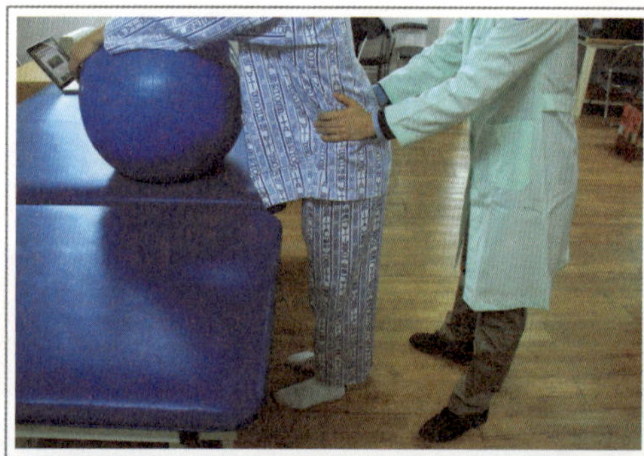
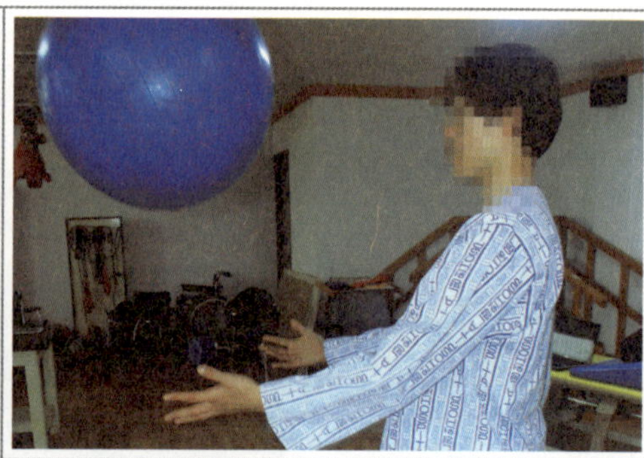
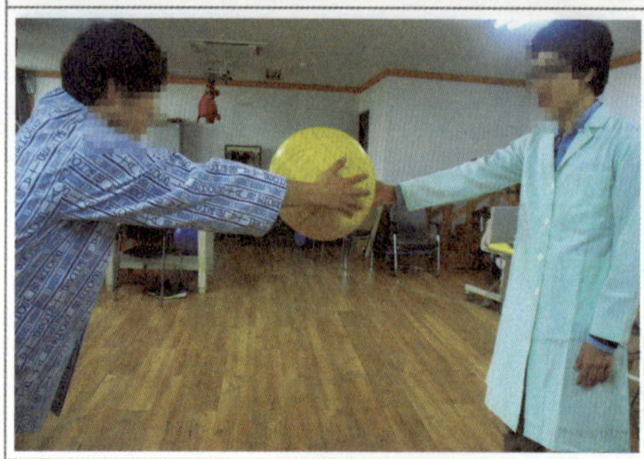

Balance training standing or sitting
- 공을 이용한 체중훈련
- 다양한 각도와 방향으로 공 주고받기
- 주 5회, 하루 20분

중재
(Intervention)

근지구력 훈련

- 피로를 느끼지 않는 범위 내에서 환자의 상태에 따라 1일 1회, 시간을 10 min → 20 min → 30 min 씩 늘려 시행한다.

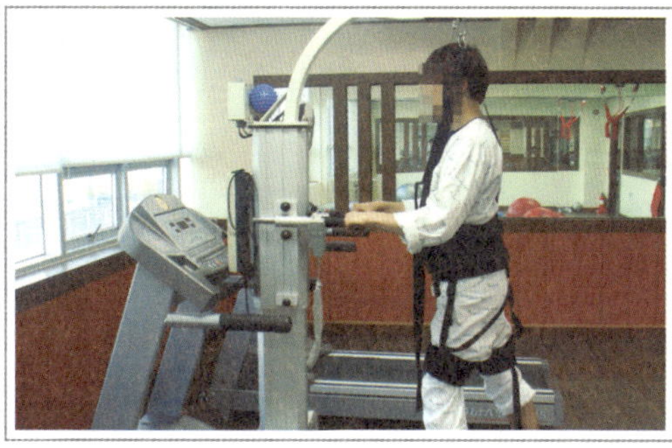

Treadmill
- 체중지지를 점점 감소하며 시행
- 90 → 80 → 70 → 60
- 주 5회, 하루 10 min

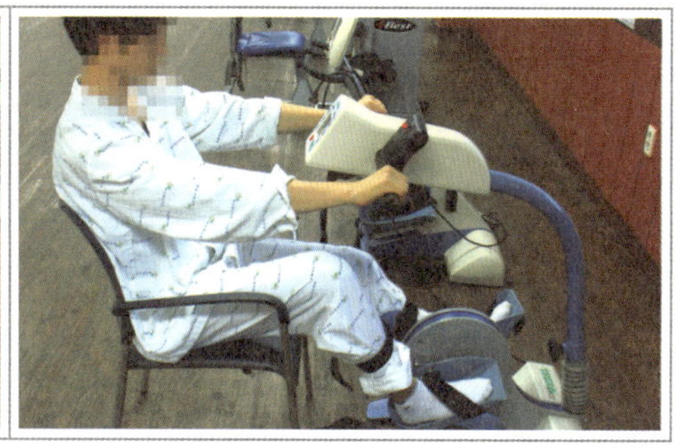

Restorator
- Passive → active로 진행

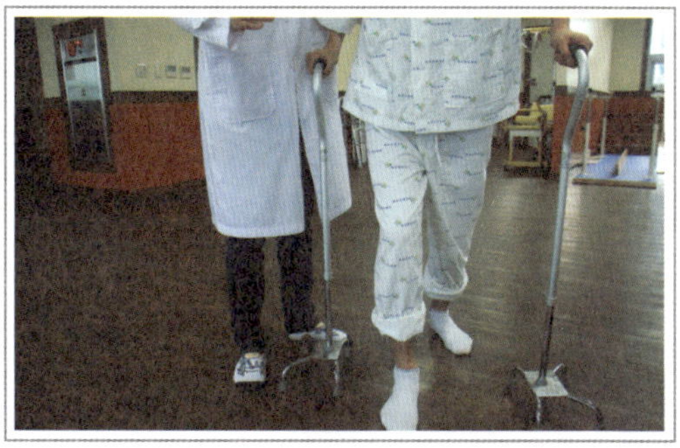

- 2개의 Q-cane을 이용한 gait training

통증조절

• Shoulder pain control (MET-stretching & modality)

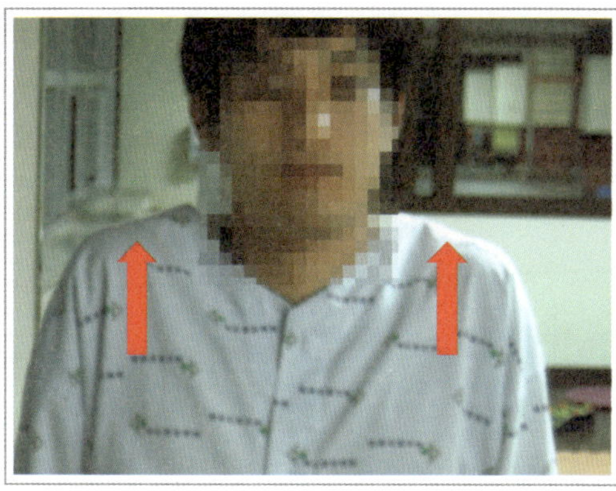

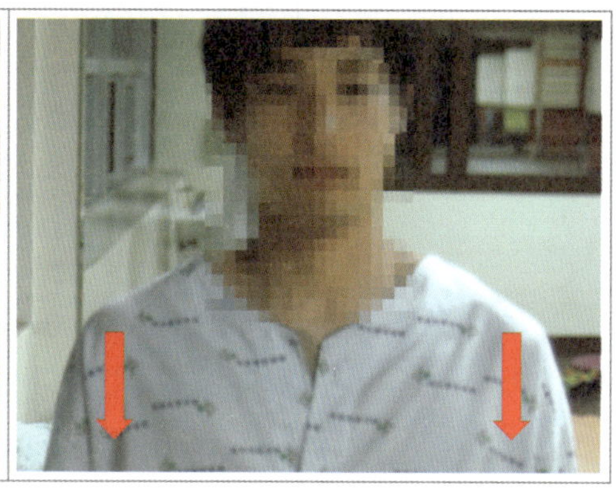

- 어깨를 으쓱하는 동작(통증을 느끼지 않는 범위에서 10 sec 동안 수축) 후 이완

중재
(Intervention)

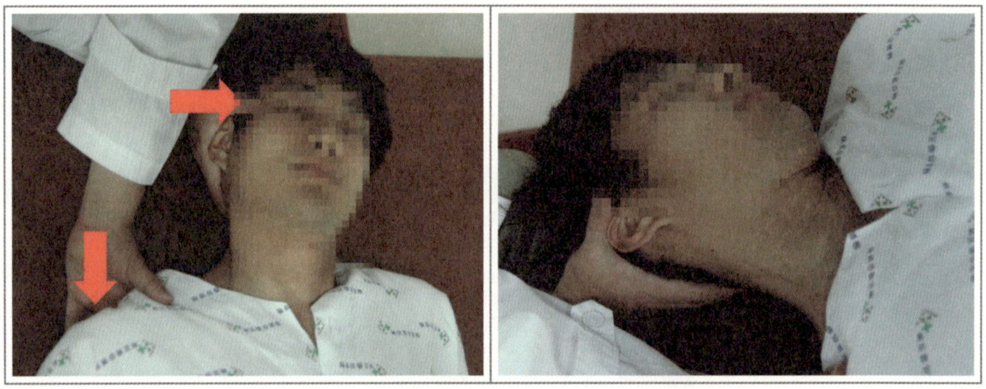

치료사의 저항을 이용하여 신장

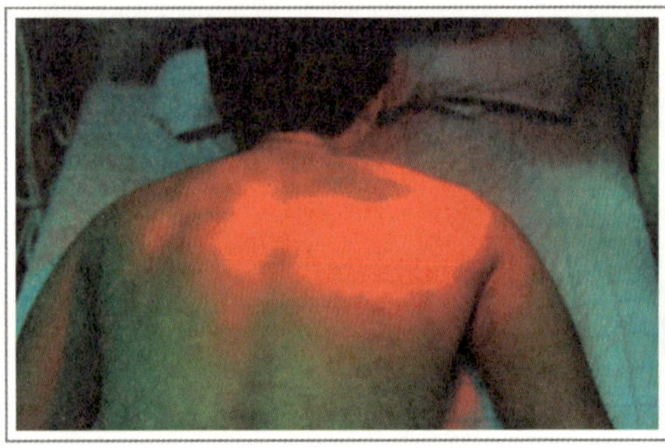

IR 20 min

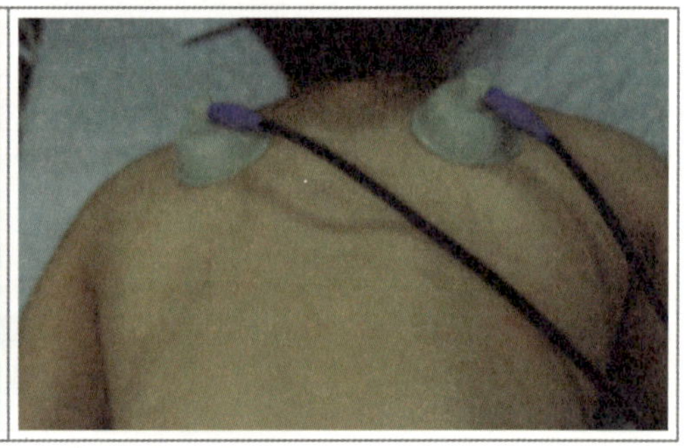

ICT 15 min/ 2,500 Hz

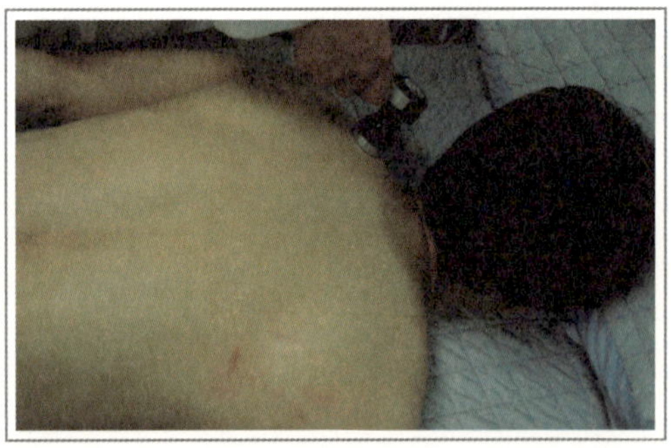

U/S 10 min/Continue type

참고문헌

김경 외. 광선치료학. 현문사.

김상엽. 트레드밀 보행훈련이 만성편마비 환자의 보행 속도와 보행 지구력에 미치는 영향. 대한물리치료학회지. 2004. 16(2). 44-53.

김종대. 탄성저항의 원리와 치료적 적용. 대한미디어.

김종만, 이충휘 외. 신경계 물리치료학. 정담미디어.

민경옥. 전기치료학. 개정판, 현문사.

민경옥 외. 신경계 운동치료학. 하늘뜨락.

이현주, 이충휘, 유은영. 노인에서의 Berg 균형 척도, 보행 변수, 그리고 넘어짐과의 관계. 한국전문물리치료학회지. 2002. 9(3). 47-65.

조윤미. 수중치료가 뇌졸중 환자에서 균형기능에 미치는 영향. 전남대학교 대학원. 2007.

Anais Rampello. Effect of Aerobic Training on Walking Capacity and Maximal Exercise Tolerance in Patients With Multiple Sclerosis: A Randomized Crossover Controlled Study. Physical Therapy. 2007. 87. 545-555.

Colleen Peterson. Exercise in 94°F water for a Patient with multiple sclerosis. Physical therapy. 2001. 81.

Geert Verheyden. Correlations Among the Berg Balance Scale, Gait parameters and Falling in the Elderly. Physical Therapy. 2006. 86. 66-76.

Julie Mount and Stan Dacko. Effects of dorsi flexor endurance exercises on foot drop secondary to multiple sclerosis: A pilot study. Thomas Jefferson University. 2006.

Kisner Colby. 운동치료 총론 개정 4판. 영문출판사. 2005.

Leon Chaitow. Muscle Energy Techniques 2판. 대학서림. 2001.

O' Sullivan. 질환별 기능훈련; 임상 매뉴얼. 영문출판사. 2007.

O' Sullivan and Thomas J. Schmitz. 질환별 물리치료 개정 4판. 영문출판사. 2007.

처음노트 Initial Note

실 습 병 원 :	실(팀)장님 :
담당치료사 :	작 성 자 :

Name		Age		Sex	
Onset		Eval			
Occupation		DX			

■ 검진 Examination

1. 병력 History

인적사항 (Demogr aphics)	
현재상태/ 주호소 (Current condition/ Chief complaints)	
환자의 목표 (pt. goal)	
예전 기능수준 (Prior level of function)	
환자의 사회력 (Social Hx.)	
학교(고용/일) (School [Substituting for employment/work])	
생활환경 (Living enviroment)	
일반적인 건강상태 (General health ststus)	

사회적인 습관과 건강관련 습관 (Social/Health habit)	
가족력 (Family Hx)	
성장 (Development)	
의료/수술적 병력에 대한 정보 (Medical/Surgical Hx)	
기능적인 상태 /활동수준 (Functional status/ activity level)	
약물 (Medication)	
다른 임상 검사들 (Other clinical test)	

2. 시스템 재조명 System review

심혈관계/폐기관 Cardiovascular/Pulmonary system

피부계 Integumentary system

근육뼈대계 Musculoskeletel system

신경근육계 neuromuscular system

의사소통 형태와 능력 Communication

감정 Affect

인지 Cognition

학습장벽 Learning barriers

학습스타일 Learning style

교육에 대한 욕구 education needs

3. 검사와 측정 Test and measures

■ 평가 Evaluation

진단 (Diagnosis)	
예후 (Prognosis)	

■ 치료계획 Plan of Care

기대결과(장기목표) (Expected out comes /Long-term goals)	
예상목표(단기목표) (Anticipated goals /Short-term goals)	
중재 (Intervention)	
참고문헌 (Reference)	

다발성 경화증 Multiple sclerosis 사례관련 진단 · 평가 및 중재문항

다발성 경화증 진단을 받은 40세의 여성이 물리치료실에 내원하였다. 시스템 재조명 System Review 에서 근육뼈대계: 전체 ROM-제한부위 없음, 전체근력-양측 팔다리 근력약화와 신경근육계: 이동-보호자의 도움으로 이동, 감각-손상, 균형-손상, 통증-어깨부위, 반사-손상을 보였다.

진단 · 평가

1. 다음 중 다발성 경화증의 증상으로 옳은 것은?
   ① 말초신경계의 말이집이 탈락하는 질환이다.
   ② 휴식 시 떨림 resting tremor 을 보인다.
   ③ 피로를 빠르게 느끼며 조화운동불능 ataxia 을 보인다.
   ④ 시각적인 문제는 보이지 않는다.
   ⑤ 깊은힘줄반사는 감소된다.

2. 검사와 측정 Test and Measures 에서 수행해야 할 검사로 옳게 짝지어진 것은?
   ① 근력 - 수정된 Ashowrth 척도
   ② 통증 - VAS
   ③ 관절가동범위 - 관절가동범위 검사
   ④ 반사 - MMT
   ⑤ 감각 - DTR

정답 1.③ 2.②

중재

1. 조화운동불능과 버그균형척도에서 35/56점으로 협응과 균형능력에 손상을 보였다. 다음 중 협응과 균형능력을 향상시킬 수 있는 중재방법으로 옳은 것은?
   ① Frenkel's exercise
   ② Buerger's exercise
   ③ Codman's exercise
   ④ Delorme's exercise
   ⑤ William's exercise

2. 위운동신경손상으로 걷기 시 발끌림을 개선하기 위한 중재방법으로 바르게 짝지어진 것은 ?
   ① 신경근전기자극 : 앞정강근 - 종아리신경
   ② 고전압맥동전류 : 앞정강근 - 정강신경
   ③ 미세전류치료 : 앞정강근 - 정강신경
   ④ 기능적전기자극 : 앞정강근 - 종아리신경
   ⑤ 전기근육자극 : 앞정강근 - 종아리신경

정답 1.① 2.④

Parkinson's Disease

실 습 병 원 :	실(팀)장님 :
담당치료사 :	작 성 자 :

Name	박OO	Age	72	Sex	M
Onset	00.04	Eval	00.02.15		

■ 검진 Examination

1. 병력 History

진단명 (Diagnosis)	Parkinson's disease - 4년 전에 파킨슨 진단을 받고 약을 복용하던 중 최근 한 달 사이에 스스로 움직이기가 불편하여 외래로 물리치료를 받던 환자로 본격적인 재활치료를 위해 2주 전에 입원함
주호소 (Chief complaints)	걷기를 많이 불편해 함
생활 환경 (Living environment)	현재 단독주택에 부인과 함께 거주하며 집으로 들어갈 때 계단이 3-4개 있음
사회적 건강상태 (Social health status)	주로 집에서 시간을 보내며 최근 4개월 전까지는 노인회에서 주최하는 게이트볼 대회에도 참가하는 등 활동적인 노년 생활을 하고 있음
일반적 건강상태 (General health status)	당뇨로 20여 년 전부터 약물 복용 중임
가족 건강력 (Family health history)	당뇨
내/외과적 병력 (Medical/surgical history)	당뇨약을 복용 중이며 type NIDDM으로 조절됨
약물 (Medication)	dopa (Tid.), alaxyl (Bid.)
기능적인 상태 /활동수준 (Functional status/ activity level)	집안에서의 활동은 스스로 수행 가능하나 옥외 보행 시에는 누군가의 관찰이 필요하며 100 m 이상 수행 시 1회의 휴식이 필요한 상태임

기타 임상적인 검사들 (Other clinical test)	병리학적 소견은 관찰되지 않음

2. 시스템 재조명 System review

근육뼈대

전체대칭 | 약간의 척추뒤굽음 kyphosis 이 관찰됨
전체ROM | 특이사항 없음
전체근력 | 양측 다리의 근력의 소실
신장 | 173 cm
체중 | 71 kg
우세손 | 오른쪽 손

신경근육계

이동 | 실내보행 가능
감각 | intact
균형 | 동적 균형능력 소실
반사 |intact
의사소통 | intact
지남력 | intact
학습능력 | intact
통증 | 왼쪽 어깨 VAS 7

심혈관계

BP & BPS | 휴식 시 120/80 mmHg, 60 bps

외피계

특이사항 없음

3. 검사와 측정 Test and measures

자세

머리가 앞쪽으로 돌출되어 있으며, 척추뒤굽음 kyphosis 이 증가되어 있으나, 무릎과 엉덩관절의 굽힘이 동반되어 있지는 않음

관절가동범위 & 근육수행력

- Trunk rotation test에서 Rt. 10/18, Lt. 10/18
- Sit to standing을 4회 이상 수행할 수 없으며 1분에 14회 수행 가능함

Rt.			Lt.	
PROM	MMT		MMT	PROM
WNL	F+	Shoulder flexors 180°	F+	WNL
WNL	F+	Extensors 60°	F+	WNL
WNL	F+	Abductor 180°	F+	WNL
WNL	F+	Adduction 180°	F+	WNL
WNL	F+	Elbow flexors 150°	F+	WNL
WNL	F+	Extensors 150°	F+	WNL
WNL	F+	Wrist flexors 80°	F+	WNL
WNL	F+	Extensors 70°	F+	WNL
WNL	F-	Hip extensors 30°	F-	WNL
WNL	F-	Abducrors 45°	F-	WNL
WNL	F-	Adductors 30°	F-	WNL
WNL	F-	Knee flexors 135	F-	WNL
WNL	F-	Extensors 135°	F-	WNL
WNL	F	Ankle dorsi flexors 20°	F	WNL
WNL	F	Plantar flexors 50°	F	WNL

*WNL : within normal limit

감각

Superficial (touch, pressure) | intact

Temperature sensation | intact

Proprioception | intact

근긴장도

- **Modified Ashworth Scale (MAS)**

U/E | G0 (근긴장의 증가 없음)

L/E | G0 (근긴장의 증가 없음)

이동

W/C → mat | 확실히 손을 사용해야 독립적으로 수행 가능함

Floor → W/C | 확실히 손을 사용해야 독립적으로 수행 가능함

Ambulation | 실내 보행은 스스로 수행 가능하나 옥외 보행에서는 보호자의 관찰이 필요함

균형

- Functional Balance Grade (FBG)
  - Sitting Balance는 dynamic, static에서 Normal grade (안정된 균형유지가 가능하며, 최대 과제를 수행하고 모든 방향으로 체중지지가 가능함)
  - Standing balance에서는 static에서는 Good grade (지지 없이 균형 유지가 가능함), dynamic에서는 Poor grade (과제를 수용하거나 움직이는 동안 균형소실)

- Berg balance scale
  - 34/56점 획득함
  - 고위험군의 낙상요소를 가지고 있음

4. 선 자세에서 앉기 : 혼자 앉기는 하지만 털썩 주저앉는다.	1점
7. 두발을 붙이고 잡지 않고 서 있기 : 혼자서 두발을 붙이고 설 수 있으나 30 sec 동안 유지할 수는 없다.	2점
12. 일정한 높이의 발판 위에 발을 교대로 놓기 : 약간의 도움으로 완전하게 발을 2회 이상 발판에 올려 놓을 수 있다.	1점
13. 한발 앞에 다른 발을 일자로 두고 서 있기 : 발을 내딛거나 서 있는 동안 균형을 잃는다.	0점
14. 한다리로 서 있기 : 한발로 서 있을 수 없다.	0점

- Balance Pad (Airex balance pad)
  - Open eye : 24 sec
  - Close eye : 3 sec

통증

밤에 손발의 저림으로 VAS 3-4

보행

10 m walking : 15 sec

Timed up and go test : 26. 26 sec

- 보행 동안에 얼굴의 표정이 없고 목은 앞으로 나오며, 발을 끄는 듯한 보행양상을 보이고, 팔다리의 운동성 부족의 양상(arm swing, hip and knee)이 관찰되고, turn around에는 상당한 어려움이 관찰됨

ADL (Unified Parkinson's Disease Rating Scale; UPDRS): 11/52

말하기 | 0
침흘림 | 1 심하지는 않으나 입에 침이 확실히 많이 고여 있고 밤에도 침을 흘리기도 하는 경우
삼키기 | 1 아주 가끔 사레가 들리는 경우
글쓰기 | 1 속도가 약간 느리거나 글씨를 작게 쓰는 경우
수저 들기 | 1 약간 느리고 어색하지만 도움을 필요로 하지는 않는 경우
옷입기 | 1 약간 느리지만 혼자 입을 수 있는 경우
개인위생 | 1 약간 느리지만 도움을 필요로 하지 않는 경우
잠자리에 들기 | 1 약간 느리지만 도움을 필요로 하지 않는 경우
넘어짐 | 1 아주 가끔 넘어지는 경우
보행동결(걷다가 갑자기 꼼짝할 수 없는 현상) | 1 걸을 때 드물게 동결이 있고, 걸으려고 할 때 머뭇거리는 경우
걷기 | 1 약간의 장애가 있고 걸을 때 팔을 잘 흔들지 않고 다리를 약간 끌기도 하는 경우
떨림 | 1 약간 떨리며 떨리지 않을 때도 있는 경우
파킨슨증과 연관된 감각증상 | 1 때로는 감각이 무디거나 저리거나 우둔한 통증을 느끼는 경우

- 90%: 모든 일상생활을 혼자 할 수 있으나 동작이 느려 시간이 남들보다 두 배 정도 걸릴 수 있고, 약간의 어려움이나 장애를 느끼기 시작한다.

인지기능

MMSE-K | 30/30점

심혈관계

휴식 시나 앉은 자세에서의 변화는 관찰되지 않았으나 10 m walking test 후에 120/80 mmHg → 135/95 mmHg Timed up and go test 후에는 140/100 mmHg으로 변화가 나타났다.

외피계

특이사항 없음

■ 평가 Evaluation

진단 (Diagnosis)	환자는 몸통돌림과 다리근력, 동적균형능력, 보행능력 및 지구력, 심폐기능의 저하로 인해 보행과 이동에 불편함이 있고 일상생활하는 데 약간의 불편함을 가지고 있다.
예후 (Prognosis)	치료적 중재를 통하여 몸통의 가동성, 다리근력, 동적균형 능력의 증가를 통해 일상생활의 불편함을 최소화할 수 있을 것 같다.

■ 치료계획 Plan of Care

기대결과(장기목표)
(Expected out comes /Long-term goals)

1. 환자는 8주 이내에 독립적으로 병원에서 집까지(1 km; 장거리 보행) 1 hr 이내에 수행할 수 있다.
   - 환자는 8주 이내에 TUG를 15 sec → 10 sec 이하로 수행할 수 있다.
   - 환자는 8주 이내에 BBS score 34 → 45점으로 수행할 수 있다.
2. 환자는 8주 이내에 Trunk Active-ROM을 Rt.에서 10/18, Lt. 10/18로 유지 및 2도 향상할 수 있다.

예상목표(단기목표)
(Anticipated goals /Short-term goals)

1. 환자는 2주 이내에 독립적으로 병원 로비에서(100 m; 단거리 보행) 10 min 이내에 수행할 수 있다.
   - 환자는 2주 이내에 TUG를 15 sec → 13 sec 이하로 수행할 수 있다.
   - 환자는 2주 이내에 BBS score 34 → 38점으로 수행할 수 있다.
2. 환자는 2주 이내에 Trunk Active-ROM을 Rt.에서 10/18, Lt. 10/18로 유지할 수 있다.

중재
(Intervention)

보행훈련

1) Treadmill을 이용한 보행훈련

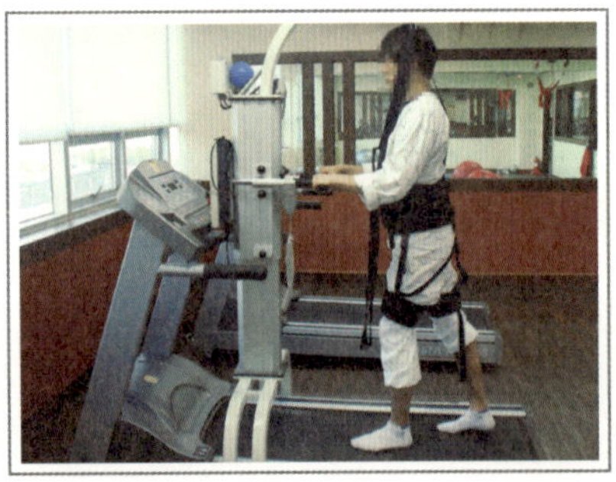

- Treadmill 훈련은 1회 20-30 min
- 현수 장치를 조절하여 체중부하를 점차적으로 증가시킨다. (75% → 90% → 100%)

2) 보행훈련

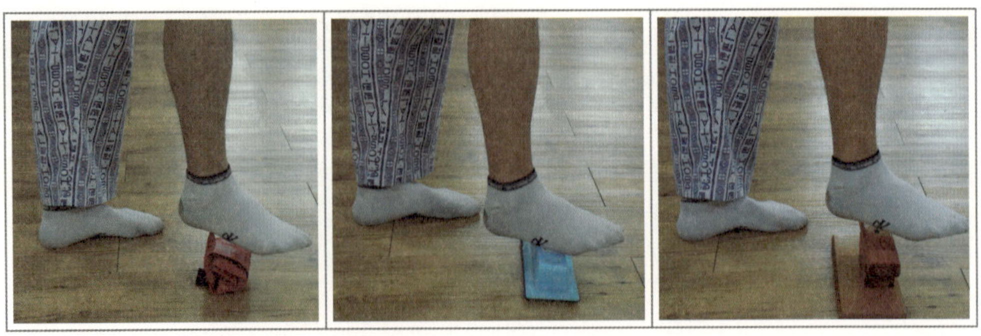

- 각기 높이가 다른(0, 2.5, 5.2, 15.2 cm) 장애물 통과 훈련
- 1 set를 왕복 1회로 실시하며 3 set 실시; with verbal cue & visual biofeedback

중재 (Intervention)	3) 수중운동

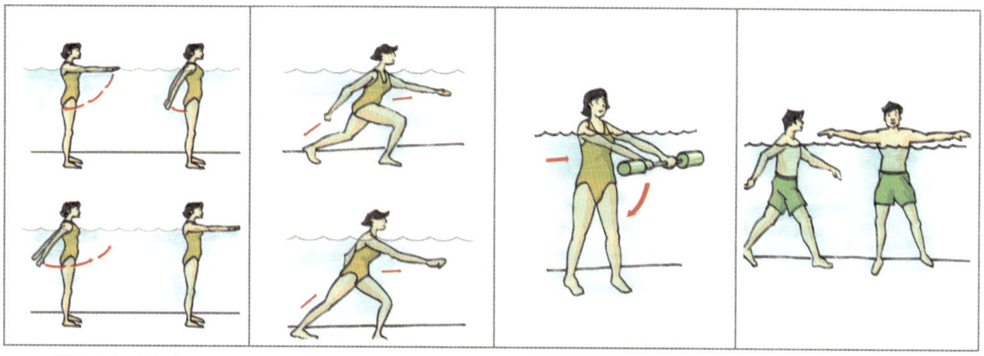

UEs Active ROM ex | LEs Active ROM ex | Trunk Active ROM ex | Gait ex

균형훈련

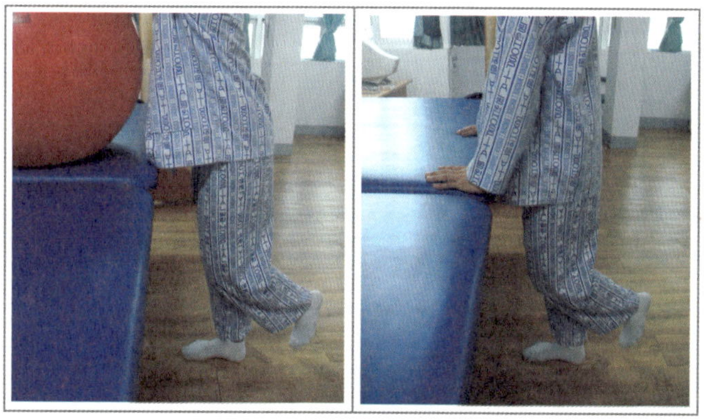

- 테이블과 공을 이용한 한발 균형 훈련

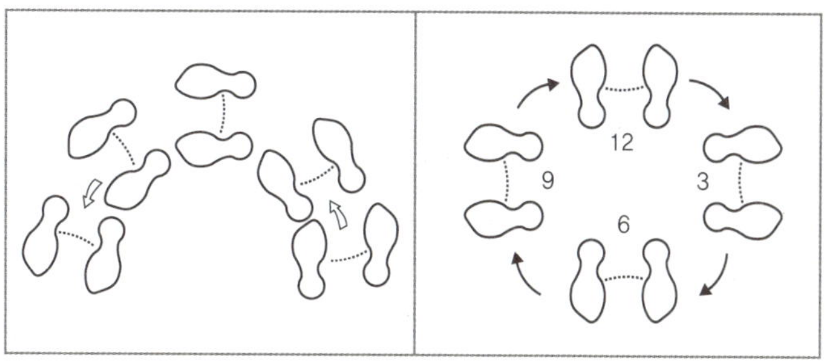

- 발 모양을 이용한 균형훈련

중재
(Intervention)

몸통 가동성 증진운동

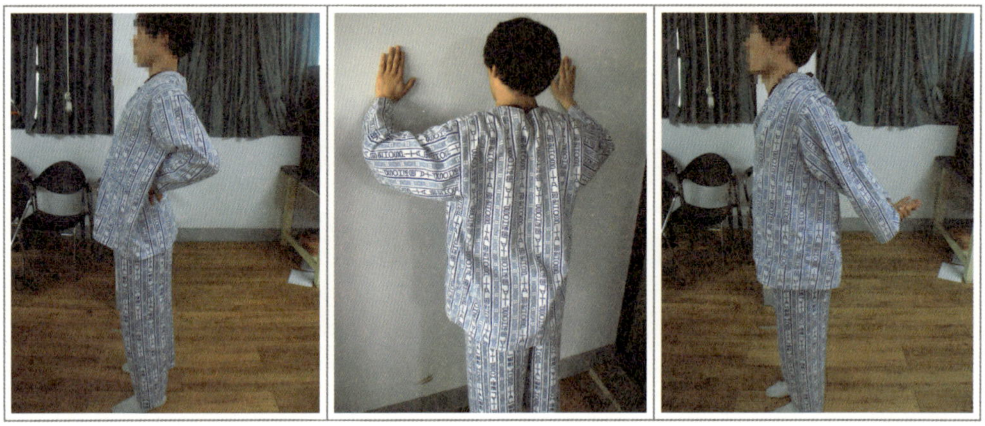

선자세에서 **trunk stretching exercise**

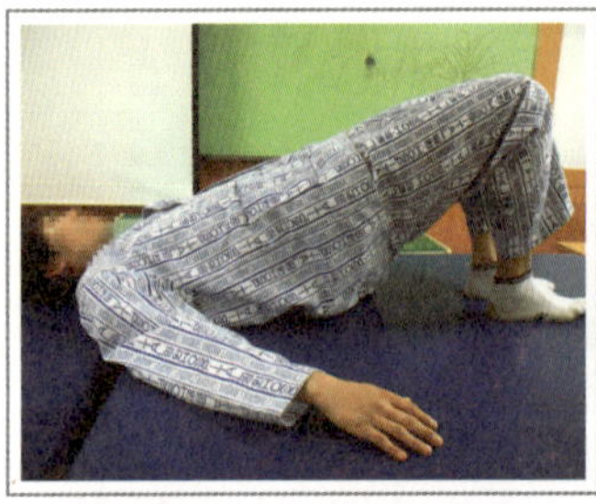

Trunk back M. exercise

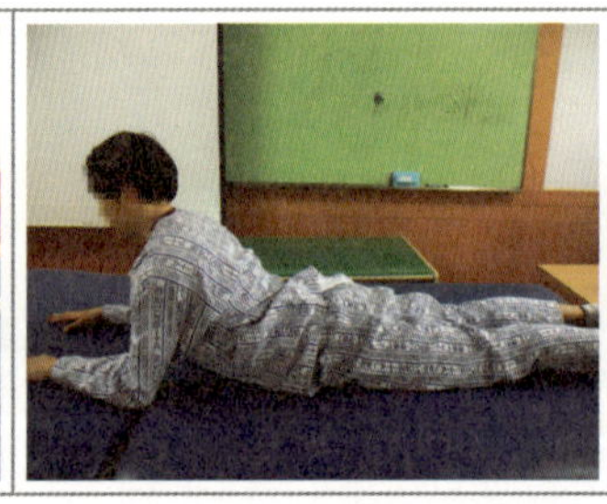

Trunk extension exercise

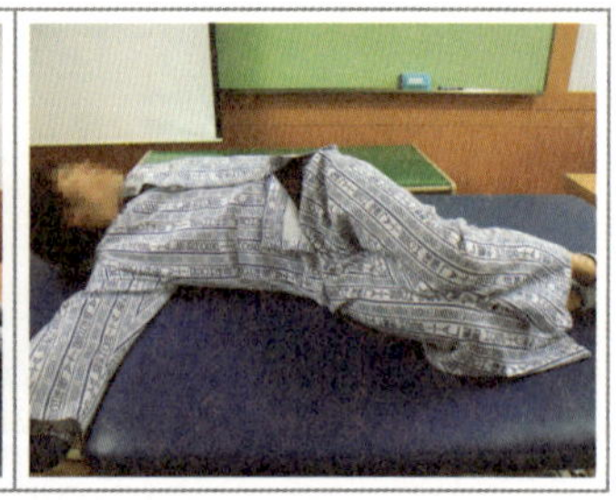

Trunk rotation exercise

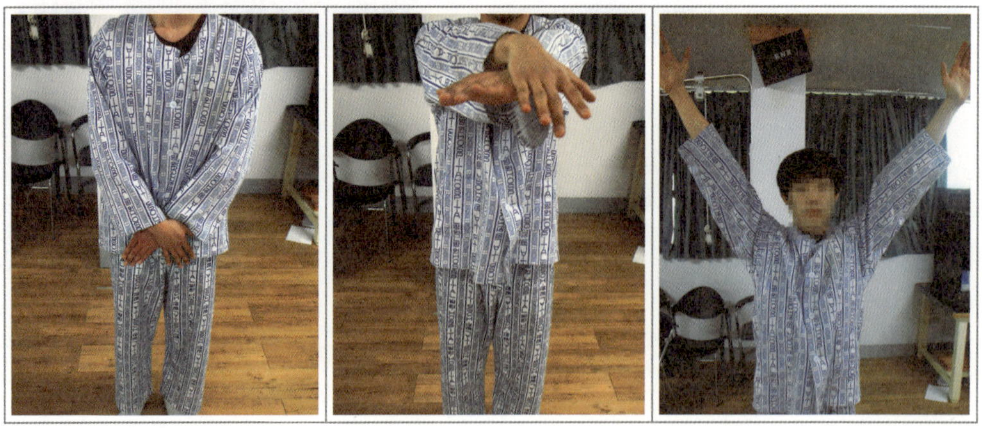

호흡운동을 통한 가슴확장운동

참고문헌

김종만, 안덕현, 최운성. 파킨슨병 환자 보행에서 눈 높이 위수준의 시각 목표에 대한 두 걸음 구두 암시의 효과. 한국전문물리치료학회지. 1994. 1(1). 92-97.

김종만, 이충휘. 신경계물리치료학. 정담미디어. 2004.

박재성, 김보균, 지용석. 규칙적인 복합운동이 고령 파킨슨 질환자의 체성감각, 신체동요 및 보행능력에 미치는 변화. 코칭능력개발지. 2007. 9(3). 247-256.

송경애, 문정순, 이광수. 파킨슨병 환자의 낙상에 영향을 미치는 요인. 대한간호학회지. 2004. 34(6). 1081-1091.

송경애, 이광수. 파킨슨병의 자기관리. 신광출판사. 2006.

임인수, 김병로. 장기간 수중재활훈련이 파킨슨 환자의 운동정보처리능력과 신경전달물질 농도에 미치는 영향. 한국체육학회지. 2007. 46(6). 581-589.

최옥경, 임주혁, 김성렬. 치료적 음악활동이 파킨슨 환자의 운동성과 정서에 미치는 영향. 한국음악치료학회. 2002. 4(2). 1-17.

An, Chang Sik, Lee, Sung Yong, The Effect of Rhythmic Auditory Cue on the Gait in Individual Idiopathic Parkinsons's Disease. Journal of Special Education & Rehabilitation Science. 2007. 46(4). 173-192,

Ebersbach G, Edler D, Kaufhold O et al. Whole body vibration versus conventional physiotherapy to improve balance and gait in Parkinson's disease. American Congress of Rehabilitation Medicine and the American Academy of Physical Medicine and Rehabilitation. 2008. 89. 399-403.

Guyton and Hall, Medical Physiolosy (tenth edition). W.B.Saunders company. 2002.

Joseph Jankovic. Parkinson's Disease And Movement Disorders (2th), Lippincott Williams & Wilkins, 1988.

Kenneth W. Lindsay. 임상신경학 (4th). E-public. 2006.

Kisner colbi. 운동치료 총론. 영문출판사. 2005.

O'Sulivan and 슈미츠. 질환별 물리치료. 영문출판사. 2001.

Reuter I, Engelhardt, Martin. Therapeutic value of exercise training in Parkinson's disease. Med. Sci. Sports Exerc. 1999. 31(11). 1544-1549.

Robert A.하우저. 파킨슨병이란 무엇인가?. 범문사. 2005.

처음노트 Initial Note

실 습 병 원 :	실(팀)장님 :
담당치료사 :	작 성 자 :

Name		Age		Sex	
Onset		Eval			
Occupation		DX			

■ 검진 Examination

1. 병력 History

인적사항 (Demogr aphics)	
현재상태/ 주호소 (Current condition/ Chief complaints)	
환자의 목표 (pt. goal)	
예전 기능수준 (Prior level of function)	
환자의 사회력 (Social Hx.)	
학교(고용/일) (School [Substituting for employment/work])	
생활환경 (Living enviroment)	
일반적인 건강상태 (General health ststus)	

사회적인 습관과 건강관련 습관 (Social/Health habit)	
가족력 (Family Hx)	
성장 (Development)	
의료/수술적 병력에 대한 정보 (Medical/Surgical Hx)	
기능적인 상태/활동수준 (Functional status/activity level)	
약물 (Medication)	
다른 임상 검사들 (Other clinical test)	

2. 시스템 재조명 System review

심혈관계/폐기관 Cardiovascular/Pulmonary system

피부계 Integumentary system

근육뼈대계 Musculoskeletel system

신경근육계 neuromuscular system

의사소통 형태와 능력 Communication

감정 Affect

인지 Cognition

학습장벽 Learning barriers

학습스타일 Learning style

교육에 대한 욕구 education needs

3. 검사와 측정 Test and measures

■ 평가 Evaluation

진단 (Diagnosis)	
예후 (Prognosis)	

■ 치료계획 Plan of Care

기내결과(상기목표) (Expected out comes /Long-term goals)	
예상목표(단기목표) (Anticipated goals /Short-term goals)	
중재 (Intervention)	
참고문헌 (Reference)	

파킨슨병 Parkinson's disease 사례관련 진단 · 평가 및 중재문항

파킨슨병 진단을 받은 75세의 남성이 물리치료실에 내원하였다. 그는 무표정한 얼굴 mask face 과 휴식 시에도 손의 떨림 resting tremor, 강직 rigidity 과 운동느림 bradykinesia 의 증상을 보였고 보행능력의 감소로 일상생활활동에 제한을 보였다.

진단 · 평가

1. 파킨슨병 환자의 증상의 척도를 평가하기 위한 검사도구로 옳은 것은?
   ① Klein-Bell 일상생활 척도 Klein-Bell ADL scale
   ② 파라포트 장애등급 척도 Rappaport disability rating scale, DRS
   ③ 파킨슨병 질문지 Parkinson's disease questionnaire, PDQ-39
   ④ 수정된 HY척도 Modified Hoehn & Yajr scale
   ⑤ Fugl-Meyer 평가 Fugl-Meyer assessment

2. 환자의 일상생활활동의 제한 정도를 알아보기 위해 수정된 바텔지수 modified barthel index, MBI 를 이용하여 검사한 결과 54점이 나왔다. 이 결과로 예상할 수 있는 환자의 일상생활활동의 수준은?
   ① 최소 의존
   ② 완전 의존
   ③ 심한 의존
   ④ 중증도 의존
   ⑤ 경도 의존

중재

1. 환자의 보행능력 향상을 위한 운동치료 방법으로 옳은 것은?
   ① 올바른 자세정렬을 위해 몸통굽힘운동을 주로 한다.
   ② 팔의 흔듦을 유도하기 위해 몸통의 회전을 강조한다.
   ③ 느리게 걸을 수 있도록 보행훈련을 한다.
   ④ 한 발짝 길이를 짧게 하여 보행을 하게 한다.
   ⑤ 후기에는 가슴우리 감소운동을 실시한다.

2. 환자의 협응력을 향상시키기 위하여 프랭켈운동 Frenkel's exercise 를 중재하였다. 프랭켈운동의 치료원칙으로 옳은 것은?
   ① 처음에는 눈을 감고 나중에는 눈을 뜬다.
   ② 작은 범위 운동을 먼저하고 전 범위 운동을 나중에 한다.
   ③ 처음에는 느리게 하고 나중에는 빠르게 한다.
   ④ 처음부터 끝까지 전 범위 운동을 집중적으로 한다.
   ⑤ 주의력 집중, 정확성, 반복성을 기본원칙으로 한다.

정답 1. ④ 2. ④

정답 1. ② 2. ⑤

Spinal Cord Injury

실 습 병 원 :	실(팀)장님 :
담당치료사 :	작 성 자 :

Name	박OO	Age	54	Sex	M
Onset	00.03		Eval	00.03.09	

■ 검진 Examination

1. 병력 History

진단명 (Diagnosis)	Incomplete spinal cord injury (T4 impairment scale B) - 00. 03월 건설현장에서 기둥이 무너져 철근과 자재에 깔려 척수손상 - 00. 03월 광주 J병원에서 op - 연고지 관계로 현 J재활병원에 입원
주호소 (Chief complaints)	실외를 마음껏 돌아다니고 싶어 함
치료 의욕 (Motivation)	아주 좋음
생활 환경 (Living environment)	병원에서 5년째 생활하고 있으며 외출은 주 1회 교회 방문 시에 사회복지단체의 도움으로 다님
사회적 건강상태 (Social health status)	특이사항 없음
일반적 건강상태 (General health status)	과체중으로 인한 대사증후군
가족 건강력 (Family health history)	특이사항 없음
내/외과적 병력 (Medical/surgical history)	특이사항 없음
약물 (Medication)	소염제, 진통제 계통의 약

기능적인 상태 /활동수준 (Functional status/ activity level)	현재 모든 이동은 휠체어로 하고 있고 실외 외출 시 보호자나 간병인의 도움으로 외출함
기타 임상적인 검사들 (Other clinical test)	병리학적 소견은 관찰되지 않음

2. 시스템 재조명 System review

근육뼈대계

전체대칭 | 척추뒤굽음증
전체ROM | 제한부위 없음
전체근력 | 양쪽 다리 근력 약화
신장 | 165 cm
체중 | 79 kg

신경근육계

이동 | 휠체어를 이용한 이동
감각 | 다리의 작열감
균형 | impaired (의지착용)
반사 | intact
의사소통 | intact
지남력 | intact
학습능력 | intact
통증 | 다리의 통증

심혈관계

BP & BPS | 휴식 시 120/80 mmHg, 80 bps

외피계 | 특이사항 없음(3년 전에 엉치뼈 주위에 욕창)

3. 검사와 측정 Test and measures

자세

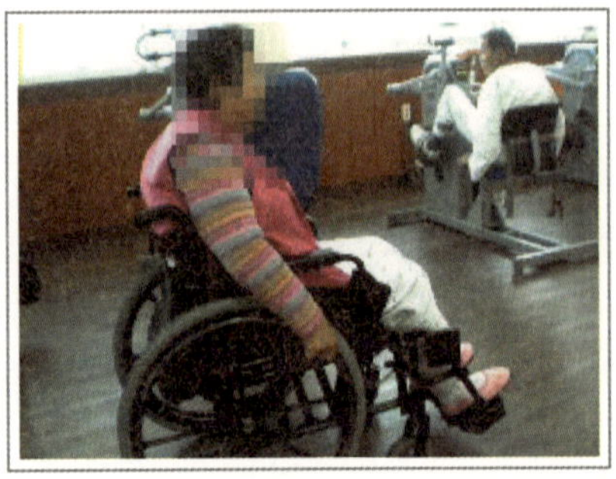

- 휠체어에 앉은 상태에서 척추뒤굽음증이 관찰됨

관절가동범위 & 근육수행력

Rt.			Lt.	
PROM	MMT		MMT	PROM
WNL	F+	Shoulder flexors 180°	F+	WNL
WNL	F+	Extensors 60°	F+	WNL
WNL	F+	Abductor 180°	F+	WNL
WNL	F+	Adduction 180°	F+	WNL
WNL	F+	Elbow flexors 150°	F+	WNL
WNL	F+	Extensors 150°	F+	WNL
WNL	F+	Wrist flexors 80°	F+	WNL
WNL	F+	Extensors 70°	F+	WNL
WNL	T-Z	Hip extensors 30°	T-Z	WNL
WNL	T-Z	Abducrors 45°	T-Z	WNL
WNL	T-Z	Adductors 30°	T-Z	WNL
WNL	T-Z	Knee flexors 135°	T-Z	WNL
WNL	T-Z	Extensors 135°	T-Z	WNL
WNL	T-Z	Ankle dorsi flexors 20°	T-Z	WNL
WNL	T-Z	Plantar flexors 50°	T-Z	WNL

*WNL : within normal limit

• Wheel chair Skill

Forward propulsion	Independent
Backward propulsion	Independent
Turning	Independent
Lock elbow	Independent
Slide buttocks on W/C seat	Independent
Body lift on W/C	Independent
Hold push handle to stabilize trunk	Independent
Move trunk in W/C by pulling with arms	Independent
Wheelie	Unalbe

이동

W/C → Bed, Toilet는 Minimal assist하에 수행

W/C → Floor는 Moderate assist하에 수행

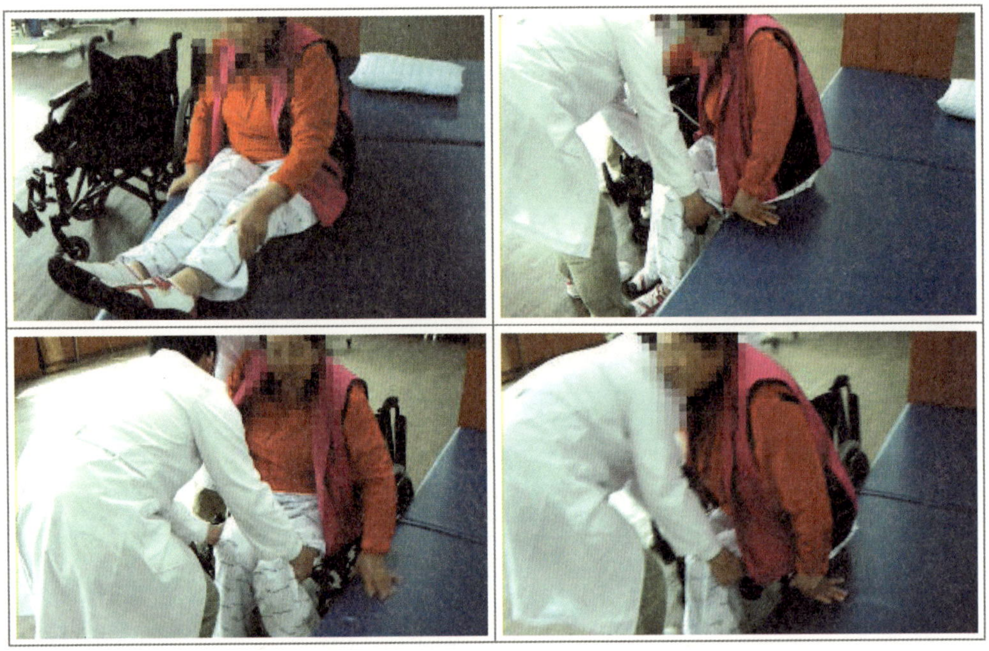

- 팔의 근력은 정상이나 과체중으로 인해 이동 시 약간의 도움이 필요함

균형

앉은 자세에서 균형은 정적인 자세에서는 Normal (지지 없이 안정된 균형유지)하나, 동적인 자세에서는 Fair (최소 과제를 수행하고, 머리나 몸통을 돌리는 동안 균형 유지가 가능함)함

통증

- 허리부위와 다리에 컨디션에 따른 통증 2-8의 작열감
- 양쪽 어깨에 근육통 VAS 3-4

보행

Hauser Ambulatory Index에서 9단계로 독립적인 보행이 불가능함

심혈관계

50 m 휠체어로 이동 후에 140/100 mmHg으로 나타남

외피계

현재 특이사항 없으나 3년 전에 엉치뼈 부위에 욕창 발생함

일상생활(Spinal Cord Independence Measure Ⅲ)

1. 식사	보조도구 없이 모든 작업을 독립적으로 수행함.	4점
2. 목욕	상체: 특별한 환경이나 보조도구 없이 독립적으로 사용	3점
	하체: 부분적인 도움이 필요함.	0점
3. 착탈의	상의: 환경을 변형하거나 보조도구의 이용 없이 독립적으로 수행함.	3점
	하의: 전체적인 도움이 필요함.	0점
4. 세면과 꾸미기	보조도구를 이용하여 독립적으로 수행함.	10점
Respiration and Sphincter Management		18/40점
5. 호흡	보조도구 없이 완전히 독립적으로 수행함.	10점
6. 괄약근조절-방광	도뇨관 착용	0점
7. 괄약근 조절-장	적절하며 규칙적으로 배변을 하니 도움이 요구됨. 매우 드문 변실금이 있을 수 있음.	5점
8. 용변처리 및 화장실 사용	하의를 벗고 뒤처리하는 데 부분적으로 도움이 필요함.	2점
Mobility (room and toliet)		5/10점
9. 침상동작과 욕창방지를 위한 동작	도움 없이 침대에서 돌아눕고 일어나 앉을 수 있음.	4점
10. 이동동작(침대-의자차)	부분적인 보조나 감독이 필요함.	1점
11. 이동동작 (의자차-변기-욕조)	전체적인 도움이 필요함.	0점
Mobility (indoor and outdoors)		5/30점
12. 실내이동(10 m 이내)	수동의자차를 이용하여 독립적으로 이동함.	2점
13. 중증도거리이동	수동의자차를 이용하여 독립적으로 이동함.	2점
14. 실외이동(100 m 이상)	전동의자차가 필요하거나 수동의자차 조작 시 부분적인 도움이 필요함.	1점
15. 계단 이동하기	계단을 오르내릴 수 없음.	0점
16. 이동동작	전체적인 도움이 필요함.	0점
		Total: 42/100점

■ 평가 Evaluation

진단 (Diagnosis)	환자는 척수손상 후에 휠체어로 이동하고 있으며 팔의 근력은 정상이나 앉은 자세에서의 동적 균형능력 감소와 과체중으로 인해서 이동(mat에서 W/C)에서 약간의 도움을 필요로 하며 일상생활에서도 중등도의 도움으로 일상생활을 수행하고 있다.
예후 (Prognosis)	환자는 팔의 근력 증진, 체중감량, 앉은 자세 균형능력 향상 등을 통해 휠체어를 이용한 독립적인 일상생활이 가능할 것으로 예상된다.

■ 치료계획 Plan of Care

기대결과(장기목표) (Expected out comes /Long-term goals)	1. 환자는 8주 이내에 병원 옆 교회(800 m)를 수동 휠체어로 20 min 안에 갈 수 있다. - 환자는 Wheelie을 수행하여 10 cm의 장애물을 통과할 수 있다. 2. 환자는 8주 이내에 floor에서 W/C로 스스로 10 sec 안에 수행할 수 있다. 환자는 long sitting push-up grasp을 시용해서 엉덩이를 들고 15 sec를 유지힐 수 있다. 3. 환자는 8주 이내에 양쪽 어깨부위의 통증을 VAS 4,3 → 1로 감소시킬 수 있다.
예상목표(단기목표) (Anticipated goals /Short-term goals)	1. 환자는 4주 이내에 병원 옆 편의점(200 m)을 수동 휠체어로 10 min 안에 갈 수 있다. - 환자는 Wheelie을 스스로 수행할 수 있다. 2. 환자는 4주 이내에 침상에서 W/C로 스스로 30 sec 안에 수행할 수 있다. - 환자는 long sitting push-up grasp을 사용해서 엉덩이를 들고 3 sec를 유지할 수 있다. 3. 환자는 4주 이내에 양쪽 어깨부위의 통증을 VAS 4, 3 → 2로 감소시킬 수 있다.
중재 (Intervention)	**W/C 훈련** **Wheelie 훈련** - 빠른 동작으로 바퀴를 앞으로 밀면서 동시에 몸을 뒤로 젖히는 법부터 시작 - 휠체어의 앞부분이 공중에 들리면 바퀴를 앞뒤로 약간씩 움직임으로써 자세를 유지 - 하루 10 min/주 5회 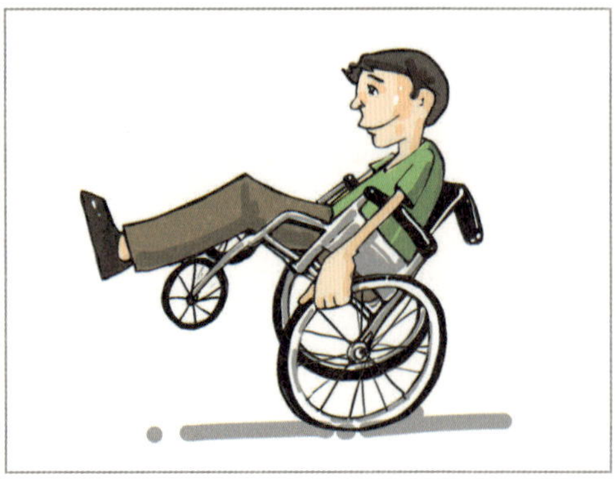

중재
(Intervention)

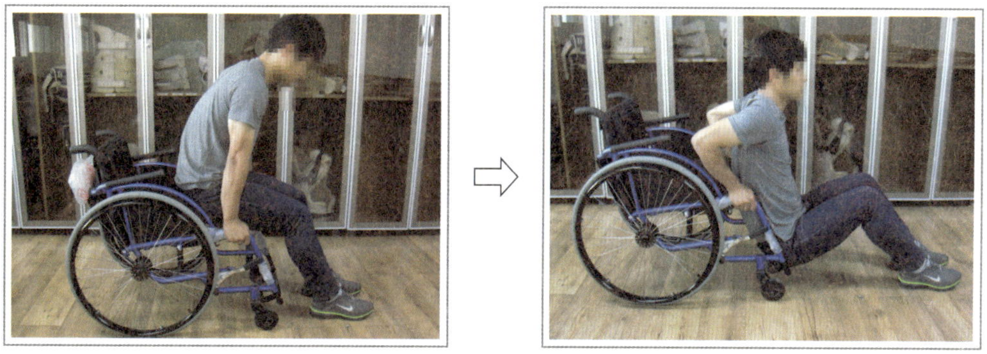

휠체어에서 바닥으로 이동하기

- 발판을 제거하고 쿠션을 빼내어 바닥에 내려 둔다.
- 몸을 좌석 앞으로 이동하고 발을 앞으로 이동한다.
- 양손은 휠체어 손잡이를 잡고 몸을 들어, 머리와 어깨는 뒤로 기울여 엉덩이를 좌석 가장자리 앞으로 이동한다.
- 팔 힘을 이용하여 천천히 조심스레 바닥으로 몸을 내린다.

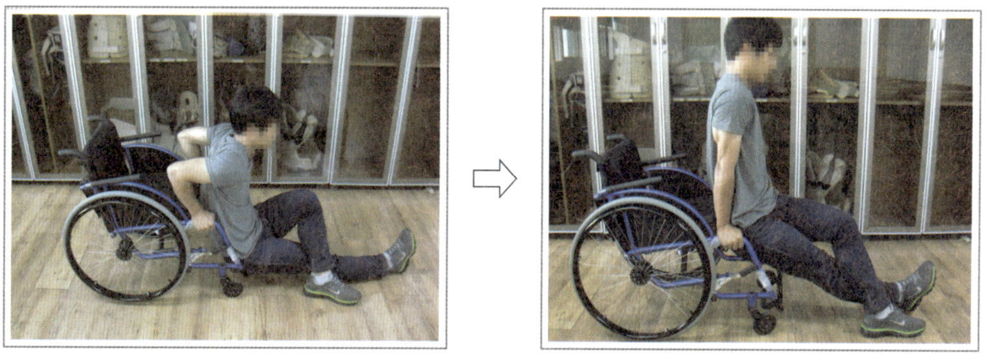

바닥에서 휠체어로 이동하기

- 휠체어 손잡이를 뒤로 잡고 팔 힘을 이용하여 몸을 들어올려 엉덩이를 좌석까지 올린다.
- 이때 상체와 머리는 최대한 숙여 지렛대의 원리를 이용하여 엉덩이를 들어올린다.
- 쿠션을 올려 바퀴와 허벅지 사이에 둔다.
- 좌석에서 엉덩이를 들고 쿠션은 펴고 바른 자세로 앉는다.

상지근력훈련

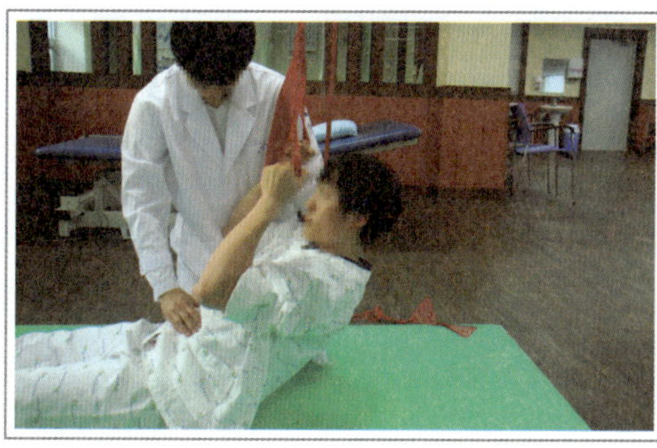

Sling을 이용한 등장성 훈련

- 자신의 몸무게를 저항으로 주 6회

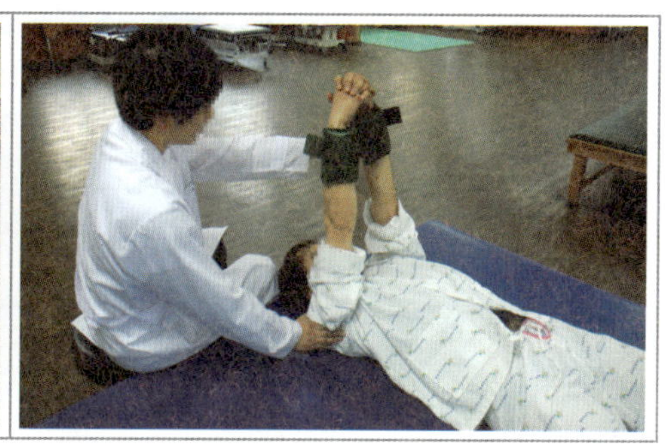

Weithg cuff 를 이용한 훈련

- 주 6회 6RM의 무게(DAPRE의 방법)

중재
(Intervention)

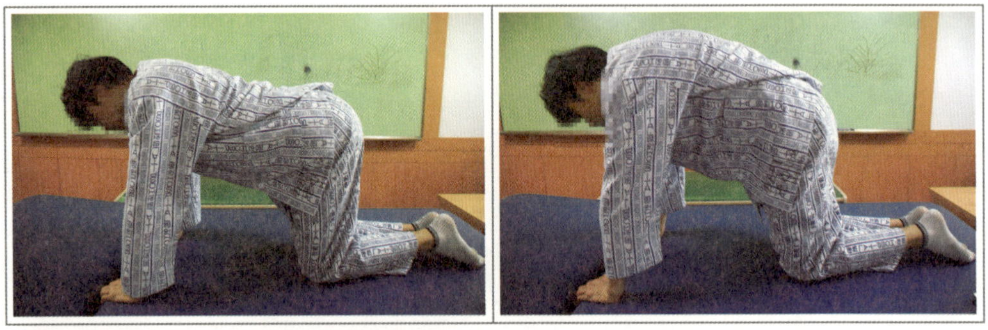

네발기기 자세에서 팔 근력증진 및 어깨관절 안정화운동
- 주 6회, 2 min씩 10 set

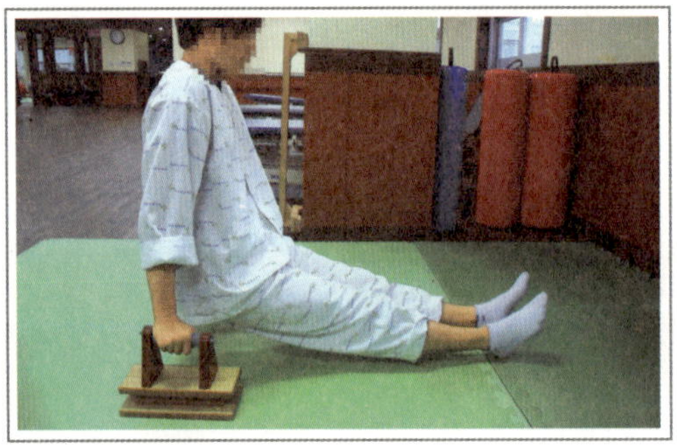

Push-up grasp을 이용한 push 운동

통증감소

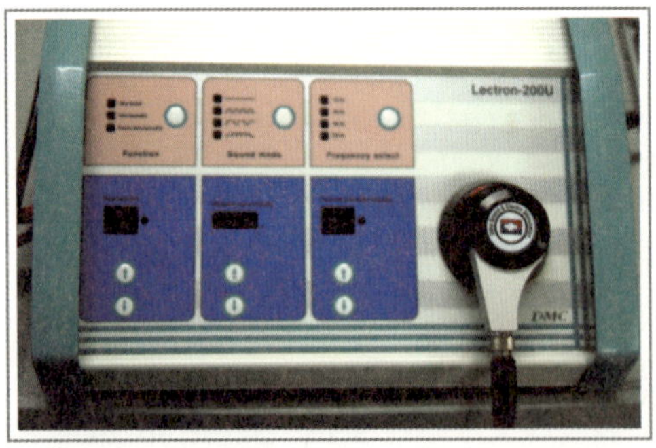

- Both Upper trapezius에 1 MHz
- Continue type으 로 10 min

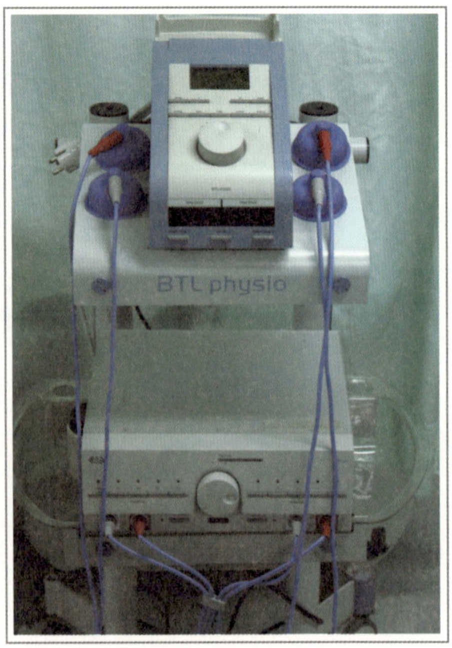

- Both Upper trapezius에 ICT 2,500 Hz로 15 min

참고문헌

김선옥, 임난영. 척수손상환자의 사회적 지지와 재활동기. 근관절건강학회지. 2009. 16(1). 66-79.

김태호. Beck Depression Inventory를 이용한 척수손상 환자의 우울증 평가. 건국대학교 대학원. 석사 학위 논문. 2000.

김희정. 척수손상환자의 ASIA 분류표준의 운동능력 성취점수와 일상생활수행도와의 상관관계연구. 대한작업치료학회지. 2007. 15(1). 83-92.

박정식, 이경일, 이철갑. EMG분석을 통한 요통환자의 스트레칭운동의 프로그램 효과. 한국운동역학회지. 2005. 15(2). 139-146.

신영일, 이형수. PNF패턴에 기초한 탄력밴드 훈련이 척수손상 환자의 상지 기능에 미치는 영향. 대한물리치료학회지. 2004. 16(3). 152-160.

이재경. 휠체어에 앉은 상태에서 전방 체중이동 방법이 척수 손상 환자의 앉기 균형 능력에 미치는 영향. 대구가톨릭대학교 대학원. 석사학위논문. 2011.

이형수, 송병호, 신영일. 척수손상 환자의 보행능력 검사를 위한 평가도구의 비교: MBI, FIM, SCIM III, 보행속도, 보행지구력. 한국전문물리치료학회. 2006. 13(2). 1-8.

정재영. 전기자극과 수중운동이 척수손상 백서의 운동기능 및 신경성장인자 발현에 미치는 영향. 동신대학교 보건대학원. 2008.

정재훈. 가상현실 시스템(Virtual Reality System)을 이용한 훈련이 척수손상환자의 앉기 균형 및 일상생활동작에 미치는 영향. 대한물리치료학회지. 2009. 21(2). 21-38.

Susan B.O'sullivan. 질환별 물리치료(4판). 영문출판사. 2007.

처음노트 Initial Note

실 습 병 원 :	실(팀)장님 :
담당치료사 :	작 성 자 :

Name		Age		Sex	
Onset			Eval		
Occupation			DX		

■ 검진 Examination

1. 병력 History

인적사항 (Demogr aphics)	
현재상태/ 주호소 (Current condition/ Chief complaints)	
환자의 목표 (pt. goal)	
예전 기능수준 (Prior level of function)	
환자의 사회력 (Social Hx.)	
학교(고용/일) (School [Substituting for employment/work])	
생활환경 (Living enviroment)	
일반적인 건강상태 (General health ststus)	

사회적인 습관과 건강관련 습관 (Social/Health habit)	
가족력 (Family Hx)	
성장 (Development)	
의료/수술적 병력에 대한 정보 (Medical/Surgical Hx)	
기능적인 상태 /활동수준 (Functional status/ activity level)	
약물 (Medication)	
다른 임상 검사들 (Other clinical test)	

2. 시스템 재조명 System review

심혈관계/폐기관 Cardiovascular/Pulmonary system

피부계 Integumentary system

근육뼈대계 Musculoskeletel system

신경근육계 neuromuscular system

의사소통 형태와 능력 Communication

감정 Affect

인지 Cognition

학습장벽 Learning barriers

학습스타일 Learning style

교육에 대한 욕구 education needs

3. 검사와 측정 Test and measures

■ 평가 Evaluation

진단 (Diagnosis)	
예후 (Prognosis)	

■ 치료계획 Plan of Care

기대결과(장기목표) (Expected out comes /Long-term goals)	
예상목표(단기목표) (Anticipated goals /Short-term goals)	
중재 (Intervention)	
참고문헌 (Reference)	

척수손상 Spinal cord injury 사례관련 진단 · 평가 및 중재문항

척수손상으로 C6 수준에 ASIA A 진단을 받은 55세의 여성이 물리치료실에 내원하였다. 그녀는 전신의 근력약화로 인하여 침상이동 bed mobility 능력이 감소되어 일상생활동작에 완전의존을 보였다.

진단 · 평가

1. 위 환자에 대한 설명으로 옳은 것은?
   ① 위팔요근 brachioradialis 의 힘줄반사는 약하거나 소실되어 있다.
   ② 천수보존 sacral sparing 반응 검사는 양성을 나타낸다.
   ③ 약지손가락의 감각은 정상이지만 손가락을 굽힐 수 없다.
   ④ 위팔두갈래근 biceps brachii 의 힘줄반사는 항진되어 있다.
   ⑤ 손목폄근의 근력은 정상이다.

2. 신경학적 수준에 대한 근력을 평가하고자 한다. 바르게 짝지어진 것은?
   ① C7 - 손가락 굽힘근
   ② L2 - 무릎 폄근
   ③ C5 - 팔꿈치 폄근
   ④ L4 - 엄지발가락 폄근
   ⑤ S1 - 발바닥 굽힘근

정답 1. ⑤ 2. ⑤

중재

1. C6 환자는 쥐기를 할 수 없다. 하지만 정상적인 (　　)을 이용하여 (　　)에 발생되는 수동장력으로 약한 쥐기가 가능하며 이러한 작용을 힘줄고정작용 tenodesis action 이라고 한다. 빈칸에 들어갈 내용으로 옳은 것은?
   ① 손목폄근 - 손목폄근
   ② 손목굽힘근 - 손목굽힘근
   ③ 손목폄근 - 손목굽힘근
   ④ 손목굽힘근 - 손목폄근
   ⑤ 손목폄근 - 손가락 폄근

2. 미끄럼판 sliding board 을 이용하면 독립적인 이동이 가능한 수준은?
   ① C4
   ② C6
   ③ T1
   ④ L2
   ⑤ L4

정답 1. ③ 2. ②

Traumatic Brain Injury

실 습 병 원:	실(팀)장님:
담당치료사:	작 성 자:

Name	이OO	Age	51	Sex	M
Onset	00.05	Eval	00.08.06		

■ 검진 Examination

1. 병력 History

진단명 (Diagnosis)	Rt. hemiparesis d/t Traumatic brain injury - 00. 5. 11 오토바이 TA로 C대학교병원 1개월 간의 중환자실 치료 후 사고발생 2개월 후 재활 지료 시작함
주호소 (Chief complaints)	혼자서 걷기를 힘들어 함
생활 환경 (Living environment)	주택 1층에서 살고 있으며 집으로 들어가기 위해서는 5계단을 올라가야 함
사회적 건강상태 (Social health status)	08년 이혼으로 우울증으로 정신과 진료 받음
가족 건강력 (Family health history)	특이사항 없음
내/외과적 병력 (Medical/surgical history)	2년 전부터 우울증으로 인한 상담 치료를 받고 있었음
약물 (Medication)	신경안정제
기능적인 상태 /활동수준 (Functional status/ activity level)	침상에서의 활동은 스스로 수행 가능함
기타 임상적인 검사들 (Other clinical test)	병리학적 소견은 관찰되지 않음

2. 시스템 재조명 System review

근육뼈대계

전체대칭 | 오른쪽으로의 기울
전체ROM | 특이사항 없음
전체근력 | 오른쪽 팔과 다리의 근력약화
신장 | 171 cm
체중 | 93 kg

신경근육계

이동 | 간병인의 관찰하에 보행으로 이동함
감각 | impaired
균형 | impaired
반사 | 약간의 과반사
의사소통 | intact
지남력 | intact
학습능력 | intact
통증 | intact

심혈관계

BP & BPS | 휴식 시 120/80 mmHg, 80 bps

외피계

특이사항 없음

3. 검사와 측정 Test and measures

자세

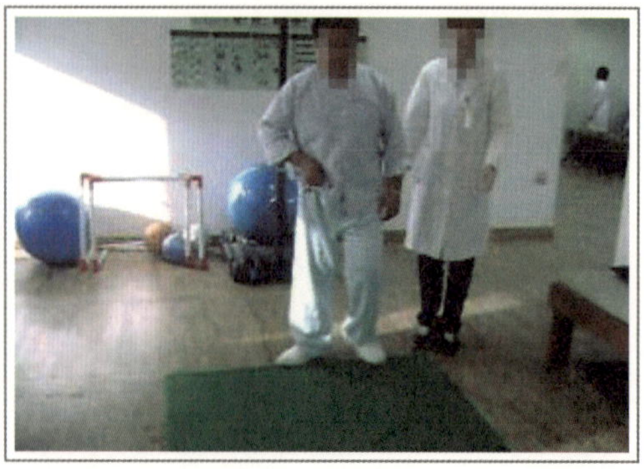

오른쪽 팔다리의 근약화로 인해 오른쪽으로의 약간의 기울 발생

관절가동범위 & 근육수행력

Rt.			Lt.	
PROM	MMT		MMT	PROM
WNL	F-	Shoulder flexors 180°	G-N	WNL
WNL	F-	Extensors 60°	G-N	WNL
WNL	F-	Abductor 180°	G-N	WNL
WNL	F-	Adduction 180°	G-N	WNL
WNL	P+	Elbow flexors 150°	G-N	WNL
WNL	P-	Extensors 150°	G-N	WNL
WNL	T-Z	Wrist flexors 80°	G-N	WNL
WNL	T-Z	Extensors 70°	G-N	WNL
WNL	F-	Hip extensors 30°	G-N	WNL
WNL	F-	Abducrors 45°	G-N	WNL
WNL	F-	Adductors 30°	G-N	WNL
WNL	F-	Knee flexors 135°	G-N	WNL
WNL	F-	Extensors 135°	G-N	WNL
WNL	P+	Ankle dorsi flexors 20°	G-N	WNL
WNL	P+	Plantar flexors 50°	G-N	WNL

*WNL : within normal limit

• One leg standing test

Lt. | 5초 Rt. | 1초(시도는 가능하나 유지하지 못함)

• Sit to standing test (10 repetition)

5회까지는 가능함(6회부터는 몇 번의 시도 후에 수행함) | 34 sec

감각

Superficial (touch, pressure) | intact (발바닥 쪽과 손가락 부분은 impaired)
Temperature sensation | intact
Proprioception | Hand : mild impaired, ankle : mild impaired

근 긴장도

• Modified Ashworth Scale (MAS)

U/E | G0 **L/E** | G0

• Brunn strom stage

U/E | 2단계(공동운동이 발달되는데 보통 폄근 공동운동보다 굽힘 공동운동이 먼저 나타남

L/E | 2단계(약간의 수의적 운동이 있음)

Hand | 1단계(이완성)

이동

간병인의 관찰하에 독립적으로 수행 가능함

균형

• Weight scale machine test

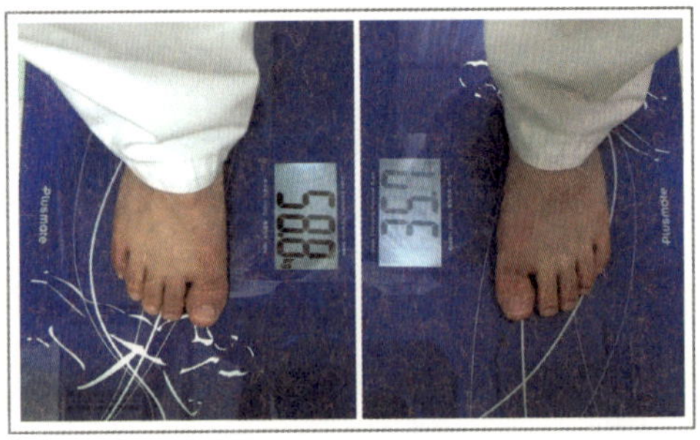

- 93 kg (Rt. 58 kg, Lt. 35 kg)

• Tinetti Performance Oriented Mobility Assessment (POMA)

1. 앉은 자세에서 균형 규칙적, 안전하게 일어남.	1
2. 일어서기: 팔을 사용하지 않고 가능함.	2
3. 일어서려는 시도: 한 번에 일어섬.	2
4. 어서서 바로 균형감(처음 5초): 워커나 다른 지지물 없이 안정적임.	2
5. 서서 균형감: 지지 없이 발 벌리지 않고 일어섬.	2
6. 팔꿈치로 가볍게 찌르기(대상자가 가능한 한 발을 가깝게 하는 최대의 자세, 검사자는 손바닥으로 세 번 대상자의 흉부를 가볍게 민다): 비틀거리며 약간 불안함.	1
7. 눈 감은 상태로(6번의 최대 자세에서): 불안정함.	0
8. 360° 돌기: 불안정하게 수행함.	0
9. 앉기: 안전하게 부드러운 동작으로 가능함.	2
Balance test 13/16	

• The Activities-specific Balance Confidence (ABC) Scale

- "당신이 …을 할 때 균형을 잃지 않고 불안정하지 않을 수 있는 자신감이 어느 정도나 되나요?"

집 주변을 걸을 때?	50%
계단을 올라가고 내려갈 때?	30%
작은 방 앞에 있는 슬리퍼를 구부려서 주울 때?	40%
눈높이에 있는 선반에서 작은 캔을 잡을 때?	80%
머리 위에 있는 무언가를 잡으려고 발끝으로 서 있을 때?	60%
무언가를 잡기 위해 의자 위에 서 있을 때?	0%
마루를 쓸 때?	30%
집 밖으로 나와 차가 주차된 차도를 걸을 때?	70%
차를 타거나 내릴 때?	30%
주차가 많이 된 산책로를 가로질러 걸을 때?	10%
경사로를 오르고 내릴 때?	30%
사람들이 당신을 빠르게 지나가는 혼잡한 산책로를 걸을 때?	50%
산책로를 걷다가 사람들과 부딪힐 때?	60%
난간을 잡고 에스컬레이터를 타고 내릴 때?	30%
난간을 잡지 않고 소포를 들고 에스컬레이터를 타고 내릴 때?	0%
빙판길을 걸을 때?	0%

0%	10%	20%	30%	40%	50%	60%	70%	80%	90%	100%
No confidence							Completely confident			
570/1600										

보행

- 치료실 내에서 치료사의 관찰하에 10 m walking 을 14 sec에 수행 가능하며 병원 로비에서 치료사의 관찰하에 10 m walking 을 24 sec에 수행함

• Tinetti Performance Oriented Mobility Assessment (POMA)

10. 보행의 시작 ("go" 라고 말한 후 즉시): 머뭇거리지 않음	1
11. 보폭 길이와 높이	
- 오른쪽 유각기 발: 왼쪽 입각기 발로 넘어감	1
- 오른쪽 입각기 발: 오른쪽 발을 바닥에 안전하게 놓지 못함	0
- 왼쪽 유각기 발: 오른쪽 입각기 발로 넘어감	1
- 왼쪽 입각기 발: 왼쪽 발을 완벽하게 바닥에 놓음	1
12. 보폭의 대칭성: 오른쪽과 왼쪽의 보폭 길이가 같지 않음	0
13. 보폭의 연속: 보폭 상이에서 멈추거나 불연속적임	0
14. 행로(바닥 타일과의 관계가 측정됨): 도움 없이 똑바로 걸어감	2
15. 체간: 아무런 변화 없음	2
16. 보행자세: 보행 동안 발뒤꿈치가 거의 닿음	1
	Gait test 9/16

ADL (MBI)

Eating	7
Washing	4
Dressing	6
Toileting	6
Bathing	3

1. Total assist 2. Maximal assist 3. Moderate assist 4. Minimal assist 5. Supervisor 6. Modified independent 7. Independent

인지기능

대체적으로 alert함

MMSE-K | 30점 만점에 28점 받음

심혈관계

- 치료사의 관찰하에 치료실 내 10 m walking 후에 140/100 mmHg, 110 bps
- 치료사의 관찰하에 병원 로비 10 m walking 후에 150/110 mmHg, 130 bps

외피계

특이사항 없음

■ 평가 Evaluation

진단 (Diagnosis)	환자는 오른쪽 팔다리의 근력, 근지구력, 균형능력과 자신감의 결여로 실내보행이 약간의 도움이나 관찰하에 가능은 하나 실외보행은 활동(단거리보행, 건물 외부에서의 이동)에 제한이 있어 보호자의 도움으로 생활하고 있음
예후 (Prognosis)	환자는 영향을 받은 팔다리의 근력, 근지구력 증진과 균형능력의 증진이 되면 보호자의 도움 없이 활동(단거리보행, 건물 외부에서의 이동)이 가능할 것 같음

■ 치료계획 Plan of Care

기대결과(장기목표) (Expected out comes /Long-term goals)	환자는 6주 이내에 병원 주차장에서 병원 로비(500 m)를 5 min 안에 수행할 수 있다. - Hip joint 근력을 F → G grade로 향상할 수 있다. - Sit to standing (10 repetition) 수행을 17 sec에 수행할 수 있다. - Weight scale machine test에서 왼쪽과 오른쪽을 50:50으로 수행할 수 있다.
예상목표(단기목표) (Anticipated goals /Short-term goals)	환자는 2주 이내에 병원 로비(100 m)를 2 min 안에 수행할 수 있다. - Hip joint 근력을 F → F+ grade로 향상할 수 있다. - Sit to standing (10 repetition) 수행을 40 sec에 수행할 수 있다. - Weight scale machine test에서 왼쪽과 오른쪽을 60:40으로 수행할 수 있다.
중재 (Intervention)	Treadmill을 이용한 보행훈련 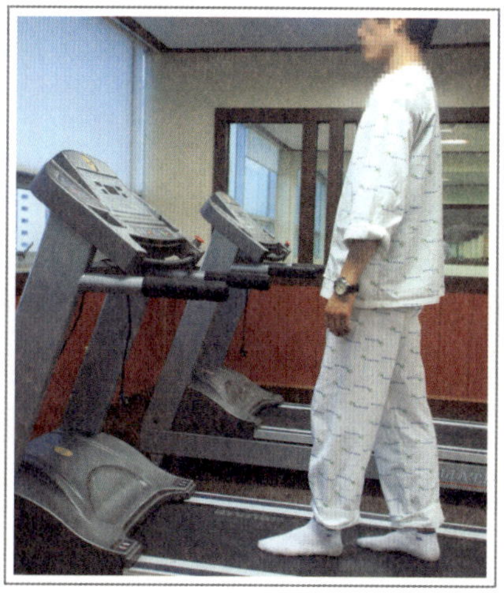 - 하루 30 min, 주 6회 - 0.3 속도로 5 min 0.5 속도로 5 min 5 min 휴식 후 0.4 속도로 5 min 0.7 속도로 5 min

중재
(Intervention)

하지근력 & 지구력 훈련

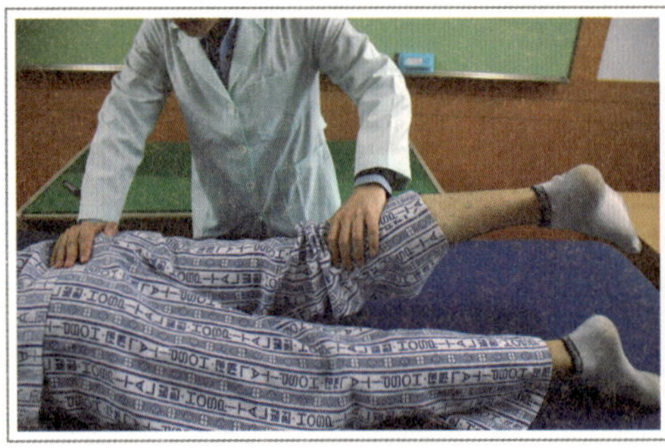

도수저항을 이용한 엉덩관절 근력운동
- 하루 15 min/주 6회

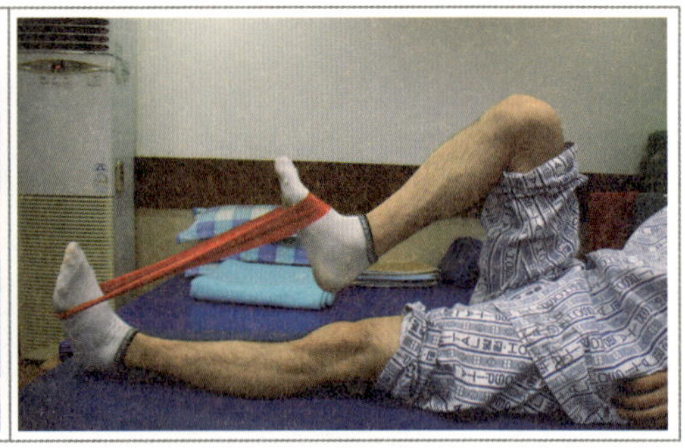

탄력밴드를 이용한 엉덩관절 저항운동
- 노란색(하루 10회/주 4주), 빨간색(하루 10회/주 2 set)

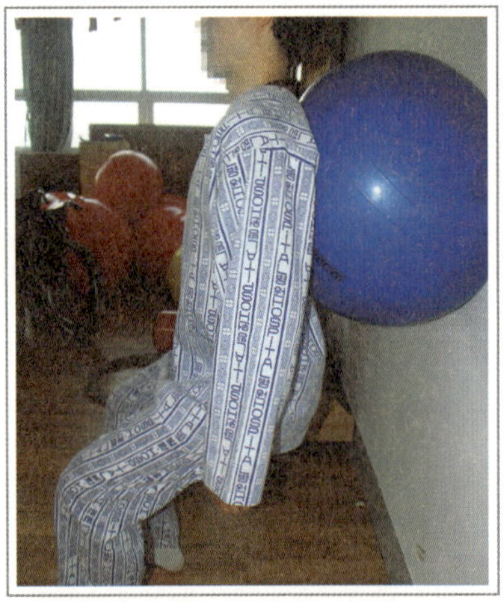

짐볼을 이용한 다리 지구력운동
- 하루 10회 4 set/주 6회

균형증진운동

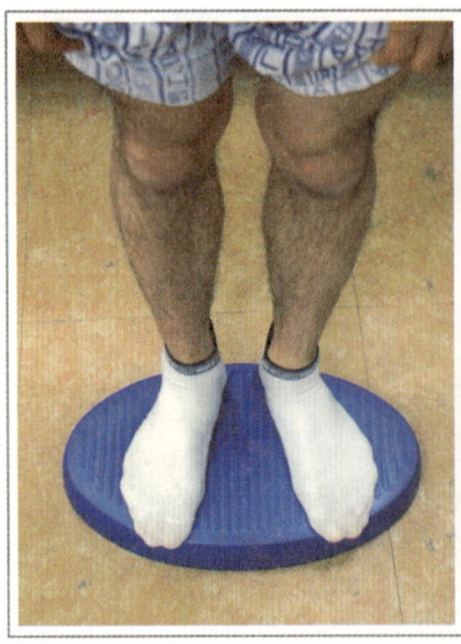

발란스 패드를 이용한 균형훈련
- 주 6회/10 min

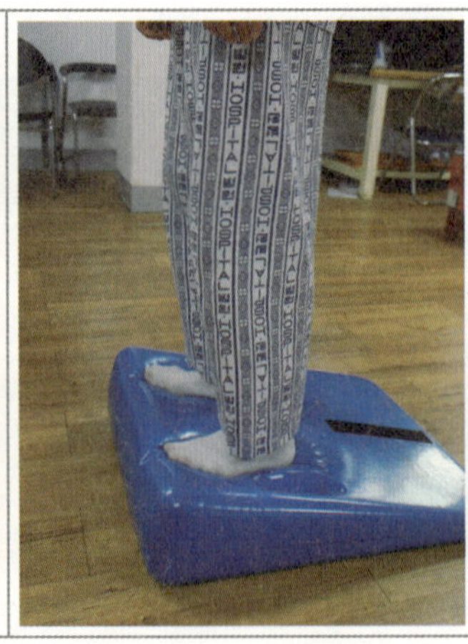

스폰지 패드를 이용한 균형훈련
- 주 6회/10 min

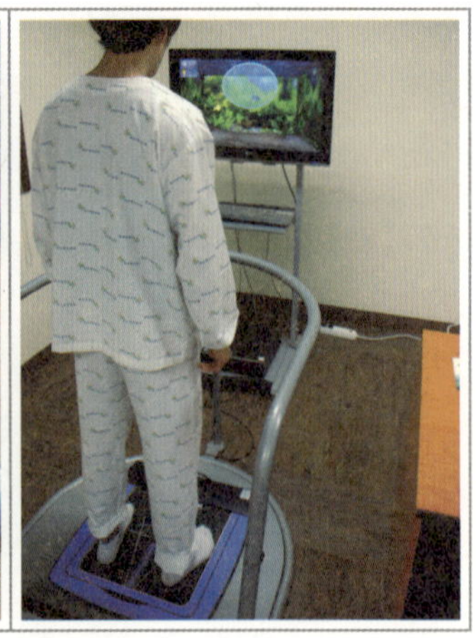

게임을 이용한 균형훈련
- 주 5회/10 min

참고문헌

강권영. 고관절 근력강화운동이 뇌졸중 환자의 기능 증진에 미치는 영향. 삼육대학교 대학원. 2006.

강화순. 전기자극과 치료적 운동에 의한 슬관절 신전근 근력 증가효과. 대구대학교 대학원. 1997.

고명숙, 유은영. 만성 뇌졸중 환자를 중심으로 한 트레드밀 보행훈련의 효과. 한국스포츠리서치. 2005. 16(3). 99-106.

공성아, 유승희. 12주간의 저항성 운동이 뇌졸중으로 인한 편마비 환자의 보행능력에 미치는 영향. 체육과학연구. 2005. 16(4). 90-104.

김명진, 이정호. 체중지지 트레드밀훈련이 편마비 환자의 보행과 서기균형에 미치는 영향. 2003. 10(1). 29-35.

김상걸. 급성 뇌졸중 환자에서 손상측 하지의 인식양상 증진이 밀기증후군 감소에 미치는 영향. 한국인지신경재활치료학회지. 2009. 1. 33-42.

김성학. 체중 현수 트레드밀 훈련이 만성 뇌졸중 노인의 보행에 미치는 효과. 대구대학교 대학원. 2004.

김승원. 편마비 환자의 밀기증후군 유무에 따른 기능 회복의 특성. 용인대 재활 보건과학 대학원. 2003.

김종만, 이충휘, 구애련. 시각 및 청각 되먹임을 통한 하지 체중이동 훈련이 편마비 환자의 보행특성에 미치는 효과에 관한 연구. 한국전문물리치료학회지. 1995. 2(2). 9-23.

박미애. 탄력밴드를 이용한 요부와 체간근력 강화 훈련이 편마비 환자의 보행에 미치는 영향. 한국스포츠리서치. 2009. 20(3). 103-115.

송창호, 이종삼. 전기자극과 운동치료가 뇌졸중 환자의 보행에 미치는 영향. 한국스포츠리서치. 2004. 15(5). 2333-2345.

이동진, 조유미, 이완희. 과제관련 훈련이 뇌졸중 환자의 정적 균형과 보행에 미치는 영향. 한국스포츠리서치. 2007. 18(6). 61-69.

이영정, 이충휘, 권오윤 외. 뇌졸중 환자에서 Fugl-Meyer 평가척도와 보행속도, Timed Up & Go 검사와의 상관관계. 한국전문물리치료학회지. 2004. 11(1).1-17. 1998. 33-40.

이용희, 강서정. 12주간 수중보행 운동과 지상보행 운동이 편마비 장애인의 보행능력에 미치는 영향. 한국체육학회지. 2010. 19(1). 457-465.

장정훈 외. 키스너 · 콜비 운돈치료총론. 영문출판사. 2010.

최보경, 김종만. 노인의 발등굽힘 관절의 가동범위와 보행에 대한 자가신장 운동의 효과. 한국전문물리치료학회지. 2008. 15(3). 8-16.

한동욱. 대퇴사두근 등척성 운동(QSE)과 전기자극(ES)이 대퇴사두근의 근력증진에 미치는 효과. 대한물리치료학회지. 2001. 13(2). 273-280.

허진강. 고관절근력강화운동이 뇌졸중 환자의 보행에 미치는 효과. 한국스포츠리서치. 2006. 17(1). 22-23.

Carr, J and Shepherd, R. B. Stroke rehabilitation: guidelines for rxercise and training to optimize motor skill (1st ed). Edinburgh New York: Butterworth-Heinemann. 2003·

처음노트 Initial Note

실 습 병 원 :	실(팀)장님 :
담당치료사 :	작 성 자 :

Name		Age		Sex	
Onset		Eval			
Occupation		DX			

■ 검진 Examination

1. 병력 History

인적사항 (Demogr aphics)	
현재상태/ 주호소 (Current condition/ Chief complaints)	
환자의 목표 (pt. goal)	
예전 기능수준 (Prior level of function)	
환자의 사회력 (Social Hx.)	
학교(고용/일) (School [Substituting for employment/work])	
생활환경 (Living enviroment)	
일반적인 건강상태 (General health ststus)	

사회적인 습관과 건강관련 습관 (Social/Health habit)	
가족력 (Family Hx)	
성장 (Development)	
의료/수술적 병력에 대한 정보 (Medical/Surgical Hx)	
기능적인 상태 /활동수준 (Functional status/ activity level)	
약물 (Medication)	
다른 임상 검사들 (Other clinical test)	

2. 시스템 재조명 System review

심혈관계/폐기관 Cardiovascular/Pulmonary system

피부계 Integumentary system

근육뼈대계 Musculoskeletel system

신경근육계 neuromuscular system

의사소통 형태와 능력 Communication

감정 Affect

인지 Cognition

학습장벽 Learning barriers

학습스타일 Learning style

교육에 대한 요구 education needs

3. 검사와 측정 Test and measures

■ 평가 Evaluation

진단 (Diagnosis)	
예후 (Prognosis)	

■ 치료계획 Plan of Care

기대결과(장기목표) (Expected out comes /Long-term goals)	
예상목표(단기목표) (Anticipated goals /Short-term goals)	
중재 (Intervention)	
참고문헌 (Reference)	

외상성 뇌손상 Traumatic brain injury 사례관련 진단 · 평가 및 중재문항

외상성 뇌손상으로 인해 사지마비 진단을 받은 45세 남성이 물리치료실에 내원하였다. 그는 자극에 대해 불규칙적이지만 특별하게 반응하며, 환경과 관련된 목적있는 행동이 아닌 이상행동을 보였다. 또한 균형능력의 감소 근긴장도의 증가를 보였다.

진단·평가

1. 환자의 인지기능을 평가하기 위해 란초로스 아미고스의 인지기능 LOCF 척도를 이용하여 평가 할 경우 사례환자의 적절한 수준은?

① 2단계
② 3단계
③ 4단계
④ 6단계
⑤ 7단계

2. 환자의 근긴장도를 평가하기 위해 수정된 애쉬워스 척도 MAS 를 이용하여 검사한 결과 팔꿉에서는 굽히거나 펌 할 때 운동범위 전범위에서 근긴장도가 증가되었고 손목에서는 운동범위의 끝범위에서 근긴장도가 증가되었다. 위 환자의 수준으로 알맞은 것은?

① G2/G1
② G3/G1+
③ G2/G1+
④ G2/G0
⑤ G1+/G1

정답 1. ③ 2. ①

중재

1. 환자의 균형능력을 향상시키기 위해 PNF기법을 이용하려고 한다. 치료사는 몸통의 작용근과 대항근의 동시적인 등척성 활성을 유발하여 정적균형능력을 향상시키려고 한다. 알맞은 기법은?

① 유지-이완
② 반복수축
③ 동적반전
④ 안정화반전
⑤ 율동적안정화

2. 환자의 운동능력을 향상시키기 위한 중재방법으로 계통발생학적 과정에 근거를 두고 어류나 파충류 등의 운동양식을 활동하는 중재방법은?

① Bobath 방법
② Kabat 방법
③ Vojta 방법
④ Rood 방법
⑤ Temple Fay 방법

정답 1. ⑤ 2. ⑤

제3장 기타질환

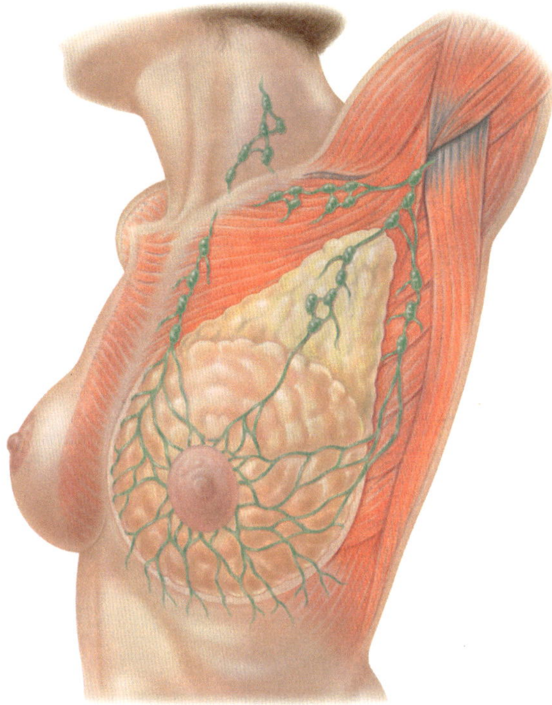

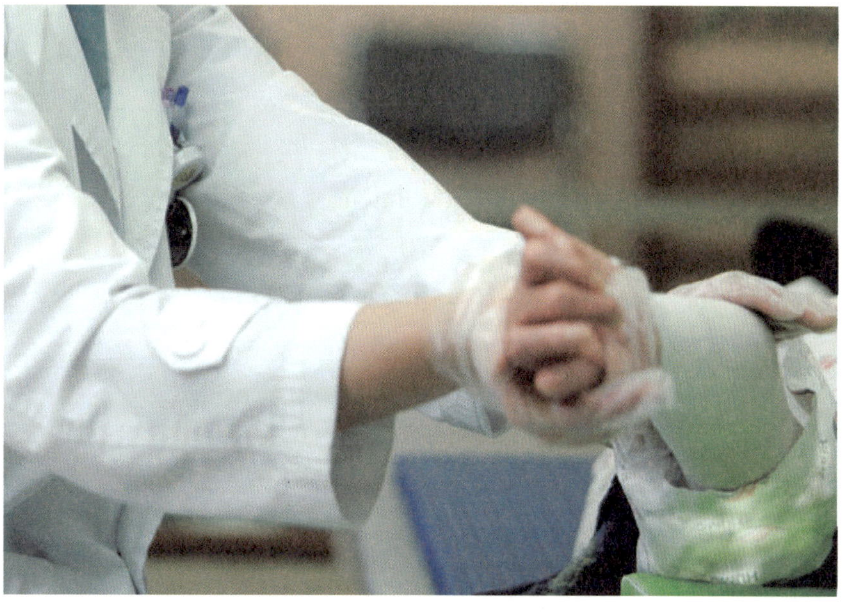

Endometrial Cancer with Lung meta

실 습 병 원:	실(팀)장님:
담당치료사:	작 성 자:

Name	김OO	Age	48	Sex	F
Onset	00.12.5	Eval	00.1.31	Occupation	주부

■ 검진 Examination

1. 병력 History

진단명 (Diagnosis)	Endometrial Cancer with Lung meta - Endometrialcal, lung metal 환자로 주소로 ER 경유 내원하였습니다.
주호소 (Chief complaints)	다리 부종과 통증이 심해서 전혀 움직이거나 이동할 수 없고 휠체어에만 앉아서 주부로서 생활을 할 수 없는 게 제일 불편하다.
과거력 (PHx)	- 00. 05. 11 Endometrial Dx & TAH & BSO - 00. 09. 02 Lung meta' Dx (SCLC) - 00. 09. 08 # 9 AC, 10월 Lung wedge resection, #6 Gemzar - 00. 10. 07 Imesa start - PD 10'9 Alimta - PD - 00. 01. 06 #6 Paditaxel - 00. 08. #3VC
치료 의욕 (Motivation)	보통(운동할 때 대부분 졸거나 졸지 않아도 말을 전혀 안 하시나 컨디션이 좋을 때에는 묻는 말에 대답도 하시고 웃으시면서 운동을 하신다)
환자 목표 (Patient's goal)	통증과 부종이 감소해서 침대로 이동해서 누워서 자고 싶음
보호자 목표 (Parent's goal)	최대한 통증과 부종이 감소해서 남은 인생을 그나마 편안하게 보내게 해주고 싶음
내/외과적 병력 (Medical/surgical history)	자궁암 수술, 폐암 수술

사회적 건강상태 (Social health status)	특이사항 없음
일반적 건강상태 (General health status)	특이사항 없음
가족 건강력 (Family health history)	특이사항 없음
기타 임상적인 검사들 (Other clinical test)	**확정** - 악성신생물(자궁내막암, 중엽, 기관지 또는 폐) - 상완신경총(팔신경얼기) 장애 - 폐색전증 **추정** - 상세불명의 영양결핍증 - 근막통증증후군(아래 다리) - 혈전증(정맥) **Lymphedema Evaluation Sheet** **수술력** | 자궁암 6년 전, 폐암 2-3년 전 **부종출현시기** | Rt. 2011. 12. 25 Lt. 2011. 9. 28 임파선 전이 **부종 시작 부위** **하지** | 하→상 **감염 여부** | - **통증 유무** | + (하지 VAS Lt. 8, Rt. 7) **스테머 징후** | +
기능적인 상태/활동수준 (Functional status/activity level)	휠체어에서 sitting 자세만 가능해서 transfer 할 수 없고 팔이나 손의 기능을 할 수 있어서 일상생활에선 밥을 먹거나 TV를 볼 때 리모컨을 조정할 수 있는 정도로 상지를 이용한다.

2. 시스템 재조명 System review

근육뼈대계

전체대칭 | 대칭

전체 ROM | 다리 LOM ↓, 휠체어에서 sitting자세만 가능해서 Hip ROM N/A(not applicable)

전체근력 | 다리근력약화(통증과 부종으로 휠체어에서 sitting 자세만 가능해서 다리근력운동을 할 수 없음)

신장 | 155 cm

체중 | 68 kg

신경근육계

이동 | Wheelchair에 앉아서 보호자가 데리고 이동함
감각 | impaired
균형 | intact
반사 | intact
의사소통 | intact
지남력 | intact
학습능력 | intact
통증 | 다리 VAS Rt. 7, Lt. 8

심혈관계

BP & BPS | 휴식 시 133/91 mmHg, 91 bps

외피계

다리 부종

3. 검사와 측정 Test and measures

관절가동범위 & 근육수행력

휠체어에서 sitting 자세로만 있어서, 부종이 심해서 제한이 있음

Lt.		U/E	Rt.	
MMT	PROM		PROM	MMT
G	Full	Shoulder flexion 180°	Full	G
G	Full	Shoulder extension 60°	Full	G
G	Full	Shoulder abduction 180°	Full	G
G	Full	Shoulder internal rotaion 70°	Full	G
G	Full	Shoulder external rotation 90°	Full	G
G	Full	Elbow flexion 150°	Full	G
G	Full	Forearm supination/pronation 80°	Full	G
G	Full	Wrist flexion 80°	Full	G
G	Full	Wrist extension 70°	Full	G
		L/E		
F-	70°	Hip flexion 120°	70°	F-
	N/A	Hip extension 30°	N/A	
	N/A	Hip abduction 45°	N/A	
	N/A	Hip adduction 30°	N/A	
	N/A	Hip internal/external rotation 45°	N/A	
F-	Full	Knee extension 135°	Full	F-
p	5°	Ankle dorsiflexion 20°	5°	p
p	10°	Ankle plantarflexion 50°	10°	p
p	10°	Foot inversion 35°	10°	p
p	5°	Foot eversion 15°	5°	p

*N/A : not applicable

• 하지부종 측정표(Lt. 부종이 더 심함)

1/31	Rt.	Lt.
Ankle	29	26
Calf	36	37.2
Knee	42.5	44.2
Distal thigh	45.5	47.5

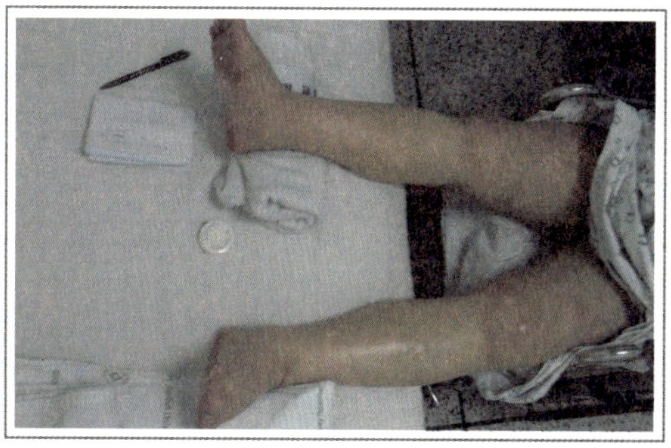

이동 | 보호자의 도움으로 휠체어로 이동

• Functional Abilities (통증으로 인하여 평가하지 못함)

Rolling over | N/A (not applicable)
Sit up | N/A (not applicable)
Keep sitting balance | N/A (not applicable)
Stand up | N/A (not applicable)
Keep standing balance | N/A (not applicable)
Ambulation | N/A (not applicable)

통증 | 다리 VAS Rt. 7, Lt. 8 로 통증이 심함

감각

감각	상지		하지		몸통	
	Rt.	Lt.	Rt.	Lt.	Rt.	Lt.
Superficial Sensation						
Pain	1	1	3	3	4	4
Temperature	1	1	2	2	4	4
Light touch	1	1	2	2	5	5
Pressure	1	1	3	3	4	4
Deep/Proprioceptive Sensation						
Movement sense	2	2	2	2	N/A	N/A
Position sense	2	2	2	2	N/A	N/A
Vibration	1	1	1	1	2	2
Combined Cortical Sensations						
Stereognosis	1	1	1	1	4	4
Tactile Localiition	1	1	1	1	4	4
Two-point Discrimination	2	2	2	2	5	5
Recognition of weight	1	1	N/A	N/A	N/A	N/A
Traced figure identification	1	1	N/A	N/A	N/A	N/A
Recognition of texture	1	1	N/A	N/A	N/A	N/A

*N/A : not applicable

ADL-MBI

1. 개인위생	0
2. 목욕하기	0
3. 식사하기	5
4. 용변처리	0
5. 계단 오르기	0
6. 옷 입기	2
7. 대변 조절	0
8. 소변 조절	0
9. 보행	0
10. 의자차	1
11. 의자/침대이동	0
	Total 8/100
Evaluation 0-20	Totally dependent

SF-8 (삶의 질 평가)

1. 일반 건강	5점(나빴음)
2. 신체적 기능	2점
3. 신체적 역할 제한	5점
4. 통증	5점
5. 활력	4점
6. 사회적 기능	1점
7. 정신 건강	2점
8. 감정적 역할제한	2점
	Total 27점/40점(삶의 질이 낮음)

■ 평가 Evaluation

진단 (Diagnosis)	환자는 다리의 부종으로 통증과 다리 근력감소로 인해 독립적인 이동을 수행할 수가 없어 보호자의 중간 정도의 도움으로 일상생활을 수행하고 있다.
예후 (Prognosis)	환자의 부종이 감소되면 수동운동→능동보조운동을 시켜 ROM과 근력을 증진시켜 보호자의 약간의 도움으로 효율적인 이동을 할 수 있을 것 같다.

■ 치료계획 Plan of Care

기대결과(장기목표)
(Expected out comes /Long-term goals)

환자는 8주 이내에 침대에서 휠체어로 보호자의 약간의 도움으로 30 sec 안에 수행할 수 있다.
- 환자는 8주 내에 넙다리, 무릎, 종아리, 발목의 부종을 5 cm 감소할 수 있다.
- 환자는 다리(발목) 근력을 P grade에서 F grade로 증진할 수 있다.

예상목표(단기목표)
(Anticipated goals /Short-term goals)

환자는 2주 이내에 침대에서 휠체어로 보호자의 약간의 도움으로 1 min 안에 수행할 수 있다.
- 환자는 8주 내에 넙다리, 무릎, 종아리, 발목의 부종을 2 cm 감소할 수 있다.
- 환자는 다리(발목) 근력을 P grade에서 P+grade로 증진할 수 있다.

중재
(Intervention)

림프마사지

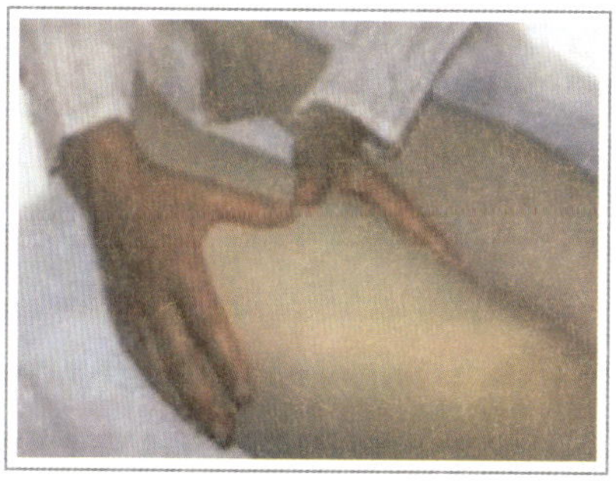

천천히 부드럽게 리듬을 타고 반복적으로 가볍게 낮은 압력으로 하며, 정상적인 부위부터 시작하여 비정상적인 부위로 이동하며 마사지한다.

<마사지 순서>

- 빗장뼈 윗부분의 양쪽을 대칭으로 마사지 → 겨드랑이에서 반대쪽 겨드랑이로 마사지 → 복장뼈 부위 마사지 → 팔꿈치에서 겨드랑이 쪽으로 마사지 → 허리에서 겨드랑이 쪽으로 마사지 → 가슴에서 목 쪽으로 마사지 → 배꼽에서 허리 쪽으로 마사지 → 사타구니에서 골반(ASIS) 쪽으로 마사지 → 다리도 먼쪽에서 가까운 쪽으로 마사지
- 호흡기능훈련 → 코로 숨을 들이마시고 입으로 숨을 내뱉으면서 독소를 빼는 호흡을 하도록 한다.

하지 붕대법

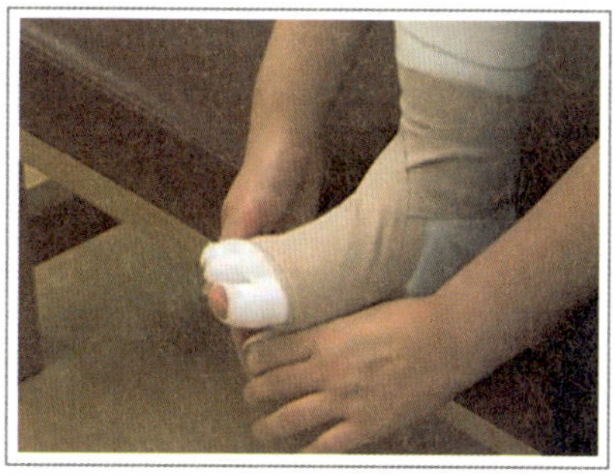

공기압박기

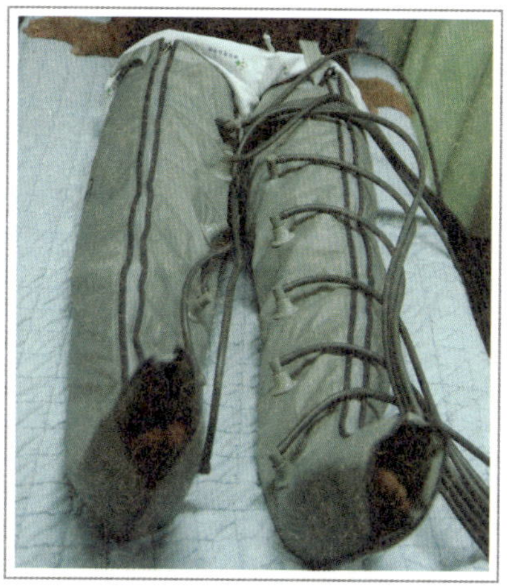

- 주 5회/1회 30 min

Education

피부관리 | 마찰로 인해 피부손상을 입지 않도록 피부에 끈적거리지 않는 피부 보호 로션을 바른다.

참고문헌

김성중, 심정묘, 박용덕. 아로마 마사지가 림프부종에 미치는 영향. Journal of the Korean Academy of University Trained Physical Therapists 2007. Vol.14 No.3.

김연정. 고전압 전기 자극의 부종 감소 효과. 연세대학교 보건과학대학 재활학과 외 3명. KAUTPT. 1994. 1(1).

이재섭. 복합적 부종감소 물리치료와 고전적 부종감소 물리치료가 상지 림프부종 환자의 신체 기능과 삶의 질에 미치는 영향. 용인대학교 : 물리치료학과. 2010.

임창훈, 한진태. 상지운동과 붕대법이 상지림프부종 환자의 부종과 관절가동범위에 미치는 영향. Journal of the Korean Society of Physical Medicine v.6 no.1. 2011. 31-38.

정규철, 김선현, 염창환. 림프부종 환자에서의 위험 인자. Korean journal of hospice and palliative care v.8 no.2. 2005. 156-162.

Jeannette Q Lee. Differences in physical performance between men and women with and without lymphoma. Archives of Physical Medicine and Rehabilitation, Volume 84, Issue 12, December 2003. 1742-1752.

Karen Smith Blesch. Rehabilitation of the cancer patient at home Seminars in Oncology Nursing, Volume 12, Issue 3, August 1996. 219-225.

Rosalind R. Spence. Exercise and cancer rehabilitation Cancer Treatment Reviews, Volume 36, Issue 2, April 2010. 185-194.

처음노트 Initial Note

실 습 병 원 :	실(팀)장님 :
담당치료사 :	작 성 자 :

Name		Age		Sex	
Onset			Eval		
Occupation			DX		

■ 검진 Examination

1. 병력 History

인적사항 (Demogr aphics)	
현재상태/ 주호소 (Current condition/ Chief complaints)	
환자의 목표 (pt. goal)	
예전 기능수준 (Prior level of function)	
환자의 사회력 (Social Hx.)	
학교(고용/일) (School [Substituting for employment/work])	
생활환경 (Living enviroment)	
일반적인 건강상태 (General health ststus)	

사회적인 습관과 건강관련 습관 (Social/Health habit)	
가족력 (Family Hx)	
성장 (Development)	
의료/수술적 병력에 대한 정보 (Medical/Surgical Hx)	
기능적인 상태 /활동수준 (Functional status/ activity level)	
약물 (Medication)	
다른 임상 검사들 (Other clinical test)	

2. 시스템 재조명 System review

심혈관계/폐기관 Cardiovascular/Pulmonary system

피부계 Integumentary system

근육뼈대계 Musculoskeletel system

신경근육계 neuromuscular system

의사소통 형태와 능력 Communication

감정 Affect

인지 Cognition

학습장벽 Learning barriers

학습스타일 Learning style

교육에 대한 욕구 education needs

3. 검사와 측정 Test and measures

■ 평가 Evaluation

진단 (Diagnosis)	
예후 (Prognosis)	

■ 치료계획 Plan of Care

기대결과(장기목표) (Expected out comes /Long-term goals)	
예상목표(단기목표) (Anticipated goals /Short-term goals)	
중재 (Intervention)	
참고문헌 (Reference)	

림프부종 Lymph edema 사례관련 진단 · 평가 및 중재문항

림프부종 진단을 받은 40세의 여성이 물리치료실에 내원하였다. 시스템 재조명 System Review 에서 근육뼈대계: 전체ROM-다리 관절 제한, 전체근력-정상. 신경근육계: 이동-독립적 이동, 감각-손상, 균형-정상, 통증-다리 통증, 반사-정상. 외피계: 하지 부종을 보였다. 현재 그녀는 부종으로 일상생활활동에 제한을 보이고 있다.

진단·평가

1. 림프부종의 일반적인 특징으로 알맞은 것은?
   ① 대부준의 경우 팔다리의 몸쪽에서 발생한다.
   ② 창상치유가 지연되고 감염증의 빈도가 낮아진다.
   ③ 팔다리의 용적이 증가하면 피부손상이 일어나기 쉬어진다.
   ④ 부종의 대부분은 발 또는 손의 바닥쪽에서 나타난다.
   ⑤ 대부분 관절가동범위에 제한이 나타나지 않으며 기능적 운동능력이 저하된다.

2. 검사와 측정 Test and Measures 에서 수행해야 할 검사로 옳게 짝지어진 것은?
   ① 근력 - MMT
   ② 감각 - DTR
   ③ 부종 - 둘레크기 측정
   ④ 통증 - MAS
   ⑤ 일상생활활동 - BBS

정답 1. ③ 2. ③

중재

1. 림프부종 감소를 위한 중재방법으로 옳은 것은?
   ① 부종부위의 림프액이 흡수될 수 있도록 먼쪽부위를 마사지한다.
   ② 다리는 항상 심장보다 낮게 위치시킨다.
   ③ 반복적인 스트로킹 stroking 과 고리모양 마시지를 순서대로 시행한다.
   ④ 자가마사지는 피로를 유발하므로 가급적 시행하지 않는다.
   ⑤ 특정 림프절을 향하여 마사지를 시행하고 몸통에서 말단쪽으로 문지른다.

2. 림프부종 환자의 자가관리 및 예방을 위한 교육내용으로 옳은 것은?
   ① 체중을 유지하기 위해 식사를 관리하고 나트륨의 섭취를 최소화 한다.
   ② 꽉 끼는 고무가 들어간 소매나 양말 등의 옷을 착용한다.
   ③ 감염증을 피하며 찰과상, 수포 등은 천천히 처치한다.
   ④ 장거리를 자동차로 이동하는 경우 휴식없이 빠르게 이동하는 것을 권장한다.
   ⑤ 더운 장소를 피하고 국소적 온열을 사용한다.

정답 1. ③ 2. ①

Burn

실 습 병 원 :	실(팀)장님 :
담당치료사 :	작 성 자 :

Name	주OO	Age	51	Sex	M
Onset	00.03.01	Eval	00.05.01		

■ 검진 Examination

1. 병력 History

진단명 (Diagnosis)	Lower leg burn 35% (fibula, tibia, knee joint) - 석탄 난로에 휘발유를 넣던 중 손에 불이 붙어 넘어지면서 얼굴, 손(2도), 양쪽 다리에(3도) 화상 입으시고 본원에서 4차례 피부이식 시행함
주호소 (Chief complaints)	양쪽 무릎관절과 손의 제한된 가동범위
치료 의욕 (Motivation)	아주 좋음
환자 목표 (Patient's goal)	다리가 호전 되어 빨리 직장으로 복귀하고 친구들과 함께 골프장으로 운동하러 가고 싶어함
직업 (Occupation)	골프 강사
사회적 건강상태 (Social health status)	특이사항 없음
가족 건강력 (Family health history)	특이사항 없음
내/외과적 병력 (Medical/surgical history)	고혈압
약물 (Medication)	혈압약, 진통제 계통의 약

기능적인 상태 /활동수준 (Functional status/ activity level)	현재 병원 내 이동은 스스로 수행 가능하고 일상생활은 독립적으로 수행함
기타 임상적인 검사들 (Other clinical test)	병리학적 소견은 관찰되지 않음

2. 시스템 재조명 System review

근육뼈대계

전체대칭 | 오른쪽으로의 기울이 관찰됨
전체ROM | 양쪽 무릎관절과 양손에 제한 있음
전체근력 | 특이사항 없음
신장 | 177 cm
체중 | 68 kg

신경근육계

이동 | 스스로 수행
감각 | intact
균형 | impaierd
반사 | intact
의사소통 | intact
지남력 | intact
학습능력 | intact
통증 | 작열감으로 인한 양측 다리 통증

심혈관계 **BP & BPS** | 휴식 시 120/80 mmHg, 80 bps

외피계 | 양측 다리와 양측 손에 흉터

3. 검사와 측정 Test and measures

자세

- 선 자세에서는 Rt. ankle과 Knee joint의 제한부위로 인해 기울이 발생함
- 앉은 상태에서는 기울이 관찰되지 않음

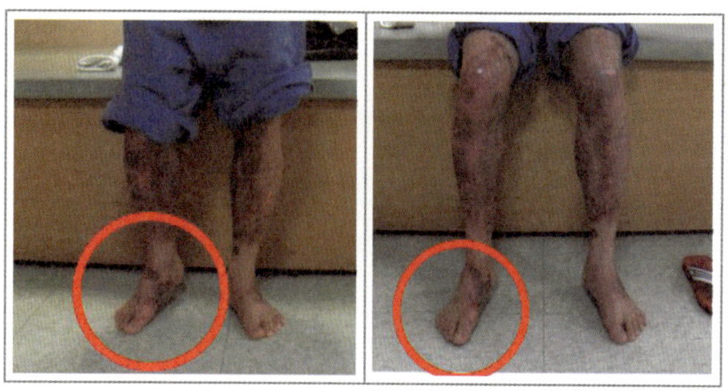

관절가동범위 & 근육수행력

• MMT - WFL (within functional limit)로 Normal grade

		Rt.	Lt.
Wrist	Flex.	45°	45°
	Ext.	45°	45°
Hand	Grasp	탁구공을 쥘 수 있음.	탁구공을 쥘 수 있음.
	Grooming	단추 끼우기에 어려움 호소	단추 끼우기에 어려움 호소
	Opponens	새끼손가락과 맞닿지 않음. (1 cm)	새끼손가락과 맞닿지 않음. (2.5 cm)
Knee joint	Flex.	90°	120°
	Ext.	0°	0°
Ankle joint	Knee flex. 상태 D/F	-5°	15°
	P/F	30°	30°
	Knee ext. 상태 D/F	-10°	15°
	P/F	30°	40°

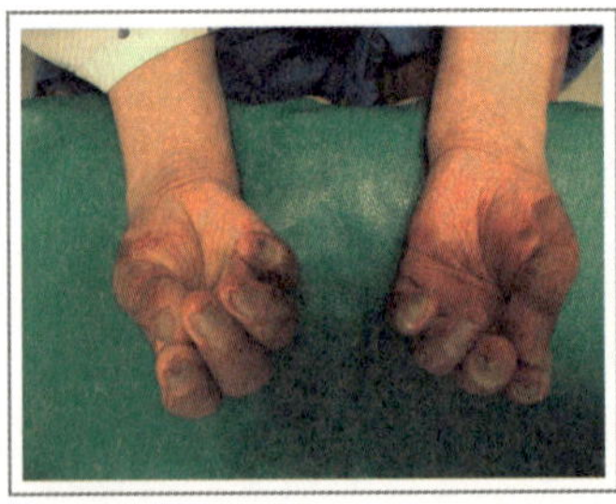

Grasp

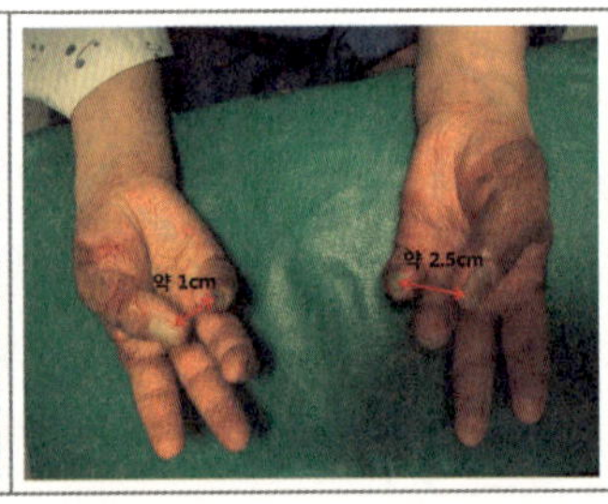

Opponens

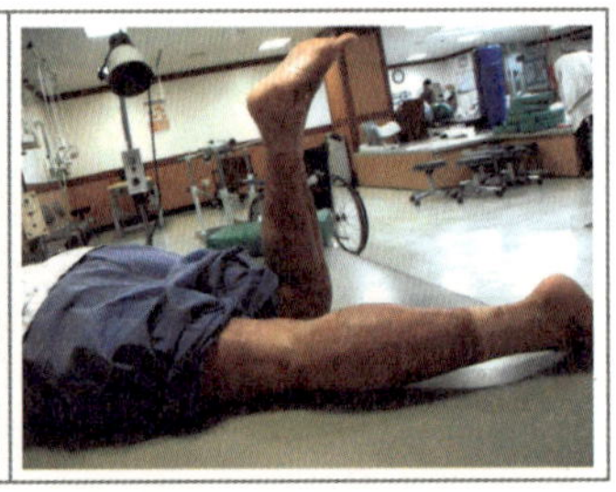

Knee joint

감각

Pain (sharp/dull)	Temperature	Light touch	Pressure
+	+	+	+

이동

독립적으로 수행 가능함

균형

- Weight bearing

68 kg			
Rt.	25	Lt.	43

- Functional Balance Scale

	Static	Dynamic
Sitting	G	
Standing	F+	F

- Berg balance scale

2. Standing unsupported	
2	독립적으로 삭은 보복늘 쥐하고 30초 동안 지지함.
13. Standing with one foot in front	
2	잡지 않고 30초 동안 수행함.
14. Standing on one foot	
2	독립적으로 한 발을 들고 3초 동안 지탱함.

- The maximal possible score on this test is 56.

0-20점 | wheelchair bound
21-40점 | walking with assistance
41-56점 | independent

통증

- Both foot pain VAS

쉴 때	걸을 때	서 있을 때
Standing	4-5	7-8

보행

- Heel strike, Midstance 제한된 관절가동범위로 인해 정상보행패턴으로 수행을 하지 못함
- 6 m walking에서 8 sec로 수행함
- TUG test에서는 3회 평균 16.77 sec로 운동성의 감소가 있음

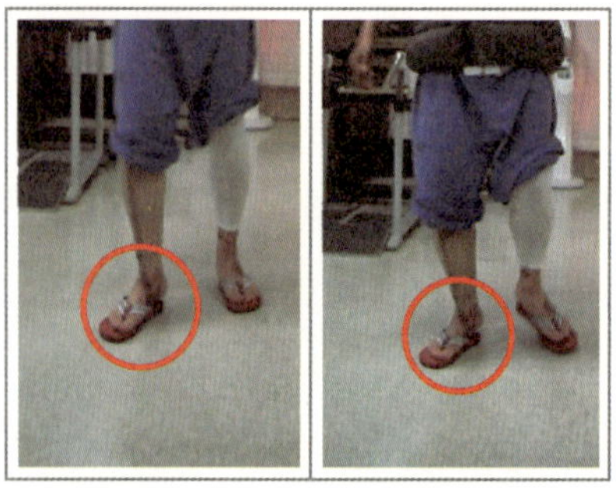

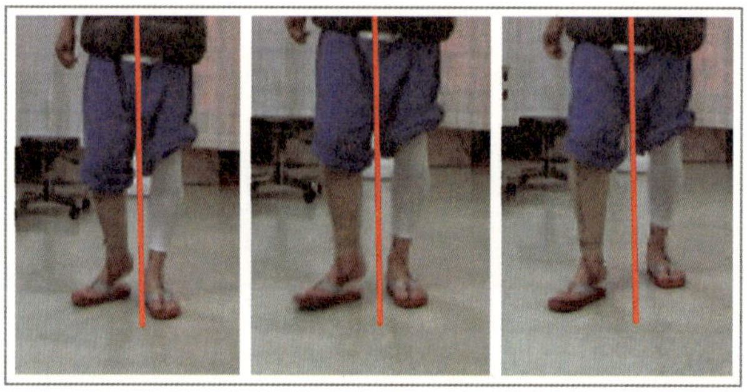

Heel strike midstance Swing

심혈관계

6 m walking test나 TUG test 후에 변화는 관찰되지 않음

외피계(9법칙: 35%)

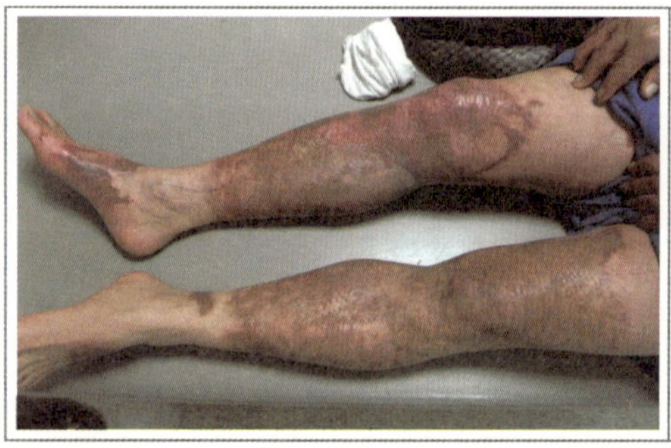

양다리 전면

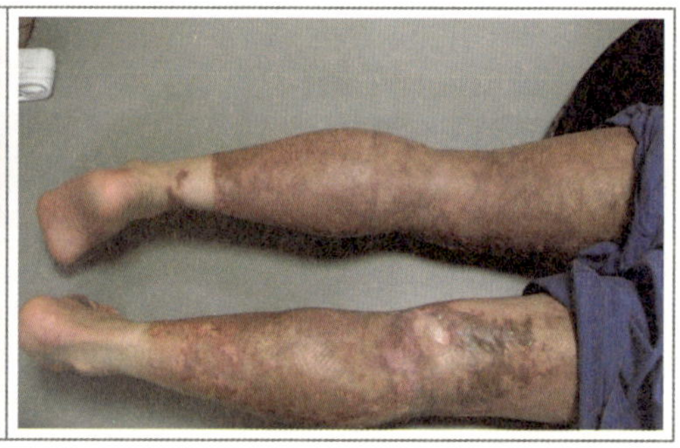

양다리 후면

Thigh size

Rt. | 33.5cm **Lt.** | 34.5cm

한국판 Patient Health Questionnaire-9

- 지난 2주 동안 당신은 다음과 같은 일로 얼마나 자주 불편함을 느낀 적이 있습니까?

2) 기분이 가라앉거나 우울하거나 희망이 없다			
0 - 전혀 그렇지 않다	1 - 1주일 이상	2 - 수일 정도	3 - 거의 매일
3) 잠을 들거나 수면을 유지하는 데 문제가 있거나 또는 수면량이 너무 많다.			
0 - 전혀 그렇지 않다	1 - 1주일 이상	2 - 수일 정도	3 - 거의 매일
7) 일에 집중하기가 어렵다(예: 신문읽기 또는 텔레비전시청)			
0 - 전혀 그렇지 않다	1 - 1주일 이상	2 - 수일 정도	3 - 거의 매일
			Tatal 4 /27 (10점 이상 시 양성)

■ 평가 Evaluation

진단 (Diagnosis)	환자는 양측 손과 다리 화상으로 인해 양쪽 손의 관절가동범위의 소실이 있어 골프채를 잡을 수 없고 다리의 관절가동범위 소실과 통증, 균형 감소로 보행속도 감소로 인해 직장으로 복귀 및 사회활동의 제한이 있다.
예후 (Prognosis)	환자는 제한된 관절가동범위 증가와 운동성의 증진을 통해 사회활동을 스스로 수행 가능할 것 같으나 직업(골프강사)으로의 복귀는 힘들 것 같음. 환자의 동기가 확실하므로 취미생활로 골프를 즐길 수 있을 것 같다.

■ 치료계획 Plan of Care

기대결과(장기목표) (Expected out comes /Long-term goals)	1. 환자는 10주 이내 지름 2 cm의 골프채를 잡고 스윙을 할 수 있다. 2. 환자는 10주 이내 5분 이상 선 자세를 유지할 수 있다. - Rt. knee joint flexion 90° →135° 향상할 수 있다. - Rt. ankle dorsiflexion을 5° →15° 향상할 수 있다. - Standing시 VAS등급을 8 →3으로 감소할 수 있다. 3. 환자는 10주 이내에 실외보행(100 m)을 1 min 이내로 수행할 수 있다. - 환자는 standing dynamic balance을 F → G grade로 수행할 수 있다. - 환자는 옥외 6 m를 5 sec에 수행할 수 있다.
예상목표(단기목표) (Anticipated goals /Short-term goals)	1. 환자는 10주 이내 지름 4 cm의 골프채를 잡고 스윙을 할 수 있다. 2. 환자는 10주 이내 2분 이상 선 자세를 유지할 수 있다. - Rt. knee joint flexion 90° →100° 향상할 수 있다. - Rt. ankle dorsiflexion을 5° →10° 향상할 수 있다. - Standing시 VAS등급을 8 →5로 감소할 수 있다. 3. 환자는 10주 이내에 실외보행(100 m)을 3 min 이내로 수행할 수 있다. - 환자는 standing dynamic balance을 grade로 유지할 수 있다. - 환자는 옥외 6 m를 10 sec에 수행할 수 있다.

중재 (Intervention)	

양손의 능동적 관절가동범위운동

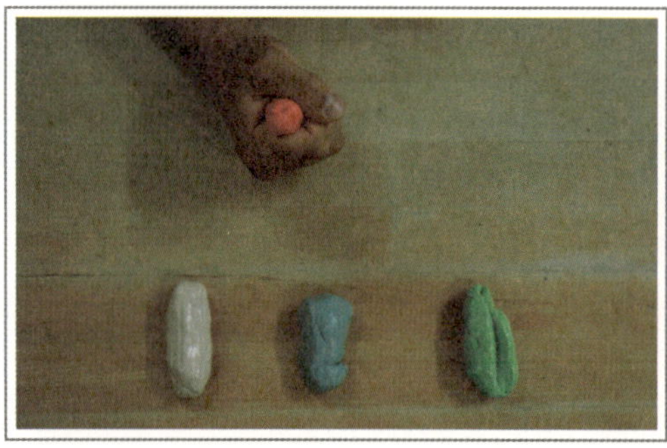

Therapy putty exercise
- 강도별로 5분씩 5 set/주 6회

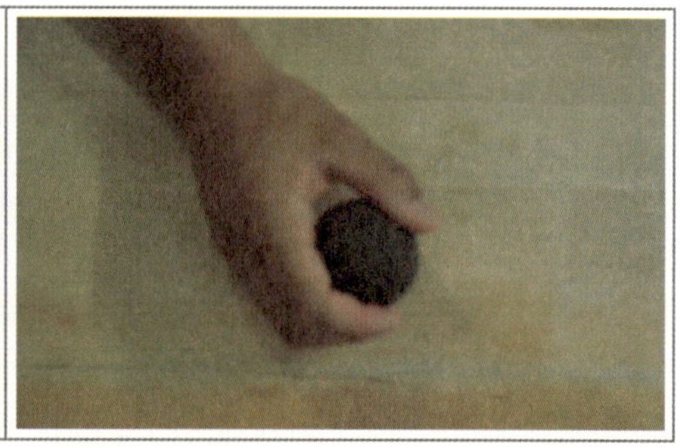

Hand Therapy Balls
- 강도별로 5분씩 5 set/주 6회

다리 관절가동범위 증진운동

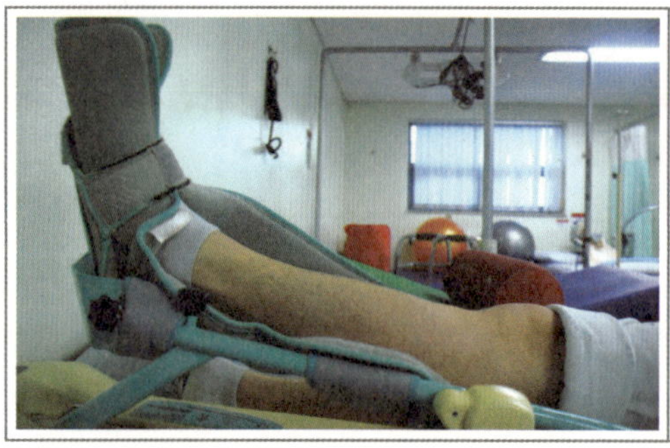

CPM- ROM
- (80-100°) 45 sec 당 1번주기

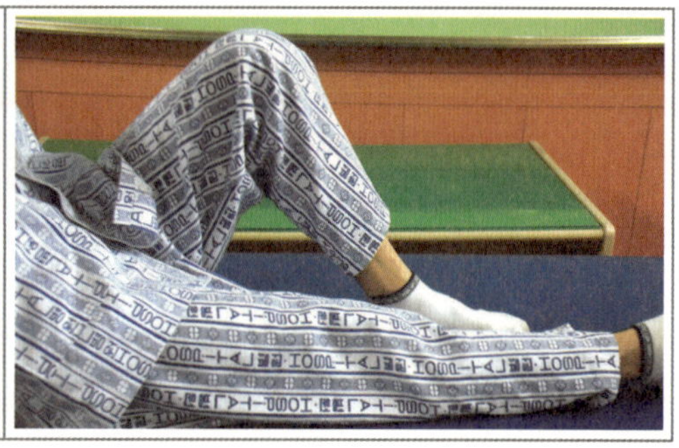

Supine position에서 A-ROM
- 10회 5 set

통증감소

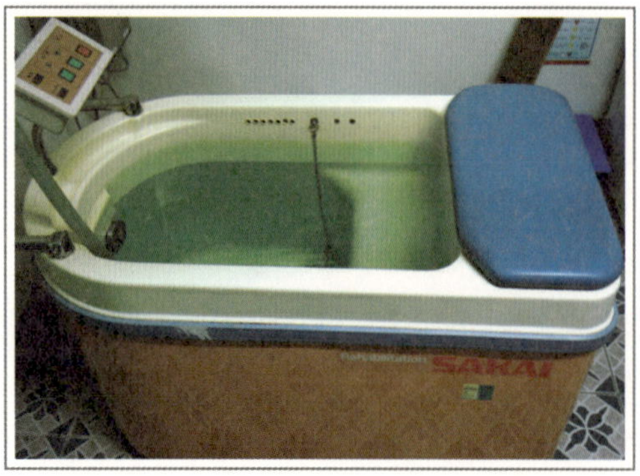

Whirlpool
- 30 min/주 5회

중재
(Intervention)

보행훈련

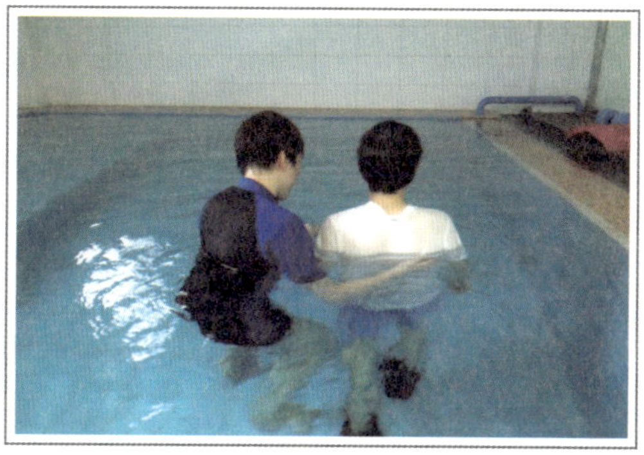

수중 보행훈련
- 20-30 min/주 3회

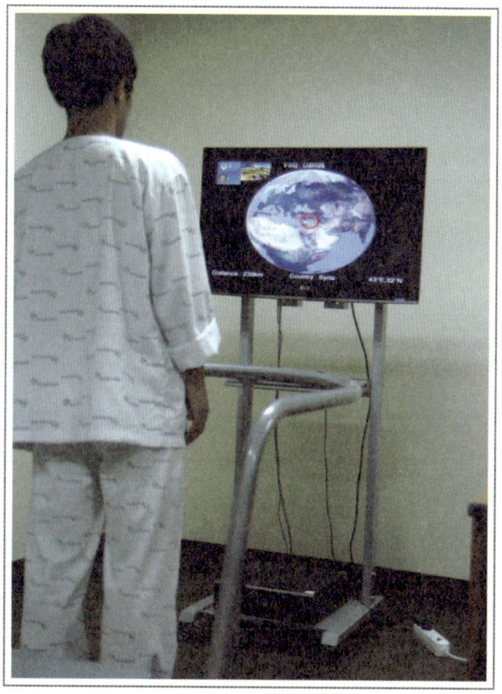

힘판을 이용한 균형훈련
- 15-20 min/주 3회

참고문헌

Almeida TF, Roizenblatt S, Benedito-Silva AA et al. The effect of combined therapy (ultrasound and interferential current) on pain and sleep in fibromyalgia Pain. 2003. 104(3). 665-672.

Buljina AI, Taljanovic MS, Avdic DM. Physical and Exercise Therapy for Treatment of the Rheumatoid Hand. Arthritis Rheum. 2001. 45(4). 392-397.

Clark RA, Vryant AL, Pua Y et al. Validity and reliability of the Nintendo Wii Balance Board for assessment of standing balance. Gait Posture. 2010. 31(3). 307-310.

E Mester T. and Spiry B. Effect of laser rays on wound healing. The American journal of Surgery. 1971. 112(4). 532-535.

Gail D. Deyle, Nancy E, Henderson. Effectiveness of Manual Physical Therapy and Exercise in Osteoarthritis of the Knee A Randomized, Controlled Trial. Annals of internal medicine. 2000. 132(3). 173-181.

Kawanabe K, Kawashima A, Sashimoto I et al. Effect of whole-body vibration exercise and muscle strengthening, balance, and walking exercises on walking ability in the elderly. The Keio Journal. (2007).Keio J Med. 2007. 56(1):28-33.

Leon-Villapalos J, Kaniorou-Larai M, Dziewulski P. Full thickness abdominal burn following magnetic resonance guided focused ultrasound therapy.Burns. 2005. 31(8). 1054-1055.

Lori A. Kuligowski. Scott M. Lphart. Effect of Whirlpool Therapy on the Signs and Symptoms of Delayed-Onset Muscle Soreness. J Athl Train. 1998. 33(3):222–228.

Steffen TM, Hacker TA, Mollinger L. Age- and Gender-Related Test Performance in Community-Dwelling Elderly People: Six-Minute Walk Test, Berg Balance Scale, Timed Up & Go Test, and Gait Speeds. Phys Ther. 2002. 82(2). 128-137.

Susan B. O'Sullivan. Physical Rehabilitation. By 5th Edition. 2007.

Tarek O Souryal, Chief Editor, Consuelo T Lorenz. Complications and tratment during rehalibitation after ACL injury reconstruction. Volume 14, Issue 1, January. 2006.

Umraw N, Chan Y, Gomez M et al. Effective Hand Function Assessment After Burn Injuries. J Burn Care Rehabil. 2004. 25(1). 134-139.

처음노트 Initial Note

실 습 병 원 :	실(팀)장님 :
담당치료사 :	작 성 자 :

Name		Age		Sex	
Onset		Eval			
Occupation		DX			

■ 검진 Examination

1. 병력 History

인적사항 (Demogr aphics)	
현재상태/ 주호소 (Current condition/ Chief complaints)	
환자의 목표 (pt. goal)	
예전 기능수준 (Prior level of function)	
환자의 사회력 (Social Hx.)	
학교(고용/일) (School [Substituting for employment/work])	
생활환경 (Living enviroment)	
일반적인 건강상태 (General health ststus)	

사회적인 습관과 건강관련 습관 (Social/Health habit)	
가족력 (Family Hx)	
성장 (Development)	
의료/수술적 병력에 대한 정보 (Medical/Surgical Hx)	
기능적인 상태 /활동수준 (Functional status/ activity level)	
약물 (Medication)	
다른 임상 검사들 (Other clinical test)	

2. 시스템 재조명 System review

심혈관계/폐기관 Cardiovascular/Pulmonary system

피부계 Integumentary system

근육뼈대계 Musculoskeletel system

신경근육계 neuromuscular system

의사소통 형태와 능력 Communication

감정 Affect

인지 Cognition

학습장벽 Learning barriers

학습스타일 Learning style

교육에 대한 욕구 education needs

3. 검사와 측정 Test and measures

■ 평가 Evaluation

진단 (Diagnosis)	
예후 (Prognosis)	

■ 치료계획 Plan of Care

기대결과(장기목표) (Expected out comes /Long-term goals)	
예상목표(단기목표) (Anticipated goals /Short-term goals)	
중재 (Intervention)	
참고문헌 (Reference)	

화상 Burn 사례관련 진단 · 평가 및 중재문항

2도 화상으로 25세의 남성이 물리치료실에 내원하였다. 그는 양쪽 팔의 앞,뒤면과 왼쪽 다리의 앞면에 화상을 입었다. 시스템 재조명 System Review 에서 근육뼈대계: 전체ROM-팔,다리관절 제한, 전체근력-특이사항없음. 신경근육계: 이동-독립적 이동, 감각-정상, 균형-정상, 통증-팔, 다리 통증, 반사-정상. 외피계: 팔과 다리에 흉터를 보였다.

진단 · 평가

1. 2도 화상의 일반적인 특징으로 알맞은 것은?
   ① 진피조적의 노출 없이 표피세포만 손상되는 것이다.
   ② 진피까지 손상이 일어나고 표층, 심층부분층 화상으로 분류된다.
   ③ 표피와 진피 및 피부밑조직 까지 완전하게 파괴된 손상이다.
   ④ 치유를 하기 위해 피부이식이 필요하다.
   ⑤ 피부가 붉어지고 진액이 흘러나오지 않는다.

2. 9의 법칙을 이용하여 환자의 화상크기를 산출하려고 한다. 환자의 화상크기는?
   ① 18%
   ② 27%
   ③ 22.5%
   ④ 13.5%
   ⑤ 36%

정답 1. ② 2. ②

중재

1. 화상환자의 구축방지를 위한 침상자세로 알맞은 것은?
   ① 발목관절은 발바닥굽힘을 유지한다.
   ② 엉덩관절과 무릎관절은 굽힘 상태로 한다.
   ③ 어깨관절은 벌림 130°를 유지한다.
   ④ 엉덩관절은 벌림없이 무릎관절과 함께 폄 상태로 한다.
   ⑤ 바로누운자세에서 목은 베개를 베지 않고 중립 또는 약간의 폄을 유지한다.

2. 위 환자에게 제공될 치료로 옳은 것은?
   ① 상처의 소독을 위해 하버드탱크에 9%의 등장성용액을 중재한다.
   ② 흉터관리를 위해 손상된 피부는 자극하지 않는다.
   ③ 비손상측은 근력운동을 시행하지 않는다.
   ④ PNF의 유지-이완 기법을 이용하여 조직을 신장한다.
   ⑤ 조직을 신장하기 위해 강한 힘을 이용한다.

정답 1. ⑤ 2. ④

제3부

환자/고객 관리노트 작성을 위한 평가도구

1. Pain Scale
2. Range of Motion (ROM) & Manual Muscle Testing (MMT)
3. Brunnstrom Stage
4. Fugl-Meyer Assessment
5. ASIA Impairment Scale
6. Spinal Cord Independence Measure (SCIM)
7. Walking Index for Spinal Cord Injury (WISCI Ⅱ)
8. Unified Parkinson's Disease Rating Scale (UPDRS)
9. Gross Motor Function Measure (GMFM)
10. (Hauser) Ambulatory Index (AI)
11. Deep Tendon Reflex Grade (DTR)
12. Mini-Mental State Examination-Korea (MMSE-K)
13. Modified Ashworth Scale (MAS)
14. Modified Barthel Index (MBI)
15. Dynamic Gait Index (DGI)
16. Motor Assessment Scale (MAS)
17. Berg Balance Scale (BBS)
18. Functional Balance Grade (FBG)
19. Timed Up and Go Test (TUG)
20. Tinetti Performance Oriented Mobility Assessment (POMA)

참고 물리치료(학)과 임상 실습 평가서

여기에 사용된 평가도구는 소개된 CASE에 대해 사용된 것이며, 각 질환에 맞는 다른 평가도구를 사용할 수도 있습니다.

1. Pain Scale

Visual Analogue Scale(VAS)

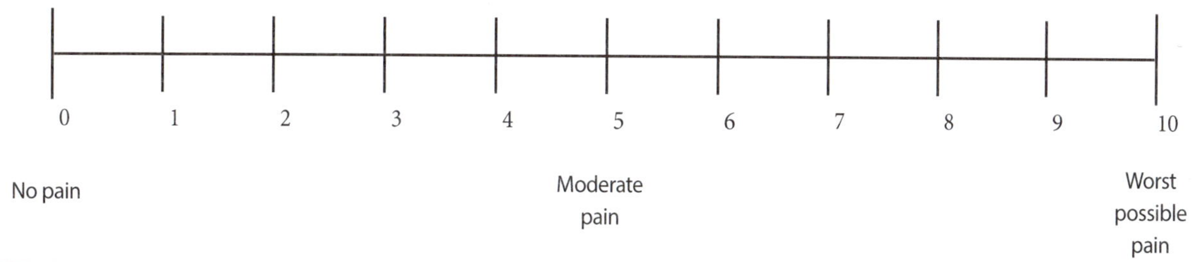

* Susan B. O'Sullivan & Thomas J. Schumitz/ Physical Rehabilitation: Assessment and Treatment 4th edition. p119-121/Yeong Mun publishing Company/2007

2. Range of Motion (ROM) & Manual Muscle Testing (MMT)

Range Of Motion (ROM)			
Name : ______	Evaluation date : ______	치료사 : ______	
Upper Extremity (U/E)		Lower Extremity (L/E)	
Extremity	각도(°)	Extremity	각도(°)
Shoulder flexion	0-180	Hip flexion	0-120
Shoulder extension	0-60	Hip extension	0-30
Shoulder abduction	0-180	Hip abduction	0-45
Shoulder horizontal abduction	0-45	Hip adduction	0-30
Shoulder horizontal adduction	0-135	Hip internal rotation	0-45
Shoulder internal rotation	0-70	Hip external rotation	0-45
Shoulder external rotation	0-90	Knee flexion	0-135
Elbow flexion	0-150	Ankle dorsiflexion	0-20
Forearm supination	0-80	Ankle plantarflexion	0-50
Forearm pronation	0-80	Foot inversion	0-35
Wrist flexion	0-80	Foot eversion	0-15
Wrist extension	0-70		
Wrist ulna deviation	0-30		
Wrist radial deviation	0-20		

Manual Muscle Testing (MMT)	
등급	정의
Zero	관찰 가능한 근 수축 없음.
Trace	움직임은 없으나 관찰 혹은 근 수축이 느껴짐.
Poor-	중력을 제거한 상태에서 일부 ROM 가능
Poor	중력을 제거한 상태에서 전체 ROM 가능
Poor+	중력을 이기고 50% 이하의 ROM 가능
Fair-	중력을 이기고 50% 이상의 ROM 가능
Fair	중력을 이기고 전체 ROM 가능
Fair+	중력과 약간의 저항을 이기고 전체 ROM 가능
Good	중력과 중증도의 저항을 이기고 전체 ROM 가능
Normal	중력과 최대저항을 이기고 전체 ROM 가능

* Hazel M. Clarkson/Musculoskeletal Assessment joint range of motion and manual muscle strength, 2nd Edition/p.25,p402-404/Yeong Mun publishing company/2004

ROM과 MMT 평가지 작성 예시					
Name : ______		Evaluation date : ______		치료사 : ______	
Left		Upper Extremity (U/E)		Right	
MMT	ROM			ROM	MMT
		Shoulder flexion	0-180°		
		Shoulder extension	0-60°		
		Shoulder abduction	0-180		
		Shoulder horizontal abduction	0-45°		
		Shoulder horizontal adduction	0-135		
		Shoulder internal rotation	0-70°		
		Shoulder external rotation	0-90°		
		Elbow flexion	0-150°		
		Forearm supination	0-80°		
		Forearm pronation	0-80°		
		Wrist flexion	0-80°		
		Wrist extension	0-70°		
		Wrist ulna deviation	0-30°		
		Wrist radial deviation	0-20°		
Left		Lower Extremity (L/E)		Right	
MMT	ROM			ROM	MMT
		Hip flexion	0-120°		
		Hip extension	0-30°		
		Hip abduction	0-45°		
		Hip adduction	0-30°		
		Hip internal rotation	0-45°		
		Hip external rotation	0-45°		
		Knee flexion	0-135°		
		Ankle dorsiflexion	0-20°		
		Ankle plantarflexion	0-50°		
		Foot inversion	0-35°		
		Foot eversion	0-15°		

* Hazel M. Clarkson/Musculoskeletal Assessment joint range of motion and manual muscle strength, 2nd Edition/p.25,p402-404/Yeong Mun publishing company/2004

3. Brunnstrom Stage

회복단계	
단 계	특 징
1	이완성 단계(flaccidity stage)로 수의적 운동이 없다.
2	공동운동이 발달되는데 보통 신전근 공동운동보다 굴곡근 공동운동이 먼저 나타난다. 경련성이 서서히 발달된다.
3	공동운동을 수의적으로 할 수 있다. 경련성이 가장 심하게 나타난다.
4	공동운동으로부터 몇 가지 운동들이 분리되게 된다. - 손을 몸 뒤로 가져가는 동작 - 상지를 수평하게 하여 몸의 전방으로 가져가는 동작 - 팔꿈치관절 90° 굴곡 상태에서 전완 회외선이나 회내선 동작 - 경련성이 감소된다.
5	기본적 공동운동으로부터 독립된 운동들이 나타난다. - 상지의 수평 외전 동작(side-horizontal position) - 상지의 전방 및 머리 위로 거상 동작 - 팔꿈치관절 신전상태에서 전완 회외선이나 회내선 동작 - 경련성의 현저한 감소
6	거의 정상에 가까운 협조운동이 가능하고 각 관절의 독립적인 운동이 있다. 경련성이 없다.

상지의 회복단계	
단 계	특 징
1	이완성(flaccidity)
2	능동적인 손가락운동이 없거나 극히 미약하다.
3	Mass grasp 혹은 hook grasp이 나타난다.
4	엄지동작의 이완(release)과 함께 외측 파악(lateral prehension)이 가능해진다. 작은 운동범위 내에서 반수의적 손가락 신전(semivoluntary finger extension)이 가능해진다.
5	Palmar prehension이 가능하다. Cylindrical and spherical grasp이 가능해진다. 다양한 범위의 수의적 집단 손가락 신전(mass finger extension)이 나타난다.
6	모든 형태의 prehension이 가능하다. 완전 범위의 수의적 손가락 신전이 가능하다. 개별적인 손가락 운동이 가능하다.

하지의 회복단계

단 계	특 징
1	이완성(flaccidity)
2	약간의 수의적 운동이 있다.
3	앉은 자세와 기립 자세에서 연합운동(combined motion)으로 고관절 굴곡과 무릎관절 굴곡 그리고 발목관절 배측굴곡을 할 수 있다.
4	앉은 자세에서 - 무릎관절 굴곡을 90°까지 할 수 있다. - 발뒤꿈치를 바닥에 접촉시킨 상태에서 발목관절 배측굴곡을 할 수 있다.
5	기립 자세에서 - 고관절 신전과 함께 독립적인 무릎관절 굴곡을 할 수 있다. - 무릎관절 신전과 함께 독립적인 발목관절 배측굴곡을 할 수 있다.
6	기립 자세에서 고관절 외전을 할 수 있다. 앉은 자세에서 발목관절의 내반, 외반과 함께 슬부회선(knee rotation)이 가능하다.

4. Fugl-Meyer Assessment (U/E)

Chart No. ______________

Evl. date :	Patient Name :	Age :	sex :

Position	Test			Scoring Criteria	Max Possible Score		Attained Score	
U/E	I - **Reflex activity**	Shoulder	Biceps brachii	0- 반사활동이 없다. 1- 감소된 반사활동 2- 정상 반사활동	2	6		
			Triceps brachii		2			
		Hand	Finger flexor		2			
Sitting	Ⅱ-A **Flexor synergy**	Shoulder	90 Abduction	0- 전혀 수행 할 수 없다. 1- 부분적으로 수행 가능. 2- 완전하게 수행 가능.	2	12		
			Ext. rotation		2			
		Scapular	Elevation		2			
			Retraction		2			
		Elbow	Flexion		2			
		Forearm	Supination		2			
	Ⅱ-B **Extensor synergy**	Shoulder	Adduction/ Int. rotation		2	6		
		Elbow	Extension		2			
		Forearm	Pronation		2			
	Ⅲ-Movement combining Synergies							
	A. Hand to lumbar spine (Actively position the affected hand on the lumbar spine)			0- 특별한 움직임이 없다. 1- 전방 상부 장골A능선을 지난다.	1	5		
	B. Shoulder flexion to 90° (flex the shoulder to 90° in a pure flexion motion) <fixed position - elbow at 0° and neutral>			0- 검사 즉시 shoulder-abd or elbow-flex 1- 움직임후 shoulder-abd or elbow-flex 2- 완전하게 수행 가능.	2			
	C. Forearm Pronation/Supination - 1 (pronation-supination of the forearm) <fixed position - elbow at 90°, shoulder at 0°>			0-검사 즉시 동작(회외, 회내)불가능 or/and shoulder, elbow 자세유지 불가능. 1-제한된 범위내 능동 적 회외,회내 가능 and houlder, elbow 자세유지 가능 2-shoulder, elbow 자세유지 가능 하고 완전한 회외, 회내 동작 가능	2			
	Ⅳ-Movement out of Synergy							
	A. Shoulder abduction to 90° <elbow at 0° and forearm pronated>			0-검사 즉시 elbow와 forearm 자세유지 불가능 and 동작(견관절 90˚외전)불가능. 1-부분적인 동작움직임 가능 하지만 elbow와 forearm의 자세유지 불가능	1	5		
	B. Shoulder flexion to 90~180° <elbow at 0° and forearm in mid position>			0- 검사 즉시 shoulder-abd or elbow-flex 1- 동작중 shoulder-abd or elbow-flex 2- 완전하게 수행 가능.	2			
	C. Forearm Pronation/Supination - 2 <elbow at 0° and shoulder 30~90° at flexion>			0-검사 즉시 동작(회외,회내)불가능 or/and shoulder, elbow 자세유지 불가능. 1-제한된 범위내 능동적 회외, 회내 가능 and shoulder, elbow 자세유지 가능 2-shoulder, elbow 자세유지 가능 하고 완전한 회외, 회내 동작 가능	2			
U/E	Ⅴ-**Normal Reflex activity**	Shoulder	Biceps brachii	0-세가지 phasic reflexes 중 두가지 이상 hyper-activity가 되어 있다. 1-한가지 반사가 hyperactivity되어 있거나 적어도 두가지 반사가 증가된다. 2-오직 한가지 반사만 증가되어 있고, hyperac-tivity된 반사는 없다.	2			
			Triceps brachii					
		Finger	Flexor					

Fugl-Meyer Assessment (U/E)

Chart No. ________________

Evl. date :	Patient Name :	Age :	sex :

Position	Test	Scoring Criteria	Max Possible Score		Attained Score	
Wrist	VI - A. Stability - 1 <wrist at dorsi 15°, elbow at 90°, shoulder at 0°>	0- 검사 자세에서 dorsiflexion 전혀불가능. 1- Dorsiflexion자세는 만들 수 있으나 저항에 대해서는 유지 불가능. 2- 저항(slight r.)에 대해 자세 유지 가능.	2	10		
	VI - B. Flexion / Extension - 1 <wrist at dorsi 15°, elbow at 90°, shoulder at 0°>	0- Voluntary movement가 전혀 없다. 1- Voluntary movement가 있지만 부분적 ROM에서 가능. 2- Full ROM에서 Voluntary movement.	2			
	VI - C. Stability - 2 <wrist at dorsi 15°, forearm at pronation elbow at 0°, shoulder at flex 30°, abd 30°>	0- 검사 자세에서 dorsiflexion 전혀불가능. 1- Dorsiflexion자세는 만들 수 있으나 저항에 대해서는 유지 불가능. 2- 저항(slight r.)에 대해 자세 유지 가능.	2			
	VI - D. Flexion / Extension - 2 <wrist at dorsi 15°, forearm at pronation elbow at 0°, shoulder at flex 30°, abd 30°>	0- Voluntary movement가 전혀 없다. 1- Voluntary movement가 있지만 부분적 ROM에서 가능. 2- Full ROM에서 Voluntary movement.	2			
	VI - E. Circumduction - 2 <wrist at dorsi 15°, forearm at pronation elbow at 0°, shoulder at flex 30°, abd 30°>	0- Circumduction이 일어나지 않는다. 1- 불완전한 circumduction. 2- 정상적인 circumduction.	2			
Hand	VII - A. Finger mass flexion <elbow at assist flex 90°>	0- 손가락이 flexion 불가능. 1- 손가락이 약간 flexion 가능. 2- unaffected 와 비교하여 완전하게 가능.	2	14		
	VII - B. Finger mass extension <elbow at assist flex 90°><finger flexion에서 start>	0- 손가락이 extension 불가능. 1- 손가락이 약간 extension 가능. 2- Unaffected 와 비교하여 완전하게 가능.	2			
	VII - C. Grasp - 1 (2~5 finger grasp test) <MP-ext, DIP-flex, PIP-flex>	0- 잡기 자세를 취할 수 없다. 1- 잡기가 약하다. 2- 저항에 대항하여 잡기자세 유지 가능.	2			
	VII - D. Grasp - 2 (Key test) - paper <1st CM-0°, IP-0°> 1st finger 와 2nd finger 사이 종이	0- 기능 잡기 자세를 취할 수 없다. 1- 손가락 사이 (물건)를 유지하나, 저항의 유지는 불가능. 2- 저항에 대항하여 (물건)잡기 가능.	2			
	VII - E. Grasp - 3 (test) - pencil <1st CM-0°, IP-0°> 1st 2st 마주보며 잚기		2			
	VII - F. Grasp - 4 (cylinder test) - cylinder <1st CM-0°, IP-0°> 원통형 물체 잡기		2			
	VII - G. Grasp - 5 (test) - ball <1st CM-0°, IP-0°> 둥근형 물체 잡기		2			
Hand	**VIII - Coordination / Speed** (finger to nose test)	가능한 빨리 5번 반복				
	A. Tremor	0- Marked tremor 1- Slight tremor 2- No tremor	2	6		
	B. Dysmetria	0- Pronounced dysmetria 1- Slight dysmetria 2- No dysmetria	2			
	C. Speed (unaffected 와 비교)	0- 검사 시 5번 반복시간이 6초 이상 소요 1- 검사 시 5번 반복시간이 2~5초 소요 2- 검사 시 5번 반복시간이 2초 미만 소요	2			
	TOTAL MAXIMUM UPPER EXTREMITY SCORE		66			

Fugl-Meyer Assessment (L/E)

Chart No. ______________

Evl. date :	Patient Name :	Age :	sex :

Position	Test			Scoring Criteria	Max Possible Score		Attained Score	
L/E	I-Reflex activity	Supine position	patella tendon	0- 반사활동이 없다. 1- 감소된 반사활동 2- 정상 반사활동	2	6		
			Knee flexor		2			
			Achilles ten-don		2			
Supine	II-A Flexor synergy	Hip	Flexion	0- 전혀 수행 할 수 없다. 1- 부분적으로 수행 가능. 2- 완전하게 수행 가능.	2	6		
		Knee	Flexion		2			
		Ankle	Dorsiflexion		2			
	II-B Extensor synergy	Hip	Extension	0- 전혀 수행 할 수 없다. 1- 약간의 근력이 있다. 2- 정상에 가까운 근력이 있다.	2	6		
		Knee	Extension		2			
		Ankle	Plantarflexion		2			
Sitting	III-Movement combining Synergies					4		
	A. Knee flexion beyond 90°			0- 능동적 움직임이 없다. 1- knee 90°이상 굴곡 불가능 2- knee 90°이상 굴곡 가능	2			
	B. Ankle dorsiflexion			0- 수행 불가능 1- 능동적 약간 dorsiflexion 가능 2- 정상적 움직임	2			
Stand-ing	**Ⅳ-Movement out of Synergy Hip at 0°**			(환자에게 선 자세를 취하도록 한다.)				
	A. Knee flexion beyond 90°			0- hip jt. 동시에 굴곡 안 되면 knee jt. 굴곡 불가능 1- knee 90°이상 굴곡 불가능 2- hip jt moving 없이 knee jt 90°이상 굴곡가능	2	4		
	B. Ankle dorsiflexion			0- 수행 불가능 1- 능동적 약간 dorsiflexion 가능 2- 정상적 움직임	2			
Sitting	**V - Normal Reflexes**	Flexors	Hamstrings	0-3 반사 중 2가지 이상 과활동 1-1 가지 반사의 과 활동 또는 2가지 이상 반사가 증가 2- 과 활동 없고 한 가지 반사만 증가	2			
			Achilles					
		Extensors	Patella					
Supine	**Ⅵ. Coordination / Speed (heel to shin)**			가능한 빨리 5번 반복				
	A. Tremor			0- Marked tremor 1- Slight tremor 2- No tremor	2	6		
	B. Dysmetria			0- Pronounced dysmetria 1- Slight dysmetria 2- No dysmetria	2			
	C. Speed			0-5 번반복시 6초이상걸림 1- 2~5초정도 소요됨 2- 2초미만 소요됨	2			
	TOTAL MAXIMUM LOWER EXTREMITY SCORE				34			

Fugl-Meyer Assessment (B&S)

Chart No. ________________

Evl. date :	Patient Name :	Age :	sex :

	Test		Scoring Criteria	Max Possible Score		Attained Score
Balance	1. Sit without support		0- 최대지지없이 혼자 앉을 수 없다. 1- 다리를 바닥에 닿지 않고 잠시 동안 sitting가능 2- 지지 없이 5분 이상 sitting가능	2		
	2. Parachute reaction, nonaffected <sitting position에서 시야 가리고 nonaffected side로 민다.>		0- Fall down을 막기위해 shoulder-abd. elbow- extension 되지 않음. 1- 낙하산 반응이 손상되어 있음. 2- 정상적인 반응.	2		
	3. Parachute reaction, affected side <sitting position에서 시야 가리고 affected side로 민다.>			2		
	4. Supported standing		0- 전혀 서 있을 수 없다. 1- maximum assist로 서 있을 수 있다. 2- minimum assist로 1분 이상 서 있을 수 있다.	2		
	5. Stand without support		0- 지지 없이 서 있을 수 없다. 1- 1분이하로 가능하거나 흔들림. 2- 1분 이상 good balance로 서 있을 수 있다.	2		
	6. Stand on unaffected side		0- 건측 한 발로 4초 이상 못 서있다. 1- 한발로 4~9초 서 있을 수 있다. 2- 한발로 10초이상 서 있을 수 있다.	2		
	7. Stand on affected side		0- 환측 한발로 4초상이상 못 서있다. 1- 한발로 4~9초 서 있을 수 있다. 2- 한발로 10초이상 서 있을 수 있다.	2		
	MAXIMUM BALANCE SCORE			14		
Sensa-tion	I. Light Touch	A. Arm	0- Anesthesia(무감각) 1- hyperaesthesia(감각과민) 이나 yesthesia (감각저하)를 보인다. 2- normal sensation	2	4	
		B. Palm		2		
		C. Leg		2	4	
		D. Plantar		2		
Hand	II. Proprioception	A. Shoulder	0- 위치 감각을 인식하지 못한다. 1- 위치 감각의 차이를 보이며, 적어도 3/4 정도 위치 감각을 인지한다. 2- 정확한 위치 감각을 인지한다.	2	8	
		B. Elbow		2		
		C. Wrist		2		
		D. Thumb (Interphalangeal)		2		
		E. Hip		2	8	
		F. Knee		2		
		G. Ankle		2		
		H. Great toe		2		
	MAXIMUM SENSATION SCORE			24		

Fugl-Meyer Assessment (R&P)

Chart No. ____________

Evl. date :	Patient Name :	Age :	sex :

Position	Test		Scoring Criteria	Max Possible Score		Attained Score	
Joint ROM	I. Shoulder	A. Flexion	0 - 거의 움직이지 않는다. 1 - Passive ROM 감소. 2 - Normal Passive ROM.	2	8		
		B. Abduction > 90°		2			
		C. External rotation		2			
		D. Internal rotation		2			
	II. Elbow	A. Flexion		2	4		
		B. Extension		2			
	III. ForAearm	A. Pronation		2	4		
		B. Supination		2			
	IV. Wrist	A. Flexion		2	4		
		B. Extension		2			
	V. Finger	A. Flexion		2	4		
		B. Extension		2			
	VI. Hip	A. Flexion		2	8		
		B. Abduction		2			
		C. External rotation		2			
		D. Internal rotation		2			
	VII. Knee	A. Flexion		2	4		
		B. Extension		2			
	VIII. Ankle	A. Dorsi flexion		2	4		
		B. Plantar flexion		2			
	IX. Foot	A. Pronation		2	4		
		B. Supination		2			
	MAXIMUM JOINT ROM SCORE			44			
Joint pain	I. Shoulder	A. Flexion	0 - End range에서 pain이 나타난다. 1 - 약간의 pain이 나타난다. 2 - No pain	2	8		
		B. Abduction > 90°		2			
		C. External rotation		2			
		D. Internal rotation		2			
	II. Elbow	A. Flexion		2	4		
		B. Extension		2			
	III. Forearm	A. Pronation		2	4		
		B. Supination		2			
	IV. Wrist	A. Flexion		2	4		
		B. Extension		2			
	V. Finger	A. Flexion		2	4		
		B. Extension		2			
	VI. Hip	A. Flexion		2	8		
		B. Abduction		2			
		C. External rotation		2			
		D. Internal rotation		2			
	VII. Knee	A. Flexion		2	4		
		B. Extension		2			
	VIII. Ankle	A. Dorsi flexion		2	4		
		B. Plantar flexion		2			
	IX. Foot	A. Pronation		2	4		
		B. Supination		2			
	MAXIMUM JOINT PAIN SCORE			44			

* Lee Young-jung, Yi Chung-hwi, Kwon Oh-yun, Kim Jong-man/Correlations of Fugl-Meyer Assessment Scale, Gait speed, and Timed up & go Test in Patients With Stroke/KAUTPT Vol.11 No.1 /2004

5. ASIA Impairment Scale

Chart No. ________________

Class	Degree	
A	Complete	운동과 감각 기능이 천골분절 S4-S5에 존재하지 않음(항문수축:-)
B	Incomplete	운동기능을 제외한 감각기능이 손상분절 이하에 존재하고 천골분절 S4-S5에 널게 퍼져있음(항문수축:+)
C	Incomplete	운동기능이 손상분절 이하에 존재하고 손상분절 이하 key Muscle의 대부분이 등급 3보다 적은 근력을 가지고 있음<근력은 있으나 기능을 할 수 없다는 의미>
D	Incomplete	운동기능이 손상분절 이하에 존재하고 손상분절 이하 key Muscle의 대부분이 등급 3보다 큰 근력을 가지고 있음<기능을 할 수 있는 근력이 있다는 의미>
E	Normal	운동과 감각 기능이 정상

*American Spinal Cord Injury Association: International Standards for Neurological and Functional classification of Spinal Cord Injury, Chicago, 1996.

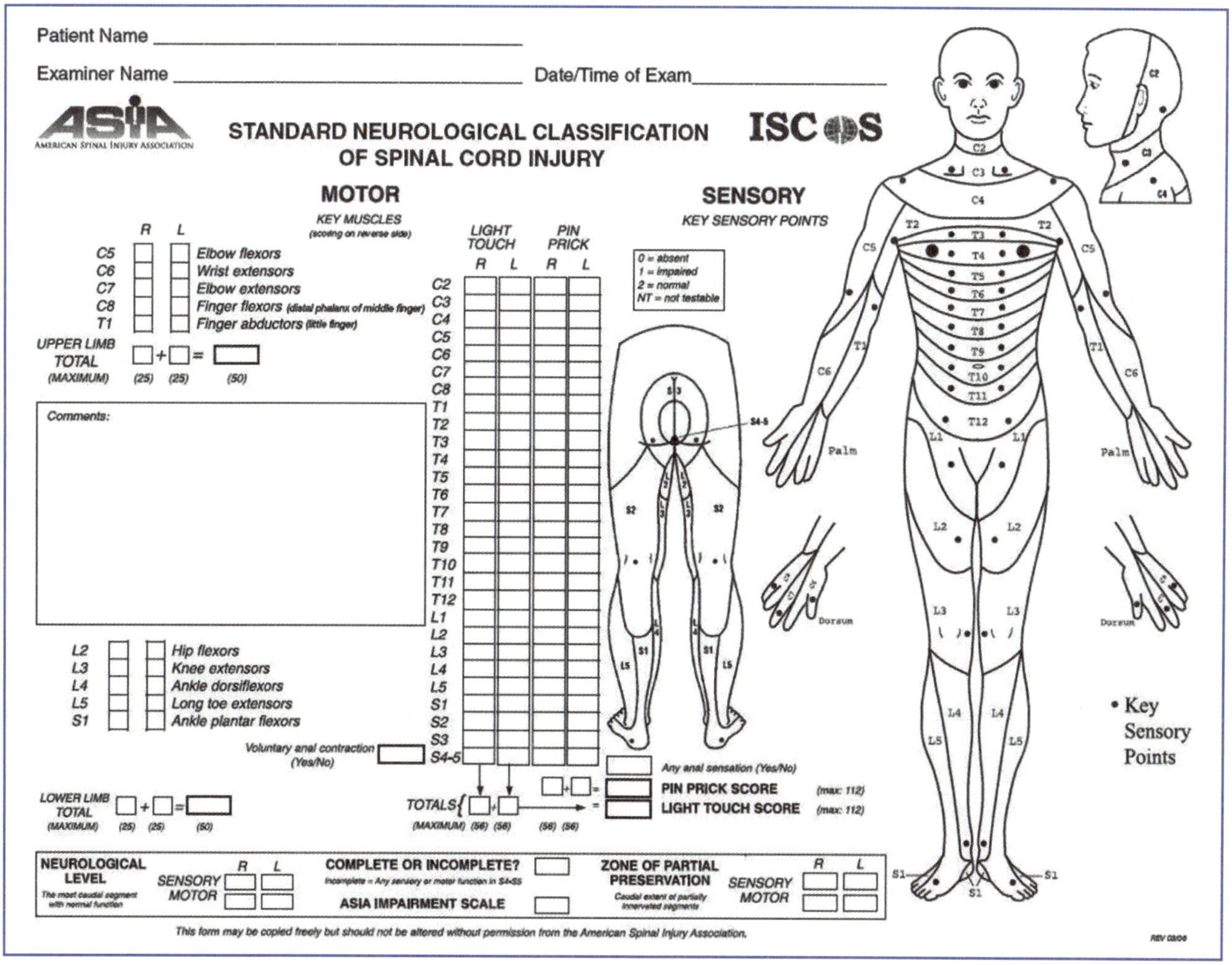
Patient Name ________________

Examiner Name ________________ Date/Time of Exam ________________

ASIA AMERICAN SPINAL INJURY ASSOCIATION

STANDARD NEUROLOGICAL CLASSIFICATION OF SPINAL CORD INJURY

ISCOS

MOTOR

KEY MUSCLES (scoring on reverse side)

	R	L	
C5			Elbow flexors
C6			Wrist extensors
C7			Elbow extensors
C8			Finger flexors (distal phalanx of middle finger)
T1			Finger abductors (little finger)

UPPER LIMB TOTAL (MAXIMUM) ☐ + ☐ = ☐ (25) (25) (50)

Comments:

	R	L	
L2			Hip flexors
L3			Knee extensors
L4			Ankle dorsiflexors
L5			Long toe extensors
S1			Ankle plantar flexors

Voluntary anal contraction (Yes/No) ☐

LOWER LIMB TOTAL (MAXIMUM) ☐ + ☐ = ☐ (25) (25) (50)

SENSORY

KEY SENSORY POINTS

0 = absent
1 = impaired
2 = normal
NT = not testable

	LIGHT TOUCH R	LIGHT TOUCH L	PIN PRICK R	PIN PRICK L
C2				
C3				
C4				
C5				
C6				
C7				
C8				
T1				
T2				
T3				
T4				
T5				
T6				
T7				
T8				
T9				
T10				
T11				
T12				
L1				
L2				
L3				
L4				
L5				
S1				
S2				
S3				
S4-5				

TOTALS (MAXIMUM) (56) (56) (56) (56)

Any anal sensation (Yes/No) ☐

PIN PRICK SCORE (max: 112)

LIGHT TOUCH SCORE (max: 112)

• Key Sensory Points

NEUROLOGICAL LEVEL (The most caudal segment with normal function) — SENSORY R ☐ L ☐ / MOTOR R ☐ L ☐

COMPLETE OR INCOMPLETE? ☐ (Incomplete = Any sensory or motor function in S4-S5)

ASIA IMPAIRMENT SCALE ☐

ZONE OF PARTIAL PRESERVATION (Caudal extent of partially innervated segments) — SENSORY R ☐ L ☐ / MOTOR R ☐ L ☐

This form may be copied freely but should not be altered without permission from the American Spinal Injury Association.

REV 03/06

*American Spinal Cord Injury Association: International Standards for Neurological and Functional classification of Spinal Cord Injury, Chicago, 1996.

6. Spinal Cord Independence Measure (SCIM)

By Spinal cord independence measure : a new disability scale for patients with spinal cord lesions

A. 자조활동

1. Feeding (자르기, 뚜껑열기, 따르기, 음식을 입에 가져오기, 물이 든 컵을 쥐기)

0. 비경구, 위절제술을 필요로 하거나, 입으로 음식을 먹는데 전체적인 도움이 필요하다.
1. 보조 기구를 이용하여 음식을 먹거나, 물을 마시지만 약간의 도움이 필요하다.
2. 독립적으로 먹는다: 적당한 보조기구를 사용하거나, 음식을 자르고 따르고 뚜껑을 열때만 도움을 필요로 한다.
3. 먹고 마시는 것 모두 독립적: 보조기구나 도움을 필요로 하지 않는다.

2. Bathing (비누칠, 세수, 머리와 몸 말리기, 샤워기 조작). A-상지, B-하지

A. 0. 전반적인 도움을 필요로 한다.
1. 약간의 도움을 필요로 한다.
2. 보조기구나 특정한 setting(예. Bar, Chair)을 주면 독립적으로 가능하다.
3. 독립적으로 가능하다: 적당한 보조기구나 특정한 Setting을 필요로 하지 않는다.

B. 0. 전반적인 도움을 필요로 한다.
1. 약간의 도움을 필요로 한다.
2. 독립적으로 수행하지만 적당한 보조기구나 특정한 Setting을 필요로 한다.
3. 독립적으로 수행: 적당한 보조기구나 특정한 Setting을 필요로 하지 않는다.

3. Dressing (옷, 신발, 보조기: 준비, 입기, 벗기). A- 상지, B- 하지

A. 0. 전반적인 도움을 필요로 한다.
1. 버튼, 지퍼, 끈이 없는 옷을 입는데 약간의 도움을 필요로 한다.
2. 버튼, 지퍼, 끈이 없는 옷을 독립적으로 입는다: 적당한 보조기구나 특정한 Setting을 필요로 한다.
3. 버튼, 지퍼, 끈이 없는 옷을 독립적으로 입는다: 적당한 보조기구나 특정한 Setting을 필요로 하지 않는다: 단지 버튼, 지퍼, 끈이 없는 옷을 적당한 보조기구나 특정한 Setting 하는데 약간의 도움을 필요로 한다.
4. 어떤 옷이든 독립적으로 수행: 적당한 보조기구나 특정한 Setting을 필요로 하지 않는다.

B. 0. 전반적인 도움을 필요로 한다.
1. 버튼, 지퍼, 끈이 없는 옷을 입는데 약간의 도움을 필요로 한다.
2. 버튼, 지퍼, 끈이 없는 옷을 독립적으로 입는다: 적당한 보조기구나 특정한 Setting을 필요로 한다.
3. 버튼, 지퍼, 끈이 없는 옷을 독립적으로 입는다: 적당한 보조기구나 특정한 Setting을 필요로 하지 않는다: 단지 버튼, 지퍼, 끈 마무리 시 적당한 보조기구나 특정한 Setting을 하는데 약간의 도움을 필요로 한다.
4. 어떤 옷이든 독립적으로 수행: 적당한 보조기구나 특정한 Setting을 필요로 하지 않는다.

4. Grooming (얼굴과 손닦기, 양치질, 머리손질, 면도, 화장하기)

0. 전반적인 도움을 필요로 한다.
1. 약간의 도움을 필요로 한다.
2. 보조도구를 이용하여 독립적으로 수행가능하다.
3. 보조도구 이용 없이도 독립적으로 수행 가능하다.

B. 호흡과 괄약근 조절

5. 호흡

0. Tracheal tube를 필요로 하고 영구적이거나 간헐적으로 ventilation이 필요
2. Tracheal tube로 호흡: 산소필요,기침할 때나 tracheal tube(TT) 관리시 많은 assist 필요
4. Tracheal tube (TT)로 호흡: 기침할 때나(TT) 관리 시 약간의 도움 필요
6. Tracheal tube (TT) 없이도 호흡: 산소 필요, 기침할 때 많은 도움 필요, 마스크(예: peep)나 간헐적으로 ventilation (bipap) 사용
8. Tracheal tube (TT) 없이도 호흡: 약간의 도움이 필요하거나 기침할 때 자극이 필요
10. 도움이나 보조도구 없이 독립적인 호흡 가능

6. 괄약근 조절-소변

0. 도뇨관 삽입
3. 잔뇨량이 100 cc 이상: 불규칙적으로 도뇨관 사용하거나 간헐적으로 사용
6. 잔뇨량 100 cc 이하이거나 간헐적인 자가 도뇨: 외부적인 배뇨기구 사용 시 도움 필요
9. 간헐적 자가 도뇨: 외부적 배뇨기구 사용: 기구 제공하는 데 도움 필요하지 않음
11. 간헐적 자가 도뇨: 도뇨관 사용 중간에 참을 수 있음: 외부적인 배뇨기구 필요하지 않음.
13. 잔뇨량 100 cc 이하: 외부적인 배뇨기구만 필요: 배뇨를 위한 도움 필요하지 않음.
15. 잔뇨량 100 cc 이하: 참을 수 있음: 외부적인 배뇨기구 필요하지 않음.

7. 괄약근 조절-대변

0. 불규칙적이거나 아주 낮은 빈도의 장 운동 나타남(하루 3번 이하).
5. 규칙적이지만 도움이 필요(예: 좌약 제공 시): 실수가 거의 없음(한 달에 두 번 이하).
8. 규칙적인 장 운동: 도움 필요 없음 ; 실수가 거의 없음(한 달에 두 번 이하).
10. 규칙적인 장 운동: 도움도 필요없고 실수도 없음.

8. 화장실 이용(회음부 위생, 옷 입고 벗기, 화장지나 기저귀 사용)

0. 전체적인 도움 필요
1. 부분적인 도움 필요: 혼자서 깨끗이 처리하지는 못함.
2. 부분적인 도움 필요: 혼자서 깨끗이 처리할 수 있음.
4. 화장실에서의 모든 과제를 독립적으로 수행할 수 있지만 보조도구나 특별한 환경 개조(bar) 필요함.
5. 독립적임: 보조도구나 특별한 환경 개조 필요 없음.

C. Mobility (방과 화장실)

9. 침상에서의 이동(mobility)과 욕창방지를 위한 동작

0. 모든 활동에 도움이 필요: 침대에서 상체 돌리기, 침대에서 하체 돌리기, 침대에서 일어나 앉기, 휠체어에서 push-up 하기, 보조도구를 사용하여도 되나 전동 보조도구는 사용하지 않음.
2. 도움 없이 위의 활동 중 한 가지 수행
4. 도움 없이 위의 활동 중 2 또는 3가지 수행
6. 독립적으로 모든 침상에서의 이동과 욕창방지를 위한 활동 수행

10. Transfer: 침대 - 휠체어(휠체어를 잠그고, 발판을 올리고, 팔걸이를 제거하거나 조정하고, 옮겨 앉고, 발을 올리기)

0. 전체적인 도움 필요
1. 부분적인 도움 또는 감독 또는 보조도구(예: 미끄럼판) 필요
2. 독립적 수행(또는 휠체어 필요 없음)

11. Transfer: 휠체어-화장실-욕조(toilet wheelchair를 사용하는 경우: 옮겨 가고 오기; 전형적인 휠체어를 사용하는 경우: 휠체어를 잠그고 발판을 올리고, 팔걸이를 제거하거나 조정하고, 옮겨 앉고, 발을 올림)

0. 전체적인 도움 필요
1. 부분적인 도움 또는 감독 또는 보조도구(예: 손잡이) 필요
2. 독립적 수행(또는 휠체어 필요 없음)

D. Mobility (실내와 실외, even surface)

12. 실내 이동

0. 전체적인 도움 필요
1. 전동휠체어가 필요하거나 수동적인 휠체어를 조작하는 데 부분적인 도움이 필요
2. 수동휠체어로 독립적으로 이동
3. 걷는 동안 감독 필요(보조도구는 사용해도 됨)
4. Walking frame이나 crutch (swing)를 사용하여 걸음.
5. Crutch 또는 두 개의 cane (reciprocal walking)을 사용하여 걸음.
6. 한 개의 cane으로 걸음.
7. 하지 보조기만 필요함.
8. 보행용 보조도구 없이 걸음.

13. 중등도 거리(10-1000미터) 이동

0. 전체적인 도움 필요
1. 전동휠체어가 필요하거나 수동적인 휠체어를 조작하는 데 부분적인 도움이 필요
2. 수동휠체어로 독립적으로 이동
3. 걷는 동안 감독 필요(보조도구는 사용해도 됨)

4. Walking frame이나 crutch (swing)를 사용하여 걸음.
5. Crutch 또는 두 개의 cane (reciprocal walking)을 사용하여 걸음.
6. 한 개의 cane으로 걸음.
7. 하지 보조기만 필요함.
8. 보행용 보조도구 없이 걸음.

14. 실외 이동(Mobility Outdoors) (100 m)

0. 전체의 도움 필요(total assist)
1. 전동 W/C 또는 부분적인 수동 W/C 사용
2. 수동 W/C를 독립적으로 사용
3. 걷는 동안 감독이 필요(devices)
4. 걷는 동안 워커 혹은 목발을 사용(swing)
5. 걷는 동안 목발 혹은 두 개의 케인 사용
6. 걷는 동안 1개의 케인 사용
7. 다리 보조기만 사용
8. 도움 없이 걷는다.

15. 계단 이용(Stair Management)

0. 계단을 올라가거나 내려갈 수 없음.
1. 계단을 올라가거나 내려갈 때 최소 3걸음을 support나 감독이 필요
2. 계단을 올라가거나 내려갈 때 최소 3걸음을 난간 또는 목발, 케인지지하면서 가능
3. 계단을 올라가거나 내려갈 때 최소 3걸음을 support나 감독 없이 가능

16. 이동(Transfers): wheelchair - car (차까지의 접근, W/C 잠그기, 팔걸이/발걸이 제거, 차로 이동, W/C를 차 안쪽과 밖으로 옮기기).

0. 전체의 도움 필요(total assist)
1. 부분적인 도움 또는 감독, device가 필요
2. 독립적으로 이동; device 사용 안함(혹은 W/C를 사용 안함)

17. 이동(Transfers): ground - wheelchair

0. 도움이 필요
1. 독립적으로 이동하거나 device 사용 안함(혹은 W/C를 사용 안함)

* Catz A, Itzcovich M and agranove E: SCIM-spinal cord independent measure : A new disability scale for patients with spinal cord lesions. Spinal Cord. 35; 850-856, 1997.

7. Walking Index for Spinal Cord Injury (WISCI Ⅱ)

Level	Derection
00	Patient is unable to stand and/ or participate in assisted walking.
01	Ambulates in parallel bars, with braces and physical assistance of two person, less than 10 m.
02	Ambulates in parallel bars, with braces and physical assistance of two person, 10 m.
03	Ambulates in parallel bars, with braces and physical assistance of one person, 10 m.
04	Ambulates in parallel bars, no braces and physical assistance of two person, 10 m.
05	Ambulates in parallel bars, with braces and no physical assistance, 10 m.
06	Ambulates with walker, with braces and physical assistance of one person, 10 m.
07	Ambulates with two crutches, with braces and physical assistance of one person, 10 m.
08	Ambulates with walker, no braces and physical assistance of one person, 10 m.
09	Ambulates with walker, with braces and no physical assistance, 10 m.
10	Ambulates with one cane/crutch, with braces and physical assistance of one person, 10 m.
11	Ambulates with two crutches, no braces and physical assistance of one person, 10 m.
12	Ambulates with two crutches, with braces and no physical assistance, 10 m.
13	Ambulates with walker, no braces and no physical assistance, 10 m.
14	Ambulates with one cane/crutch, no braces and physical assistance of one person, 10 m.
15	Ambulates with one cane/crutch, with braces and no physical assistance, 10 m.
16	Ambulates with two crutches, no braces and no physical assistance, 10 m.
17	Ambulates with devices, no braces and physical assistance of one person, 10 m.
18	Ambulates no devices, with braces and no physical assistance, 10 m.
19	Ambulates with one cane/crutch, no braces and no physical assistance, 10 m.
20	Ambulates no devices, no braces and physical assistance, 10 m.

* PL Ditunno and JF Dittuno Jr/Walking index for spinal cord injury (WISCI Ⅱ) : scale revision / International Medical Society of paraplegia All rights reserved 1362-4393 / 01, Spinal Cord 39, 654-656/2001

8. Unified Parkinson's Disease Rating Scale (UPDRS)

part I. 정신, 행동 및 정서

1. 지능장애

0 = 없음

1 = 경도의 지속적인 기억장애로서 일들을 부분적으로만 기억하나 생활에 다른 어려움은 없는 경우

2 = 중등도의 기억 장애로서 지남력의 이상을 보여서 복잡한 일을 다루는 데 상당한 어려움을 느끼는 경우; 경하지만 집안에서 생활하는 데 분명히 장애가 있어서 때때로 도움을 필요로 하는 경우

3 = 심한 기억 장애가 있고 시간뿐만 아니라 때로는 장소에 대한 지남력이 없어서 문제를 해결하는 데 심한 장애가 있는 경우

4 = 심한 기억 장애가 있고 사람에 대한 지남력을 제외하고는 모든 지남력이 상실되어 판단 능력이나 문제 해결 능력이 전혀 없고 개인 관리에 많은 도움이 필요하며 혼자 방치할 수 없는 경우

2. 사고 장애(치매 혹은 약물에 의한)

0 = 없음

1= 생생한 꿈

2 = 환각이 있으나 환자 자신이 환각임을 인정하는 경우

3 = 간헐적인 혹은 번번한 환각 또는 망상이 있고 환자가 병적인 현상임을 알지 못하여 일상생활에 지장을 주는 경우

4 = 계속적인 환각, 망상 또는 정신병 등의 증상이 있어 자기 자신의 관리능력이 없는 경우

3. 우울증

0 = 없음

1 = 정상적인 경우에 비하여 슬픔이나 죄의식을 느끼는 기간이 길지만 일주일 이상 지속되지는 않는 경우

2 = 일주일 이상 지속적으로 우울한 경우

3 = 지속적으로 우울하고 불면증, 식욕부진, 체중감소, 의욕부진 등의 증상이 같이 있는 경우

4 = 지속적으로 우울하고 상기 증상 이외에도 자살하고 싶은 심정이나 충동을 느끼는 경우

4. 의욕/능동적인 자세

0 = 없음

1 = 평소에 비하여 자기주장이 떨어지고 좀 더 소극적인 경우

2 = 항상 그렇지는 않으나 새로운 일을 하고자 하는 자세나 흥미를 잃는 경우

3 = 일상의 활동을 하고자 하는 자세나 흥미를 잃은 경우

4 = 모든 일에 완전히 흥미를 잃고 위축된 경우

(만점: 16)

part II. 일상생활 능력

5. 말하기(발음)

0 = 정상
1 = 약간의 장애는 있으나 알아듣는 데는 지장이 없는 경우
2 = 어느 정도의 장애가 있어서 때때로 되물어야 하는 경우
3 = 심한 장애가 있어서 자주 되물어야 하는 경우
4 = 거의 알아들을 수 없는 경우

6. 침 흘림

0 = 정상
1 = 심하지는 않으나 입에 침이 확실히 많이 고여 있고 밤에는 침을 흘리기도 하는 경우
2 = 입에 침이 많이 고여 있지만 평상시에 약간 침을 흘리는 경우
3 = 입에 침이 매우 많이 고여 있고 침을 자주 흘리는 경우
4 = 침을 심하게 흘려서 휴지나 수건으로 계속 닦아야 하는 경우

7. 삼키기

0 = 정상
1 = 아주 가끔 사래가 들리는 경우
2 = 때때로 사래가 들리는 경우
3 = 사래가 들려서 부드러운 음식으로 먹어야 하는 경우
4 = 전혀 삼킬 수가 없어서 위관 등을 통하여 먹어야 하는 경우

8. 글쓰기

0 = 정상
1 = 속도가 약간 느리거나 글씨를 작게 쓰는 경우
2 = 속도가 상당히 느리거나 글씨체가 작지만 모든 글씨를 알아볼 수는 있는 경우
3 = 심한 장애가 있어서 일부 글자를 알아보기 힘든 경우
4 = 대부분의 글자를 알아보기 힘든 경우

9. 수저질하기

0 = 정상
1 = 약간 느리고 어색하지만 도움을 필요로 하지는 않는 경우
2 = 느리고 어둔해서 어느 정도의 도움이 필요한 경우
3 = 음식을 잡거나 뜨기는 힘들지만 숟가락에 담겨진 음식은 느리게 먹을 수 있는 경우
4 = 남이 먹여줘야 하는 경우

10. 옷 입기

0 = 정상

1 = 약간 느리지만 혼자 입을 수 있는 경우
2 = 단추 낄 때나 옷에 팔을 넣을 때 때때로 남의 도움을 필요로 하는 경우
3 = 옷 입을 때 상당한 도움을 필요로 하나 일부는 혼자서 가능한 경우
4 = 혼자서는 전혀 불가능한 경우

11. 개인위생
0 = 정상
1 = 약간 느리지만 도움을 필요로 하지 않는 경우
2 = 샤워나 목욕할 때만 도움이 필요한 경우
3 = 세수, 양치질, 머리 빗기, 목욕탕에 가는 데 도움을 필요로 하는 경우
4 = 남이 대소변을 받아내야 하거나 기구를 필요로 하는 경우

12. 잠자리에 들기
0 = 정상
1 = 약간 느리지만 도움을 필요로 하지 않는 경우
2 = 혼자서 잠자리에 눕고 이불을 덮을 수 있으나 매우 힘든 경우
3 = 잠자리에 누워 이불을 덮으려 하나 혼자서는 할 수 없는 경우
4 = 혼자서는 전혀 불가능한 경우

13. 넘어짐(보행동결과 관계없이)
0 = 정상
1 = 아주 가끔 넘어지는 경우
2 = 간혹 넘어지는 경우는 있으나 매일 넘어지지는 않는 경우
3 = 평균 하루에 한 번 꼴로 넘어지는 경우
4 = 하루에 한 번 이상 넘어지는 경우

14. 보행동결(걷다가 갑자기 꼼짝할 수 없는 현상)
0 = 없음
1 = 걸을 때 드물게 동결이 있고, 걸으려고 할 때 머뭇거리는 경우
2 = 걸을 때 가끔 동결이 있는 경우
3 = 보행동결이 빈번히 일어나고 때로는 이로 인하여 넘어지기도 하는 경우
4 = 빈번한 보행동결로 인해 자주 넘어지는 경우

15. 걷기
0 = 정상
1 = 약간의 장애가 있고 걸을 때 팔을 잘 흔들지 않고 다리를 약간 끌기도 하는 경우
2 = 어느 정도의 장애는 있으나 도움을 필요로 할 정도는 아닌 경우
3 = 심한 장애가 있어서 일상생활에서 도움을 필요로 하는 경우
4 = 부축을 하여도 전혀 걸을 수 없는 경우

16. 떨림

0 = 정상
1 = 약간 떨리며 떨리지 않을 때도 있는 경우
2 = 상당히 심하게 떨려서 불편하지만 일상생활에 지장이 없는 경우
3 = 심하게 떨려서 많은 일에 지장을 주는 경우
4 = 매우 심해서 대부분의 일을 할 수 없는 경우

17. 파킨슨증과 연관된 감각증상

0 = 정상
1 = 때때로 감각이 무디거나 저리거나 우둔한 통증을 느끼는 경우
2 = 상기의 감각 증상이 자주 있으나 심하지는 않은 경우
3 = 빈번히 통증을 느끼는 경우
4 = 매우 심한 통증을 느끼는 경우

(만점: 52)

part III. 운동기능 검사

18. 말하기

0 = 정상
1 = 억양이 약간 감소하거나 목소리가 약간 작아지는 경우
2 = 억양이 전혀 없고 발음이 어둔하나 알아들을 수는 있는 경우
3 = 발음장애가 심하여 알아듣기 힘든 경우
4 = 전혀 알아들을 수 없는 경우

19. 얼굴표정

0 = 정상
1 = 약간 무표정 한 듯하나 정상으로도 생각될 수 있는 경우
2 = 약간 무표정하지만 확실히 비정상적이라고 생각되는 경우
3 = 상당히 무표정하고 어떨 때는 입을 약간 벌리고 있을 때도 있는 경우
4 = 얼굴 표정이 전혀 없어서 가면을 쓴 듯하며 입은 항상 약간 버리고 있는 경우

20. 정지시의 떨림

0 = 정상
1 = 경미한 정도로 떨리기도 하고 떨리지 않을 때도 있는 경우
2 = 떨리는 폭은 작지만 계속 떨리는 경우, 혹은 계속 떨리지는 않으나 떨리는 폭이 클 때
3 = 큰 폭으로 거의 항상 떨리는 경우
4 = 매우 크게 거의 항상 떨리는 경우

얼굴, 입술, 턱: (　) 오른손: (　) 왼손: (　) 오른발: (　) 왼발: (　)

21. 움직이거나 팔을 들고 있을 때의 손 떨림

0 = 정상
1 = 움직일 때 약간의 떨림이 있는 경우
2 = 움직일 때 상당히 큰 폭으로 떨리는 경우
3 = 움직일 때뿐만 아니라 팔을 들고 있을 때에도 상당히 큰 폭으로 떨리는 경우
4 = 식사하는 데 장애를 줄 정도의 큰 폭으로 심하게 떨리는 경우
오른손: ( ) 왼손: ( )

22. 경직(환자를 편안히 앉혀서 수동적으로 관절을 움직여서 판단하고 차륜상 경직은 무시함)

0 = 정상
1 = 검사를 시행하지 않는 다른 팔 혹은 다리의 운동을 시킬 때만 약간 있는 경우
2 = 약간 혹은 중등도의 경직
3 = 심한 경직이 있으나 관절운동 범위는 정상인 경우
4 = 매우 심하여 관절운동 범위에 제한이 있는 경우
목: ( ) 오른팔: ( ) 왼팔: ( ) 오른다리: ( ) 왼다리: ( )

23. 손가락 마주치기(엄지와 인지 끝을 최대한 빨리 큰 폭으로 떼었다 붙였다 하도록 하고 양쪽 손에서 따로따로 시행함)

0 = 정상
1 = 약간 느리거나 동작의 폭이 작은 경우
2 = 상당한 장애가 있고 일찍 머뭇거리며 간혹 멈춰지기도 하는 경우
3 = 심한 장애가 있어서 시작할 때 머뭇거리거나 자주 동작이 멈추는 경우
4 = 거의 할 수 없는 경우
오른손: ( ) 왼손: ( )

24. 손 운동(주먹을 쥐었다 폈다하는 운동을 최대한 빨리 반복하도록 하고 양쪽 손을 따로따로 시행함)

0 = 정상
1 = 약간 느리거나 동작의 폭이 작은 경우
2 = 상당한 장애가 있고 일찍 머뭇거리며 간혹 멈춰지기도 하는 경우
3 = 심한 장애가 있어서 시작할 때 머뭇거리거나 자주 동작이 멈추는 경우
4 = 거의 할 수 없는 경우
오른손: ( ) 왼손: ( )

25. 손의 빠른 반복운동(손을 빨리 뒤집었다 펴는 운동을 반복하게 하고 양쪽 손을 따로따로 시행함)

0 = 정상
1 = 약간 느리거나 동작의 폭이 작은 경우
2 = 상당한 장애가 있고 일찍 머뭇거리며 간혹 멈추기도 하는 경우
3 = 심한 장애가 있어서 시작할 때 머뭇거리거나 자주 동작이 멈추는 경우
4 = 거의 할 수 없는 경우
오른손: ( ) 왼손: ( )

26. 다리 빨리 움직이기(다리를 들어 발뒤꿈치로 바닥을 빨리 두드리도록 하되 발을 최소한 10 cm 이상 떼도록 함)

0 = 정상
1 = 약간 느리거나 동작의 폭이 작은 경우
2 = 상당한 장애가 있고 일찍 머뭇거리며 간혹 멈추기도 하는 경우
3 = 심한 장애가 있어서 시작할 때 머뭇거리거나 자주 동작이 멈추는 경우
4 = 거의 할 수 없는 경우
오른다리: (　) 왼다리: (　)

27. 의자에서 일어나기(등받이가 있는 나무 혹은 철제 의자에서 팔짱을 낀 채로 일어나도록 함)

0 = 정상
1 = 동작이 느리거나 한 번 이상 시도해야 일어날 수 있는 경우
2 = 팔로 의자를 밀어야 일어날 수 있는 경우
3 = 자꾸 다시 앉게 되어서 여러 번 시도해야 하지만 결국 혼자서 일어날 수 있는 경우
4 = 혼자서는 일어날 수 없는 경우

28. 자세

0 = 정상
1 = 똑바르지 않고 약간 구부정하나 노인에서는 정상으로도 간주할 수 있는 자세인 경우
2 = 상당히 구부정하며 확실히 비정상적이라고 간주할 수 있는 자세로서 한 쪽으로 약간 기울어지기도 하는 경우
3 = 심하게 구부정하여 등이 굽고 어느 한쪽으로 기울어진 경우
4 = 매우 심하게 앞으로 굽어서 극단적으로 비정상적인 자세를 취하는 경우

29. 걷기

0 = 정상
1 = 천천히 걷고 보폭이 짧아 종종걸음을 보이나 앞으로 쓰러질 듯 하지는 않는 경우
2 = 걸음걸이에 어려움이 많으나 도움을 필요로 할 정도는 아니며 앞으로 쓰러질 듯 한 종종걸음을 보이는 경우
3 = 보행 장애가 매우 심하여 도움이 필요한 경우
4 = 부축하여도 전혀 걸을 수 없는 경우

30. 자세안정(환자가 다리를 약간 벌리고 눈을 뜬 채로 서게 하고 환자의 뒤에 서서 환자의 어깨를 갑자기 잡아당김)

0 = 정상
1 = 뒷걸음질 치지만 도움 없이 다시 중심을 잡는 경우
2 = 자세 유지가 되지 않아 검사자가 잡아주지 않으면 넘어지는 경우
3 = 자세가 매우 불안정하여 저절로 중심을 잃는 경우
4 = 부축하지 않으면 도저히 설 수 없는 경우

31. 느린 행동과 움직임의 감소

0 = 정상
1 = 아주 약간 느린 정도로 사람에 따라 정상으로 간주될 수 있는 정도이며 때에 따라 동작도 작아진 경우

2 = 동작이 약간 느리고 운동량의 감소 정도가 확실히 비정상이라고 할 수 있으며 동작의 크기도 상당히 작아진 경우
3 = 동작이 상당히 느리고 운동량이나 크기가 작아진 경우
4 = 동작의 속도나 양 또는 크기가 매우 감소한 경우

(만점: 112)

part IV. 이상 운동증(지난 주 기준)

32. 기간: 깨어 있는 시간 동안 이상 운동이 얼마나 오래 있습니까?(병력청취)

0 = 없음
1 = 하루 중 1-25%
2 = 하루 중 26-50%
3 = 하루 중 51-75%
4 = 하루 중 76-100%

33. 기능장애: 이상 운동으로 인하여 생활하는 데 얼마나 장애가 있습니까?

0 = 없음
1 = 약간
2 = 어느 정도
3 = 심함
4 = 이상 운동으로 아무것도 할 수 없음.

34. 통증 유발: 이상 운동이 얼마나 심한 통증을 일으킵니까?

40. 식욕이 없고 속이 메스껍거나 구토를 하십니까?

0 = 아니오
1 = 네

41. 잠이 잘 안 오거나 너무 졸리거나 하는 수면장애가 있습니까?

0 = 아니오
1 = 네

42. 앉았다가 일어나면 어지럽습니까?

0 = 아니오
1 = 네

part V. Hoehn과 Yahre 단계

단계

0: 정상
1: 편측 침범
1.5: 편측 또는 중심측 침범
2: 양측 침범이 있으나 균형 장애는 없는 경우
2.5: 경한 양측 장애가 있으나 30번 검사 시 1번에 해당되는 경우
3: 경증 또는 중등도의 양측장애로 약간의 자세 불안정은 있으나 남의도움 없이 일상 활동이 가능한 경우
4: 심한 장애를 보이나 일어서기나 보행은 부축 없이 가능한 경우
5: 부축 없이 휠체어나 침대에서만 지내야 하는 경우

part VI. ADL Score

(Schwab과 England의 일상생활 평가표)

100% : 정상적으로 어려움 없이 모든 일상생활을 혼자서 할 수 있다.

90% : 모든 일상생활을 혼자 할 수 있으나 동작이 느려 시간이 남들보다 두 배 정도 걸릴 수 있고, 약간의 어려움이나 장애를 느끼기 시작한다.

80% : 대부분의 일상생활을 혼자서 할 수 있으나 동작이 느려 시간이 두 배 정도 걸리며, 행동에 장애를 느낀다.

70% : 완전히 독립적이지 못하고 일상생활에서는 많은 어려움이 있고 시간이 세 배 내지는 네 배는 걸린다.

60% : 어느 정도 타인의 도움이 필요하며 대부분의 일상생활을 하는 데 속도가 느리며 힘이 많이 들고, 실수도 하며 어떤 일들은 혼자서 전혀 할 수 없다.

50% : 모든 일을 하는 데 어렵고 남에게 많이 의존적이며 반 정도는 타인의 도움이 필요하며 동작이 느리다.

40% : 혼자서 할 수 있는 일이 거의 없고 모든 일을 하는 데 도움이 필요하고 매우 타인에게 의존적이다.

30% : 간혹 몇 가지 일들은 혼자 하거나 시작할 수는 있으나 매우 힘들고 많은 도움이 필요하다.

20% : 장애가 심하여 혼자서는 아무 일도 할 수 없으나 몇 가지 일들은 도움을 받으면 할 수 있다.

10% : 완전한 장애로 전적으로 타인에게 의존적이다.

0% : 연하, 소변, 대변보기 등의 기본적인 일들도 수행이 불가능하며 항상 침상생활을 해야 한다.

* Fahn, S, et al:Unified Parkinson's disease rating scale. In: Fahn, S, et al (eds): Recent Developments in Parkinson's disease, vol 2. Macmillan Health Care Imformation, Florham Park, NJ, 1987.

9. Gross Motor Function Measure (GMFM)

Child's name : ____________________ Evaluator's name : ____________________

ID # : ____________________ Assessment date : ____________ (year / month / day)

Date of birth : ____________ (year / month / day)

2. Supine: Brings hands to midline, fingers one with the other

(바로 눕기: 양손을 중심선에 가져오기, 손가락을 다른 손에 모으기)

0. 양손을 중심선으로 움직이지 못한다.
1. 양손을 중심선으로 움직이기 시작한다.
2. 몸 앞으로 양손을 가져가나, 손가락을 다른 손에 모으지는 못한다.
3. 양손을 중심선으로 가져가고, 손가락을 다른 손에 모은다.

6. Supine: Reaches out with right arm, hand crosses midline toward toy (바로 눕기: 오른쪽 팔을 뻗고, 손이 장난감 쪽으로 중심선을 넘기)

0. 중심선 쪽으로 뻗기를 시작하지 못한다.
1. 중심선 쪽으로 뻗기를 시작한다.
2. 오른쪽 팔을 뻗으나, 손은 중심선을 넘지 못한다.
3. 오른쪽 팔을 뻗고, 손이 장난감 쪽으로 중심선을 넘는다.

7. Supine: Reaches out with left arm, hand crosses midline to touch toy

(바로 눕기: 왼쪽 팔을 뻗어, 손이 장난감을 만지려고 중심선을 넘는다).

0. 중심선 쪽으로 뻗기를 시작하지 못한다.
1. 중심선 쪽으로 뻗기를 시작한다.
2. 왼쪽 팔을 뻗으나, 손이 중심선을 넘지 못한다.
3. 왼쪽 팔을 뻗어, 손이 장난감을 만지려고 중심선을 넘는다.

10. Prone: Lifts head upright (엎드려 눕기: 머리를 똑 바로 들기)

0. 머리 들기를 시작하지 못한다.
1. 머리 들기를 시작하나, 턱은 매트에서 떼지 못한다.
2. 머리를 드나, 똑 바로 유지하지 못한다. 턱은 매트에서 뗀다.
3. 머리를 똑바로 든다.

18. Supine, hands grasped by examiner : Pulls self to sitting with head control

(바로 눕기, 검사자가 손을 잡는다: 머리 가누면서 스스로 당겨 앉기)

0. 당겨서 앉힐 때 머리 조절을 시작하지 못한다.
1. 당겨서 앉힐 때 머리 조절을 시작한다.
2. 당겨 앉을 때 도와주고, 머리 조절이 잠시 나타난다.
3. 머리 조절하면서 당겨서 스스로 앉는다.

21. Sitting on mat, supported at thorax by therapist : Lifts head upright, maintains 3 seconds

(치료사가 흉곽 지지해 주고 매트에 앉기: 머리를 똑바로 들고, 3초간 유지)

0. 머리 들기를 시작하지 못한다.
1. 머리 들기를 시작한다.
2. 머리 들고, 똑바로 유지하지는 못하나, 3초간 유지한다.
3. 머리를 똑바로 들고, 3초간 유지한다.

22. Sitting on mat, supported at thorax by therapist: Lifts head to midline, maintains 10 seconds

(치료사가 흉곽을 지지하고 매트에 앉은 상태로 머리를 들어 10초간 유지)

0. 머리를 들지 못한다.
1. 머리를 들 수는 있으나 중심선으로 유지 못한다.
2. 머리를 들어 중심선으로 10초 미만 유지한다.
3. 머리를 들어 중심선으로 10초간 유지한다.

23. Sitting on mat, arms propping: Maintains 5 seconds

(팔을 지탱하고 5초간 유지하며 매트에 앉아 있기)

0. 팔을 지탱하고 자세유지를 못한다.
1. 1초 미만으로 유지한다.
2. 1-4초간 유지한다.
3. 5초 유지한다.

24. Sitting on mat: Maintains, arms free, 3 seconds

(매트에 앉아 arms free상태로 3초 유지하기)

0. 양팔을 지탱하지 않고 유지할 수 없다.
1. 한 손으로 지탱하며 유지한다.
2. 손을 떼고 3초미만 유지한다.
3. 손을 떼고 3초 유지한다.

25. Sitting on mat with small toy in front: Leans forward, touches toy, re-erects without arm propping

(작은 장난감을 앞에 두고 앉아 있는 상태: 전방으로 구부려서 장난감을 잡은 후 팔을 지지하지 않고 똑바로 앉기)

0. 전방으로 구부릴 수 없다.
1. 전방으로 구부리나 다시 똑바로 세울 수 없다.

2. 전방으로 구부려 장난감을 잡은 다음 팔을 지지하여 다시 똑바로 앉기.
3. 전방으로 구부려서 장난감을 잡은 다음 팔을 지지하지 않고 다시 똑바로 앉는다.

26. Sitting on mat: Touches toy placed 45° behind child's right side, returns to start

(매트에 앉아 있는 상태 : 아이의 우측 45° 뒤의 장난감을 만지고 시작자세로 돌아오기)

0. 장난감을 만질 수 없다.
1. 뻗기를 시도하나 뒤쪽으로 뻗을 수 없다
2. 뒤쪽으로 뻗으나 장난감을 만질 수 없거나 시작자세로 돌아올 수 없다.
3. 아이의 우측 45° 뒤의 장난감을 만지고 시작자세로 돌아온다.

27. Sitting on mat: Touches toy placed 45° behind child's left side, returns to start

(매트에 앉아 있는 상태 : 아이의 좌측 45° 뒤의 장난감을 만지고 시작자세로 돌아오기)

0. 장난감을 만질 수 없다.
1. 뻗기를 시도하나 뒤쪽으로 뻗을 수 없다
2. 뒤쪽으로 뻗으나 장난감을 만질 수 없거나 시작자세로 돌아올 수 없다.
3. 아이의 좌측 45° 뒤의 장난감을 만지고 시작자세로 돌아온다.

30. Sitting on Mat : Lowers to prone with control

(매트에 앉은 상태 : 조절하며 엎드리기)

0. 엎드리기를 시도하지 못한다.
1. 엎드리려고 시작을 한다
2. 엎드리긴 하지만 주저앉는다
3. 조절하며 엎드리기를 한다.

31. Sitting on Mat with feet in front : Attains 4 point over right side

(발을 앞으로 하고 매트에 앉아있기 : 오른쪽으로 네발자세 하기)

0. 오른쪽으로 네발 자세 시도를 못한다.
1. 오른쪽으로 네발 자세 시도를 한다.
2. 오른쪽으로 네발 자세를 부분적으로 달성한다.
3. 오른쪽으로 네발 자세를 한다.

32. Sitting on Mat with feet in front : Attains 4 point over left side

(발을 앞으로 하고 매트에 앉아있기 : 왼쪽으로 네발자세 하기)

0. 왼쪽으로 네발 자세 시도를 못한다.
1. 왼쪽으로 네발 자세 시도를 한다.
2. 왼쪽으로 네발 자세를 부분적으로 달성한다.
3. 왼쪽으로 네발 자세를 한다.

34. Sitting on bench : Maintains, arms and feet free, 10 seconds

(벤치에 앉아있는 상태 : arms free 상태로 10초간 앉아있기)

0. 벤치에 앉아 있지 못한다.
1. 팔과 발로 지지하고 10초간 유지한다.
2. 팔은 자유롭지만 발로 지지하고 10초간 유지한다.
3. 팔과 발이 자유로운 채로 10초간 유지한다.

35. Standing : Attains sitting on small bench

(서있는 상태 : 작은 벤치에 앉기)

0. 작은 벤치에 앉는 것을 시도하지 못한다.
1. 작은 벤치에 앉으려는 시도를 한다.
2. 작은 벤치에 앉는 것이 부분적으로 이루어진다.
3. 작은 벤치에 앉을 수 있다.

36. On the floor : Attains sitting on small bench

(바닥에 위치 : 작은 벤치로 올라앉기)

0. 작은 벤치에 앉는 것이 안 된다.
1. 작은 벤치에 앉으려는 시도만 한다.
2. 작은 벤치에 앉는 것이 부분적으로 이루어진다.
3. 작은 벤치에 앉을 수 있다.

37. On the floor : Attains sitting on large bench

(바닥에서 큰 벤치위로 앉기)

0. 큰 벤치에 앉는 것을 시도하지 않는다.
1. 큰 벤치에 앉는 것을 시도한다.
2. 부분적으로 큰 벤치에 앉는 것을 달성한다.
3. 큰 벤치에 앉는 것을 달성한다.

39. 4 Point: Maintains, weight on hands and knees, 10 seconds.

(손과 무릎으로 10초간 체중 지지하여 유지하기)

0. 손과 무릎으로 체중을 유지하지 못한다.
1. 손과 무릎으로 체중을 3초 미만으로 유지한다.
2. 손이나 무릎으로 체중을 3초에서 9초간 유지한다.
3. 손이나 무릎으로 체중을 10초간 유지한다.

40. 4 Point : Attains sitting, arms free.

(arms free상태로 앉아있기)

0. 앉으려 하지 않는다.
1. 앉으려는 시도를 한다.
2. 앉는 것을 달성하나, 팔로 버텨야 한다.
3. 팔 버팀 없이 앉는 것을 달성한다.

41. Prone : Attains 4 point, weight on hands and knees.
(네발자세를 하여 손과 발에 체중을 싣는다)

0. 네발 자세를 시도하지 않는다.
1. 네발 자세를 시도한다.
2. 네발 자세를 부분적으로 달성한다.
3. 네발 자세를 달성하고 손과 발에 체중을 싣는다.

42. 4 Point : Reaches forward with right arm, hand above shoulder level. (오른팔을 앞으로 뻗어 어깨보다 위로 손을 유지한다)

0. 오른팔을 앞쪽으로 뻗으려 하지 않는다.
1. 오른팔을 앞쪽으로 뻗으려 시도한다.
2. 오른팔을 부분적으로 앞쪽으로 뻗는다.
3. 오른팔을 앞쪽으로 뻗으며, 어깨 높이를 유지한다.

43. 4 Point : Reaches forward with left arm, hand above shoulder level. (왼팔을 앞으로 뻗어 어깨보다 위로 손을 유지한다)

0. 왼팔을 앞쪽으로 뻗으려 하지 않는다.
1. 왼팔을 앞쪽으로 뻗으려 시도한다.
2. 왼팔을 부분적으로 앞쪽으로 뻗는다.
3. 왼팔을 앞쪽으로 뻗으며, 어깨 높이를 유지한다.

44. 4 Point : Crawls or hitches forward 1.8m(6ft)
(네발기기 자세로 전방 1.8m(6ft) 기어가기)

0. 앞으로 기거나 갑작스럽게 움직이는 동작을 시행하지 못한다.
1. 60 cm (2 ft) 미만의 거리를 앞으로 기거나 갑작스럽게 움직여 나간다.
2. 60 cm-1.5 m (2-5 ft) 정도의 거리를 앞으로 기거나 갑작스럽게 움직여 나간다.
3. 1.8 m (6 ft)를 앞으로 기거나 갑작스럽게 움직여 나간다

45. 4 Point : Crawls reciprocally forward 1.8 m (6 ft)
(1.8 m (6 ft)를 교차적으로 기어가기)

0. 교차적으로 앞으로 기어가는 동작을 시작하지 못한다.
1. 60 cm (2 ft) 미만의 거리를 교차적으로 앞으로 기어간다.
2. 60 cm-1.5 m (2~5 ft)정도의 거리를 교차적으로 앞으로 기어나간다.
3. 1.8 m (6 ft)를 교차적으로 앞으로 기어간다.

46. 4 Point: Crawls up four steps on hands and knee/feet
(손과 무릎/발로 네 계단을 기어오르기)

0. 기어서 계단 오르기를 시작하지 못한다.
1. 손과 무릎/발로 한 계단을 기어오른다.
2. 손과 무릎/발로 둘 혹은 세 계단을 기어오른다.
3. 손과 무릎/발로 네 계단을 기어오른다.

48. Sitting on mat: Attains high kneeling using arms, maintains, arms free, 10 seconds (매트에 앉은 상태 : 팔을 사용하여 높은 무릎서기를 하며 arms free 상태로 10초간 유지)

0. 자세를 취해 주었을 때, 의자를 잡은 채로 유지하지 못한다.
1. 자세를 취해 주었을 때, 의자를 잡은 채로 자세를 10초간 유지한다.
2. High kneeling 자세를 취하며 의자를 잡은 채로 자세를 10초간 유지.
3. 팔을 사용하여 high kneeling 자세를 취하며 손을 뗀 상태에서 10초간 자세를 유지한다.

51. High kneeling: Kneel walks forward 10 steps, arms free
(arms free상태로 전방 10발자국 무릎 걷기)

0. 전방으로 무릎 걷기를 시작하지 못한다.
1. 두 손을 의지한 채로 전방으로 10발자국 무릎 걷기 한다.
2. 한 손을 의지한 채로 전방으로 10발자국 무릎 걷기 한다.
3. 손을 놓은 채로, 전방으로 10발자국 무릎 걷기 한다.

52. On the floor: Pulls to stand at large bench
(바닥에 위치: 큰 벤치를 당겨서 일어나기)

0. 당겨서 일어나기를 시작하지 못한다.
1. 당겨서 일어나기를 시작한다.
2. 부분적으로 당겨서 일어난다.
3. Large bench를 당겨서 일어난다.

53. Standing: maintains, arms free, 3 seconds
(3초간 arm free로 standing 유지하기)

0. 붙잡고 standing을 유지하지 못한다.
1. 두 손으로 붙잡고 3초간 유지한다.
2. 한 손으로 붙잡고 3초간 유지한다.
3. 팔을 사용하지 않고 3초를 유지한다.

54. Standing: Holding on to large bench with one hand, lifts right foot, 3 seconds
(한 손으로 큰 벤치를 붙잡고, 오른발을 들어, 3초간 서기)

0. 오른발 들기를 시작하지 못한다.
1. 두 손으로 큰 벤치를 붙잡고, 오른발을 들고, 3초 미만 서기
2. 두 손으로 큰 벤치를 붙잡고, 오른발을 들고, 3초간 서기
3. 한 손으로 큰 벤치를 붙잡고, 오른발을 들고, 3초간 서기

55. Standing: Holding on to large bench with one hand, lifts leftfoot, 3 seconds
(한 손으로 큰 벤치를 붙잡고, 왼발을 들어, 3초간 서기)

0. 왼발 들기를 시작하지 못한다.
1. 두 손으로 큰 벤치를 붙잡고, 왼발을 들고, 3초 미만 서기

2. 두 손으로 큰 벤치를 붙잡고, 왼발을 들고, 3초간 서기
3. 한 손으로 큰 벤치를 붙잡고, 왼발을 들고, 3초간 서기

56. Standing: maintains, arms free, 20 seconds
(arm free로 20초간 서기를 유지한다)
0. Arm free로, 서 있지 못한다.
1. Arm free로, 3초 미만 유지한다.
2. Arm free로, 3-19초간 유지한다.
3. Arm free로, 20초간 유지한다.

57. Standing: lifts left foot, arms free, 10 seconds
(왼발을 들고, arm free로, 10초간 서기)
0. Arm free로, 왼발을 들지 못한다.
1. Arm free로, 3초미만 왼발을 든다.
2. Arm free로, 3-9초 왼발을 든다.
3. Arm free로, 10초 왼발을 든다.

58. Standing: lifts right foot, arms free, 10 seconds
(오른발을 들고, arm free로, 10초간 서기)
0. Arm free로, 오른발을 들지 못한다.
1. Arm free로, 3초미만 오른발을 든다.
2. Arm free로, 3-9초 오른발을 든다.
3. Arm free로, 10초 오른발을 든다.

59. Sitting on small bench: Attain's standing without using arms
(작은 벤치에 앉아 있다가 팔을 사용하지 않고 일어서기)
0. 일어서지 못한다.
1. 일어서려 한다.
2. 팔을 사용해서 일어선다.
3. 팔을 사용하지 않고 일어선다.

60. High kneeling: Attains standing through half kneeling on right knee, without using arms.
(팔을 사용하지 않고 오른쪽 반 무릎 자세를 통해 일어서기)
0. 일어서지 못한다.
1. 일어서려 한다.
2. 팔을 사용해 일어선다.
3. 팔을 사용하지 않고 오른쪽 반 무릎 자세를 통해 일어선다.

61. High kneeling: Attains standing through half kneeling on left knee, without using arms.
(팔을 사용하지 않고 왼쪽 반 무릎 자세를 통해 일어서기)
0. 일어서지 못한다.
1. 일어서려 한다.
2. 팔을 사용해 일어선다.
3. 팔을 사용하지 않고 왼쪽 반 무릎 자세를 통해 일어선다.

62. Standing: Lowers to sitting on floor with control, arms free
(선 상태에서 arms free로 조절하며 바닥으로 내려앉기)
0. 바닥으로 내려가지 못한다.
1. 바닥으로 내려앉지만 툭 떨어진다.
2. 팔을 사용하거나 잡고서 바닥으로 조절하며 내려앉는다.
3. Arms free 상태로 조절하며 바닥에 내려앉는다.

63. Standing: Attains squat, arms free
(선 상태에서 arms free 상태로 쪼그려 앉기)
0. 쪼그려 앉기를 시도하지 못한다.
1. 쪼그려 앉기를 시도한다.
2. 팔을 사용하거나 잡은 상태로 쪼그려 앉기를 한다.
3. Arms free상태로 쪼그려 앉는다.

64. Standing: Picks up object from floor, arms free, returns to standing (선 상태에서 바닥의 물건을 들고 arms free 상태로 다시 일어서기)
0. 바닥의 물건을 들고 일어서지 못한다.
1. 바닥으로부터 물건 들어올리기를 못한다.
2. 팔을 사용하거나 짚고서 바닥의 물건을 들어올린다.
3. Arms free 상태로 바닥의 물건을 들고 다시 일어선다.

65. Standing, two hands on large bench: Cruises five steps to right (큰 벤치 위에 두 손을 놓고 서서 : 오른쪽 옆으로 다섯 걸음 걷기)
0. 오른쪽 옆으로 걷기를 시작하지 못한다.
1. 옆으로 걷기를 시작한다 < 오른쪽으로 한 걸음 걷는다.
2. 오른쪽으로 1-4 걸음 걷는다.
3. 오른쪽으로 5 걸음 걷는다.

66. Standing, two hands on large bench: Cruises five steps to left. (큰 벤치 위에 두 손을 놓고 서서 : 왼쪽 옆으로 다섯 걸음 걷기)
0. 왼쪽으로 걷기를 시작하지 못한다.
1. 옆으로 걷기를 시작한다, < 왼쪽으로 한 걸음 걷는다.
2. 왼쪽으로 1-4 걸음 걷는다.
3.왼쪽으로 5 걸음 걷는다.

67. Standing,two hands held: Walk forward to 10 steps
(두 손을 잡고 서서 : 10걸음 앞으로 걷기)
0. 앞으로 걷기를 시작하지 못한다.
1. 앞으로 3걸음 미만으로 걷는다.
2. 앞으로 3-9 걸음을 걷는다.
3. 앞으로 10 걸음을 걷는다.

68. Standing, one hand held: Walk forward to 10 steps
(한 손을 잡고 서서 : 10걸음 앞으로 걷기)
0. 앞으로 걷기를 시작하지 못한다.
1. 앞으로 3걸음 미만으로 걷는다.
2. 앞으로 3-9걸음을 걷는다.
3. 앞으로 10걸음을 걷는다.

69. Standing : Walks forward 10 steps
(서서 앞으로 10걸음 걷기)
0. 앞으로 걷기를 시작하지 못한다.
1. 3걸음 미만으로 걷는다.
2. 3-9걸음을 걷는다.
3. 10걸음을 걷는다.

70. Standing : Walks forward 10 steps, stops, turns 180, returns
(서서 앞으로 10걸음을 걷고, 멈추고, 180도 전환하고 되돌아온다)
0. 앞으로 10걸음을 걷고, 넘어지지 않고 멈추지 못한다.
1. 앞으로 10걸음을 걷고, 멈추고, 방향을 전환하지 못한다.
2. 앞으로 10걸음을 걷고, 멈추고, 방향을 180° 미만으로 전환한다.
3. 앞으로 10걸음을 걷고, 멈추고, 방향도 180° 전환하고 되돌아온다.

71. Standing: Walks backward 10step
(서 있는 자세에서 뒤로 열 걸음 걷기)
0. 뒤로 걷기를 시작하지 않는다.
1. 뒤로 걷기를 3걸음 이하로 걷는다.
2. 뒤로 걷기를 3-6걸음 걷는다.
3. 뒤로 걷기를 10걸음 걷는다.

72. Standing: Walks forward 10 steps, carrying large object with two hand
(큰 물체를 두 손에 들고 10걸음 앞으로 걷기)
0. 큰 물체를 들고 걷기를 시도하지 않는다.
1. 한 손에 작은 물체를 들고 10걸음 앞으로 걷는다.
2. 두 손에 작은 물체를 들고 10걸음 앞으로 걷는다.
3. 두 손에 큰 물체를 들고 10걸음 앞으로 걷는다.

73. Standing: Walks forward 10 consecutive steps between parallel lines 20 cm (8 in) apart
(20 cm (8 in) 떨어진 평행선 사이를 전방 10걸음 연속적으로 걷기)
0. 20 cm (8 in) 떨어진 평행선 사이를 앞으로 걷기를 시도하지 않는다.
1. 20 cm (8 in) 떨어진 평행선 사이를 연속적으로 3걸음 이하를 걷는다.
2. 20 cm (8 in) 떨어진 평행선 사이를 연속적으로 3-9걸음 걷는다.
3. 20 cm (8 in) 떨어진 평행선 사이를 연속적으로 10걸음 걷는다.

74. Standing: Walks forward 10 consecutive steps on a straight line 2 cm (win) wide
(2 cm (win) 넓이의 직선 위에서 10걸음 연속적으로 앞으로 걷기)
0. 2 cm (win) 넓이의 직선 위 앞으로 걷기를 시작하지 않는다.
1. 2 cm (win) 넓이의 직선 위 3걸음 이하를 연속적으로 앞으로 걷는다.
2. 2 cm (win) 넓이의 직선 위 3-9걸음을 연속적으로 앞으로 걷는다.
3. 2 cm (win) 넓이의 직선 위 10걸음을 연속적으로 앞으로 걷는다.

75. Standing; Steps over stick at knee level, right foot leading
(오른발을 들어 무릎높이의 막대기를 넘기)
0. 오른발을 들어서 막대기를 넘지 못하다.
1. 오른발을 들어서 5-7.5 cm (2-3 in)높이의 막대기를 넘는다.
2. 오른발을 들어서 종아리 중간위치의 막대기를 넘는다.
3. 오른발을 들어서 무릎 위치의 막대기를 넘는다.

76. Standing; Steps over stick at knee level, left foot leading
(왼발을 들어 무릎높이의 막대기를 넘기)
0. 왼발을 들어서 무릎 막대기를 넘지 못한다.
1. 왼발을 들어서 5-7.5 cm (2-3 in)높이의 막대기를 넘는다.
2. 왼발을 들어서 종아리 중간위치의 막대기를 넘는다.
3. 왼발을 들어서 무릎 위치의 막대기를 넘는다.

77. Standing: Runs 4.5 m (15 ft), stops and returns
(서기: 4.5 m (15 ft)를 달리고 멈춘 후 다시 돌아온다.)
0. 달리는 것을 시작하지 못한다.
1. 빠르게 걸음으로서 뛰는 것을 시작한다.
2. 4.5 m (15 ft) 미만으로 뛴다.
3. 4.5 m (15 ft)를 달리고, 멈춘 후 다시 돌아온다.

78. Standing: Kicks ball with right foot
(서기: 오른발로 공을 차기)
0. 차는 것을 시작하지 못한다.
1. 오른발을 들 수는 있지만, 찰 수 없다.
2. 오른발로 공을 찰 수 있지만, 넘어진다.
3. 오른발로 공을 찰 수 있다.

79. Standing: Kicks ball with left foot
(서기: 왼발로 공을 차기)
0. 차는 것을 시작하지 못한다.

1. 왼발을 들 수는 있지만, 찰 수 없다.
2. 왼발로 공을 찰 수 있지만, 넘어진다.
3. 왼발로 공을 찰 수 있다.

80. Standing: Jumps 30 cm (12 in) high, both feet simultaneously
(서기: 두발을 동시에 30 cm (12 in) 뛰어오르기)

0. 뛰어오르기를 시작할 수 없다.
1. 두 발을 동시에 5 cm 미만으로 뛰어오른다.
2. 두 발을 동시에 5-28 cm (2-11 in) 뛰어오른다.
3. 두 발을 동시에 30 cm (12 in) 높이로 뛰어 오른다.

81. Standing: Jumps forward 30 cm (12 in), both feet simultaneously
(서기: 두 발을 동시에 앞쪽을 향하여 30 cm (12 in) 뛰어오르기)

0. 두 발을 동시에 앞쪽을 향하여 뛰어오르기를 시작할 수 없다.
1. 두 발을 동시에 앞쪽을 향해 5 cm 이하로 뛰어 오른다.
2. 두 발을 동시에 앞쪽을 향해 5-28 cm (5-11 in) 뛰어 오른다.
3. 두 발을 동시에 앞쪽을 향해 30 cm(12 in)로 뛰어 오른다.

82. Standing: Hops on right foot 10 times within a 60 cm (24 in) circle. (서기: 60 cm (24 in) 원 안에서 오른발로 10번 hop 하기)

0. 오른발로 hopping을 시작할 수 없다.
1. 60 cm (24 in) 원 안에서 오른발로 3번 미만으로 hop을 한다.
2. 60 cm (24 in) 원 안에서 오른발로 3-9번 hop을 한다.
3. 60 cm (24 in) 원 안에서 오른발로 10번 hop을 한다.

83. Standing; Hops on left foot 10 times within a 60 cm (24 in) circle
(서서: 60 cm (24 in)원 안에서 왼발로 10번 뛰기)

0. 왼발로 한발 뛰기를 시행하지 못한다.
1. 60 cm (24 in) 원 내에서 3번 이하로 왼발 뛰기를 시행한다.
2. 60 cm (24 in) 원 내에서 3-9회 왼발 뛰기를 시행한다.
3. 60 cm (24 in) 원 내에서 10회 왼발 뛰기를 시행한다.

84. Standing, holding one rail: Walks up four step, holding one rail, alternation feet
(한쪽 난간을 잡고 서서: 난간을 한쪽 잡고, 발을 교대로, 위로 네 계단 걷기)

0. 난간을 잡고 위로 걸음걸이를 시작하지 않는다.
1. 2걸음 위로 걷고, 난간을 잡고, 연속적으로 같은 발을 움직임.
2. 4걸음 위로 걷고, 난간을 잡고, 비연속적으로 다른 발을 움직임.
3. 4걸음 위로 걷고, 난간을 잡고, 교대로 발을 움직임.

85. Standing, holding one rail: Walks down four steps, holding one rail, alternating feet
(난간을 잡고 서서: 난간을 한쪽 잡고, 발을 교대로, 아래로 네 계단 걷기)

0. 난간을 잡고 아래로 걸음걸이를 시작하지 않는다.
1. 2걸음 아래로 걷고, 난간을 잡고, 연속적으로 같은 발을 움직임.
2. 4걸음 아래로 걷고, 난간을 잡고, 비연속적으로 다른 발을 움직임.
3. 4걸음 아래로 걷고, 난간을 잡고, 교대로 발을 움직임.

86. Standing: Walks up four step, alternating feet
(서서: 네 계단 오르기, 발을 교대로)

0. Arms free로 계단 오르기를 시작하지 않는다.
1. 2걸음 위로 걷고, 연속적으로 같은 발을 사용한다.
2. 4걸음 위로 걷고, 불연속적으로 다른 발을 사용한다.
3. 4걸음 위로 걷고, 교대고 발을 사용한다.

87. Standing: Walks down four step, alternating feet
(서서: 네 계단 내려가기, 발을 교대로)

0. Arms free로 계단 아래 걷기를 시작하지 않는다.
1. 2걸음 아래로 걷고, 연속적으로 같은 쪽 발을 사용한다.
2. 4걸음 아래로 걷고, 비연속적으로 다른 쪽 발을 사용한다.
3. 4걸음 아래로 걷고, 교대로 발을 사용한다.

88. Standing on 15 cm (6 in) step: Jump off, both feet simultaneously
(15 cm (6 in): 계단에 서서: 양쪽다리 동시에, 뛰어 내리기)

0. 뛰어내리기를 시작하지 못하고, 양쪽 발을 동시에
1. 뛰어내리고, 양쪽 발을 동시에, 그러나 넘어진다.
2. 뛰어내리고, 양쪽 발을 동시에, 넘어짐을 피하기 위해 바닥에 손을 댐.
3. 뛰어내리고, 양쪽 발로 동시에 선다.

* Russell, D.J,. Rosenbaum, P.L,. Gowland, C,. Hardy, S,. Lane, M. & Plews, N., et al. (1993). Gross Motor Function Measure Manual(2nd Edition). Hamilton(ont): Gross Motor Measures Group; McMaster University.

10. (Hauser) Ambulatory Index (AI)

0	대칭적, 완전한 활동
1	정상적 보행, 그러나 운동 혹은 벅찬 활동을 방해하는 피로가 보고됨.
2	비정상 보행 혹은 일시적 불균형, 보행 장애는 가족과 친구들에게 주목된다. 10초 혹은 그보다 적은 시간에 10 m 걷기가 가능하다.
3	독립적으로 걷는다. 20초 혹은 그보다 적은 시간에 10 m를 걷는다.
4	걷기 위하여 편측지지(스틱, 한 개 목발)가 요구되고 20초 혹은 그보다 적은 시간에 10 m를 걷는다.
5	양측지지(스틱, 목발, 프레임)가 요구되고 20초 혹은 그보다 적은 시간에 10 m를 걷는다. 혹은 편측지지를 요구하지만 20초보다 많은 시간에 10 m를 걷는다.
6	양측지지가 요구되고 10 m를 20초보다 큰 시간에 걷는다. 때에 따라 휠체어를 사용할 수 있다.
7	양측 지지를 이용하여 몇 걸음 제한된 걸음 : 10 m 걷기가 불가능하다. 대부분의 활동 동안 휠체어를 사용할 수 있다.
8	휠체어에 한정됨: 독립적인 이동이 가능함
9	휠체어에 한정됨: 독립적인 이동이 불가능함

* Schwid, S, et al:The maesurement of ambulatory impairment in multiple sclerosis. Neurology 49:1419,1997

11. Deep Tendon Reflex Grade (DTR)

등 급	평 가	반 응
0	결손	눈에 보이거나 만질 수 있는 근 수축 반응이 전혀 없음.
1+(+)	저반사	관절운동이 거의 없는 최소한의 근 수축을 보이며 강화력이 반사반응을 제거하는데 요구될 수도 있음.
2+(++)	정상	약간의 관절운동과 함께 적당한 근 수축을 보임.
3+(+++)	과반사	적당한 관절운동과 함께 분명하고 뚜렷한 근 수축을 보임.
4+(++++)	비정상	1-3개 정도 간대경련과 함께 강한 근 수축을 보이며 반사가 반대측으로까지 영향을 주게 됨.
5+(+++++)	비정상	지속적인 간대경련과 함께 강한 근 수축을 보이며 반사가 반대측으로까지 영향을 주게 됨.

* Susan B. O'Sullivan & Thomas J. Schumitz/ Physical Rehabilitation : Assessment and Treatment 4th edition. p205/Yeong Mun publishing Company/2007

12. Mini-Mental State Examination-Korea (MMSE-K)

이름		나이		성별		교육수준	
검사일자				생년월일(음/양력)			
검사자				교정점수			
(지남력)							
1.오늘은?	년	월	일	요일	계절		
2. 당신의 주소는?	도(시) 군(시, 구) 면(동) 리 *리에 해당하는 게 없으면 (여기는 어떤 곳? 예 학교, 시장, 병원 가정집 등)						
3.여기는 무엇을 하는 곳입니까?							
(기억등록)							
4. 기억력 검사	기억력 검사임을 미리 밝히고 물건 이름 세 가지 (예: 나무, 자동차, 모자) **반복제시. 6회 시행 후에도 불가능 시, 기억회상 항목은 시행 않음.						
(주의 집중 및 계산)							
6. 100-7=	-7=	-7=	-7=	-7=			
6'. (alternative: 피검자가 하지 못하거나 않으려고 할 때) '삼천리강산'을 거꾸로 말하기?							
(언어 기능-언어 및 praxis)							
7.물건 이름 맞추기							
8. 시행하기	오른손으로 종이를 집어서 / 반으로 접어서 / 무릎 위에 놓기						
(기억화상)							
5. 앞에서 이야기한 물건 이름:							
(언어 및 Praxis 계속)							
9. 오각형 두 개를 겹쳐서 그리도록 한다(떨림, 위취가 돌아감 등은 무관).							
10. 따라하기 **한번만							
(이해 및 판단)							
11. '옷은 왜 빨아서 입습니까?'							
12. '길에서 남의 주민등록증을 주웠을 때 어떻게 하면 쉽게 주인에게 돌려줄 수 있겠습니까?'							
				총점			/30

(교정)(단 각 부문에서 만점이 넘지 않게)
무학인 경우 1. 시간 지남력에 +1 / 2. 주의집중 및 계산에 +2 / 3. 언어 기능에 +1

(점수 해석) 총 30점 만점.
여기서 24점 이상을 확정적 정상 / 19점 이하를 확정적 치매 / 20-23점은 치매 의심으로 cutoff를 잡을 수 있다.

*권용철, 박종한(1989) 노인용 한국판 Mini-mental state examination (MMSE-K)의 표준화 연구 - 제1편: MMSE-K의 개발. 신경정신의학 28: 125-135 참조

13. Modified Ashworth Scale (MAS)

등 급	내 용
G0	근긴장의 증가 없음.
G1	근긴장이 약간 증가된 상태로 사지의 굴곡신전 시 ROM 끝에서 약한 저항을 보임.
G1+	근긴장이 약간 증가된 상태로 사지의 굴곡신전 시 ROM 중간 이하에서 약한 저항을 보임.
G2	근긴장도가 ROM 전범위에서 보이나 동작은 가능하다.
G3	근긴장도가 심하게 증가하여 수동운동이 어렵다.
G4	굴곡과 신전 모두 Rigid된 상태

* Bohannon, R, and Smith, M; Interrater relability of a modified Ashworth scale of muscle spasticity. Phys Ther 67 : 206, 1987

14. Modified Barthel Index (MBI)

Item	수행 불가	상당한 도움 필요	중간 정도의 도움 필요	최소한의 도움 필요	완전히 독립적
음식물 섭취	0	2	5	8	10
목욕(self)	0	1	3	4	5
옷 입기	0	3	5	8	10
화장/개인위생	0	1	3	4	5
화장실 이용	0	2	5	8	10
대변	0	2	5	8	10
소변	0	2	5	8	10
의자/침대이동	0	3	8	12	15
이동	0	3	8	12	15
휠체어[1)] (if ambulation is 0)	0	1	3	4	5
계단 오르기	0	2	5	8	10
Total score					점

5점 척도	전혀 일을 수행할 수 없음.	상당한 도움이 요구됨.	중증도에 도움이 요구됨.	최소의 도움이 요구됨.	완전히 혼자 할 수 있음.	10개 항목

Evaluation		
	0-20	Totally dependent
	20-61	Severely dependent
	62-90	Moderately dependent
	91-99	Slightly dependent
	100	Independent

1) 점수는 오직 환자가 보행이 불가능하고 휠체어로의 이동 및 조작만 할 경우에 점수화한다.

* Surya Shah, Frank Vanclay, Betty Cooper. ; Journal of Clinical Epidemiology 1989: 42(8): 703-709

15. Dynamic Gait Index (DGI)

	Position	Score
1	평지에서 걷는 단계(이곳에서 다음 장소로 보통 속도로 걸으세요)	0 1 2 3
2	걷는 속도의 변화 (보통속도로 걷다가 "가세요" 명령에 빠르게 걷고, "천천히" 명령에 천천히 걷는다)	0 1 2 3
3	걸을 때 머리를 수평으로 돌림 (보통속도로 걷다가 "오른쪽, 또는 왼쪽을 보세요" 라는 지시에 오른쪽 또는 왼쪽으로 머리만 돌리며 일직선으로 걷는다. '앞을 보시오'하면 머리를 가운데로 다시 돌린다)	0 1 2 3
4	걸을 때 머리를 수평으로 돌림 (보통속도로 걷다가 "위로, 또는 아래를 보세요" 라는 지시에 위로 또는 아래쪽으로 머리만 향하며 일직선으로 걷는다. 앞을 보시오. 하면 머리를 가운데로 다시 돌린다)	0 1 2 3
5	보행 시 축을 중심으로 돌기 (보통속도로 걷다가 "돌고 멈추세요" 라고 지시하면 재빨리 반대편으로 돌린 후 멈춘다)	0 1 2 3
6	장애물 넘기 (보통속도로 걷다가 구두상자에 도착하면 구두 상자 주위로 돌아가지 않고 넘어서 걸어 간다)	0 1 2 3
7	장애물 돌아가기 (보통속도로 걷다가 첫 원뿔에서 오른쪽으로 돌고 두 번째 원뿔에서 왼쪽으로 돌아간다)	0 1 2 3
8	계단 (계단을 오른다, 필요하면 난간을 사용한다. 맨 위까지 오른 후 돌아서 내려온다)	0 1 2 3
TOTAL		/24

* Shumway-Cook A, Woollacott M.. Motor Control Theory and Applications, Williams and Wilkins Baltimore, 1995:323-324

16. Motor Assessment Scale (MAS)

성명: ________________ 진단명: ____________________

연령: ________________ 성별: 남 / 여 ________________ 마비쪽: 좌 / 우 ________________

운동점수표

항목							
1. 바로 누운 자세에서 옆으로 누운 자세	0	1	2	3	4	5	6
2. 바로 누운 자세에서 침대 끝에 앉은 자세	0	1	2	3	4	5	6
3. 앉은 자세 균형	0	1	2	3	4	5	6
4. 앉은 자세에서 선 자세	0	1	2	3	4	5	6
5. 보행	0	1	2	3	4	5	6
6. 상지 기능	0	1	2	3	4	5	6
7. 손의 기능	0	1	2	3	4	5	6
8. 고도의 근 긴장	0	1	2	3	4	5	6
9. 전체의 근 긴장	0	1	2	3	4	5	6

소견:

채점 기준

1. 바로 누운 자세에서 마비되지 않은 쪽으로 아래로 하여 옆으로 누운 자세로

① 옆으로 누운 자세가 되도록 스스로 잡아당긴다(시작자세는 무릎은 펴고 바로 누운 자세, 환자는 마비되지 않은 쪽 팔로 옆으로 누운 자세가 되도록 자신을 당기고 마비되지 않은 쪽 하지로 마비 쪽 하지를 움직인다).

② 하지는 능동적으로 교차하고 체간하부는 이에 따라 움직인다(시작자세는 위와 같음. 이때 상지를 염두해 두지 않는다).

③ 상지는 반대쪽 손으로 들어 올리고 체간을 교차한다. 하지는 능동적으로 움직이지만 체간은 하나의 덩어리로서 그 동작에 따라간다(시작자세는 위와 같음).

④ 상지는 체간과 교차하도록 능동으로 움직이고 체간은 블록상태의 덩어리로서 그 동작에 따라간다(시작자세는 위와 같음).

⑤ 상지와 하지를 움직여서 옆으로 누운 자세로 돌아눕지만 비틀거린다(시작자세는 위와 같음. 어깨는 전인되고 팔은 굴곡된다).

⑥ 3초 이내에 몸을 뒤척인다(시작자세는 위와 같음. 손을 사용해서는 안된다).

2. 바로 누운 자세에서 침대 끝에 앉은 자세로

① 옆으로 누운 자세에서 머리를 옆으로 들어 올릴 수는 있지만 일어날 수 는 없다(도움을 받아서 옆으로 누운 자세가 된다).

② 옆으로 누운 자세에서 침대 끝에 앉은 자세가 된다(치료사는 환자의 움직임을 돕는다. 환자는 동작 중 머리를 조절할 수 있다).

③ 옆으로 누운 자세에서 침대 끝에 앉은 자세가 된다(치료사는 하지 움직임을 침대 끝까지 돕고 근접보조를 한다).

④ 옆으로 누운 자세에서 침대 끝에 앉은 자세가 된다(근접보조 없음).

⑤ 바로 누운 자세에서 침대 끝에 앉은 자세가 된다(근접보조 없음).

⑥ 10초 이내에 바로 누운 자세에서 침대 끝에 앉은 자세가 된다(근접보조 없음).

3. 앉은 자세 균형

① 오로지 지지하여 앉는다(앉은 자세가 될 수 있도록 돕는다).
② 지지없이 10초 동안 앉는다(어느 부위도 잡지 않는다. 양 무릎과 발을 모은다. 발은 바다에 대고 지지해도 된다).
③ 좌우 균등하게 또한 앞쪽으로 충분히 부하를 주어 지지 없이 앉는다(목과 체간은 바로 세우고, 체중중심은 고관절보다 앞쪽으로 옮긴다. 좌우 균등하게 부하를 준다).
④ 지지 없이 안장 뒤쪽을 보도록 목과 체간을 회전시킨다(발을 모아 바닥에 대고 지지한다. 하지를 외전하거나 발을 움직이면 안 된다. 양손은 대퇴위에 두며, 치료대위에 두면 안 된다).
⑤ 지지 없이 앉아 몸을 앞으로 굽혀서 바닥을 짚었다가 원래 위치로 되돌아간다(발은 바닥에 대고 지지한다. 아무것도 잡으면 안 된다. 하지를 움직이면 안 된다. 필요하다면, 마비 쪽 하지를 지지한다. 발 앞 10 cm 이상 앞을 짚는다).
⑥ 의자에 지지 없이 앉아 옆쪽 바닥을 손으로 짚었다가 원래 위치로 되돌아간다(발은 바닥에 대고 지지한다. 아무것도 잡으면 안 된다. 하지를 움직이면 안 된다. 필요 하다면, 마비 쪽 하지를 지지한다. 앞쪽이 아니라 반드시 옆쪽에 댄다).

◎ FMA(균형)

Sitting	Standing	
• 지지 없이 바로 앉기 유지 • 눈 가린 채 파라슈트반응	• 보조하여 선 자세 유지 • 건측다리로 선 자세 유지	• 지지 없이 선 자세 유지 • 환측 한 다리로 선 자세 유지

4. 앉은 자세에서 선 자세

① 치료사의 도움을 받아서 일어난다(방법은 상관없다).
② 근접 보조로 일어난다(부하는 균등하지 않고 지지를 위해 손을 사용한다).
③ 일어난다(부하가 균등하지 않거나 손을 이용해서는 안된다).
④ 일어나서 고관절, 슬관절을 세운 채 5분 동안 선다(부하가 불균등해서는 안된다).
⑤ 근접보조 없이 일어나고 앉는다.
⑥ 근접보조 없이 앉은 자세에서 섰다가 앉는 것을 10초 동안에 3번 할 수 있다(부하는 균등 할 것).

5. 보행

① 마비 쪽 하지로 지지하고 마비되지 않은 쪽 하지를 앞쪽으로 내민다(부하된 고관절은 신전자세, 치료사는 근접보조).
② 근접보조로 걷는다.
③ 혼자서 또는 근접보조로 보조기를 사용하여 3 m 걷는다.
④ 보조기 없이 5 m를 15초 이내에 걷는다.
⑤ 보조기 없이 10 m 걸어서 방향전환하고 작은 모래주머니를 바닥에서 집어 올려 25초 이내에 원래 위치로 되돌아 간다(어느쪽 손 사용해도 된다).
⑥ 보조기를 사용해도 되고 사용하지 않아도 되지만 난간을 잡지 않고 4계단 오르내리기를 35초 이내에 3번 실시 한다.

6. 상지 기능

① 바로 누운 자세에서 상지를 들어 올려 견갑대를 앞쪽으로 돌출시킨다(치료사는 상지를 들어올린자세로 주관절 신전을 돕는다).
② 바로 누운 자세에서 팔을 들어 올린 상태를 2초 동안 유지한다.
③ 상지를 ②와 같이 하고 손바닥을 이마에 가져가도록 주관절을 굽혔다가 편다(치료사는 전완 회외를 도와주어도 된다).
④ 앉은 자세에서 주관절 신전, 견관절 90도 굴곡을 2초 동안 유지한다(치료사는 상지를 들어주고, 환자는 어느정도 견관절 외회전과

주관절 신전을 유지한다. 과도한 견갑대 거상은 허용하지 않는다).

⑤ 선 자세에서 환자는 위에 언급된 위치까지 상지를 들어올리고 10초동안 유지했다가 내린다(환자는 어느 정도 견관절을 외회전 자세로 유지한다. 회내하여서는 안된다).

⑥ 앉은 자세에서 벽에 손을 밀착한다. 몸을 벽 쪽으로 회전하는 사이 상지의 위치를 유지한다(상지는 90도 외전되고 손바닥을 벽에 붙여서 누른다).

7. 손 기능

① 앉은 자세에서 수근관절을 신전시킨다(환자는 테이블 앞에 앉아 전완을 테이블 위에 올려둔다. 치료사는 환자의 손을 원통을 쥐게 한다. 환자에게 수근관절을 굴곡하여 원통을 테이블에서 들도록 지시한다. 주관절을 굴곡해서는 안된다).

② 앉은 자세에서 수근관절을 요측굴곡한다(치료사는 전완을 회내, 회외 중립자세로 한다. 즉, 척측을 밑으로 하고 테이블에 전완을 올려놓고 수근관절을 신전한 자세로 하여 모지를 전완의 연장선상에 놓고 원통을 손가락으로 감싼다. 환자에게 테이블에서 손을 들어올리도록 지시한다. 주관절을 굴곡하거나 회내해서는 안된다).

③ 앉은 자세에서 팔꿈치를 몸 쪽에 붙이고 전환을 회내, 회외한다(주관절은 지지없이 굴곡 90°, 3/4의 각도에서 좋다).

④ 양손을 펴서 지름이 14 cm인 공을 테이블에서 들어올리고 또한 그것을 테이블에 놓는다(공은 환자가 충분히 손을 펴서 닿을 정도의 곳에 둔다. 어깨의 전방돌출, 주관절 신전, 수근관절은 중립위치 또는 신전 자세로 한다. 손바닥에 공을 접촉시킨 상태로 잡는다).

⑤ 마비 쪽 손으로 테이블에시 폴리스틸렌으로 만든 컵을 들어올려 몸에 교차하여 반대쪽에 놓는다(컵의 모양이 바뀌면 안된다).

⑥ 각 손가락과 엄지 손가락의 연속된 대립운동을 10초 이내에 14번 이상 실시한다(각각의 손가락이 모지를 가볍게 두드리고 나서 다음으로 나간다. 사지에서 시작한다. 도중에 순서를 뛰어 넘거나 거꾸로 되돌아가서는 안된다).

8. 고도의 손기능

① 먼저 펜을 집어 올렸다가 다시 되돌린다(환자는 팔을 앞으로 뻗어 앞으로 뻗어 테이블의 펜을 들어올려 몸에 가까운 테이블 위에 놓는다).

② 그릇에서 콩을 1개 집어 올려 다른 그릇에 놓는다(그릇에 8개의 콩을 담는다. 양쪽 그릇의 위치는 팔 길이로 결정한다. 왼손으로 오른쪽 그릇의 콩을 들어올려서 왼쪽 그릇에 놓는다).

③ 양쪽에 2개의 수직선을 긋고 수평으로 줄긋기를 20초 이내에 10번 나란히 긋는다(적어도 5개는 양쪽 수직선까지 정확하게 그어야 한다).

④ 연필을 쥐고 종이에 재빨리 연속된 점을 찍는다(적어도 1초 동안 2타, 5초 동안 실시한다. 도움 없이 연필을 집어 올려서 위치를 정한다. 글씨를 쓸 때처럼 연필을 쥔다. 허둥지둥 움직이면서 점을 찍지 않는다).

⑤ 액체가 든 디저트 스푼을 입에 가져간다(머리를 스푼쪽으로 가까이 대지 않는다. 액체를 흘려서도 안된다).

⑥ 빗을 들고 뒷머리를 빗는다.

9. 전체적인 근 긴장

① 이완, 몸의 몇 군데를 움직였을 때의 저항감이 없다.

② 몸의 몇 군데를 움직였을 때 얼마간 반응을 느낀다.

③ 변화가 있다. 어떤 때는 이완, 어떤 때는 정상, 때로는 긴장이 항진된다.

④ 항상 정상 반응

⑤ 그 때 그 때 50%가 항진 상태

⑥ 항상 항진 상태

* Shumway-Cook A, Woollacott M.. Motor Control Theory and Applications, Williams and Wilkins Baltimore, 1995:323-324

17. Berg Balance Scale (BBS)

1. 앉은 자리에서 일어나기			
일어서기 위해 중간 정도 또는 최대한의 도움이 필요하다.	0	0	0
최소한의 도움이 필요하다	1	1	1
일어서기를 몇 번 시도한 후 손을 사용하여 설 수 있다	2	2	2
손을 사용하여 스스로 설 수 있다.	3	3	3
손을 사용하지 않고 일어서서 안정된 자세를 유지할 수 있다	4	4	4

2. 잡지 않고 서 있기			
도움 없이는 30초 동안 서 있을 수 없다	0	0	0
잡지 않고 30초 동안 서 있기 위해서는 여러 번의 시도가 필요하다.	1	1	1
잡지 않고 30초 동안 서 있을 수 있다.	2	2	2
옆에서 지켜봐 주면 2분 동안 서 있을 수 있다	3	3	3
안전하게 혼자서 2분 동안 서 있을 수 있다.	4	4	4

3. 의자의 등받이에 기대지 않고 바른 자세로 앉기			
도움 없이는 10초 동안 앉아 있을 수 없다	0	0	0
10초 동안 앉아 있을 수 없다.	1	1	1
30초 동안 앉아 있을 수 없다.	2	2	2
옆에서 지켜봐 주면 2분 동안 앉아 있을 수 있다.	3	3	3
2분 동안 안전하고 확실하게 앉을 수 있다.	4	4	4

4. 선자세에서 앉기			
앉을 때 도움이 필요하다.	0	0	0
혼자 앉기는 하지만 털썩 주저앉는다.	1	1	1
앉을 때 다리 뒷부분을 위자에 기대고 천천히 앉는다.	2	2	2
뭔가를 붙들어야 천천히 앉을 수 있다	3	3	3
손을 거의 사용하지 않고(또는 손을 조금 사용하여) 안전하게 앉는다.	4	4	4

5. 의자에서 의자로 이동하기			
안전을 위해 옆에서 지켜봐 주거나 도움을 줄 두 사람이 필요하다.	0	0	0
한 사람의 도움이 필요하다.	1	1	1
말로 가르쳐 주거나 옆으로 지켜봐 주어야 옮겨 앉을 수 있다.	2	2	2
확실히 손을 사용해야 안전하게 옮겨 앉을 수 있다.	3	3	3
손을 거의 사용하지 않고(또는 손을 조금 사용하여) 안전하게 옮겨 앉을 수 있다.	4	4	4

6. 두눈을 감고 잡지 않고 서 있기			
넘어지는 것을 방지하기 위하여 도움이 필요하다.	0	0	0
안정적으로 서 있으나 두 눈을 감고 3초 동안 유지할수는 없다.	1	1	1
3초 동안 서 있을수 있다.	2	2	2
옆에서 지켜봐 주면 10초 동안 서 있을수 있다.	3	3	3
10초 동안 안전하게 서 있을 수 있다.	4	4	4

7. 두발을 붙이고 잡지 않고 서 있기			
두발을 붙이는 데에 도움이 필요하며 15초 동안 서 있을 수 없다.	0	0	0
두발을 붙이는 데에 도움이 필요하며 15초동안 서 있을 수 있다.	1	1	1
혼자서 두발을 붙이고 설 수 있으나 30초 동안 유지할 수는 없다.	2	2	2
혼자서 두발을 붙이고 옆으로 지켜봐 주면 1분 동안 안전하게 서 있을 수 있다.	3	3	3
혼자서 두발을 붙이고 1분동안 안전하게 서 있을 수 있다.	4	4	4

8. 선 자세에서 앞으로 팔을 뻗쳐 내밀기			
넘어지지 않기 위해 도움이 필요하다	0	0	0
앞으로 뻗을 수는 있으나 옆에서 지켜봐 주는 것이 필요하다.	1	1	1
5 cm 이상 안전하게 뻗을 수 있다.	2	2	2
12.5 cm 이상 앞으로 안전하게 뻗을 수 있다.	3	3	3
25 cm 이상 앞으로 자신 있게 뻗을 수 있다.	4	4	4

9. 바닥에 있는 물건을 잡어 올리기			
구두를 집으려고 시도해도 할 수 없으며 넘어지지 않게 하려면 도움이 필요하다	0	0	0
구두를 집어들 수 없으면 집으려고 시도하는 동안에도 옆에서 지켜봐 주는 것이 필요하다.	1	1	1
집을 수는 없으나 구두가 지점에서부터 2.5-5 cm의 거리까지 손이 닿으면 혼자 균형을 잡을 수 있다.	2	2	2
구두를 집어들 수 있으나 옆에서 지켜봐 주는 것이 필요하다.	3	3	3
안전하고 쉽게 신발를 집어들 수 있다.	4	4	4

10. 왼쪽과 오른쪽으로 뒤돌아보기			
넘어지지 않도록 하기 위해 도움이 필요하다	0	0	0
몸을 돌리려 할 때 옆에서 지켜봐 주는 것이 필요하다	1	1	1
옆 방향으로만 비스듬히 돌릴 수 있으나 균형은 유지된다.	2	2	2
한쪽으로만 잘 돌아다보며, 체중 이동을 잘 할 수 있다.	3	3	3
왼쪽과 오른쪽 방향으로 뒤돌아보면, 체중 이동을 잘 할 수 있다.	4	4	4

11. 제자리에서 360° 회전하기			
돌 때 도움이 필요하다.	0	0	0
근접해서 지켜봐 주거나 말로 지시를 해주어야 한다.	1	1	1
안전하게 360°를 천천히 돌 수 있다.	2	2	2
한 방향으로만 4초 이내에 안전하게 360° 돌 수 있다.	3	3	3
각 방향을 4초 이내에 안전하게 360° 돌 수 있다.	4	4	4

12. 일정한 높이의 발판위에 발을 교대로 놓기			
넘어지지 않도록 하기 위해 도움이 필요하며 과제를 수행할 수 없다.	0	0	0
약간의 도움으로 완전하게 발을 2회 이상 발판에 올려 놓을수 있다.	1	1	1
보조자의 도움없이 완전하게 교대로 발을 4회 발판에 올려놓을 수 있다.	2	2	2
혼자 서서 20초 이상 걸려 발판위에 완전하게 발을 교대로 8회 올려놓을 수 있다.	3	3	3
혼자 안전하게 서서, 20초 이내에 안전하게 발판 위에 발을 교대로 8회 올려놓을 수 있다.	4	4	4

13. 한발 앞에 다른 발을 일자로 두고 서있기			
발을 내딛거나 서 있는 동안 균형을 잃는다.	0	0	0
걸음을 내딛는 데 도움이 필요하나 그대로 서서 15초 동안 유지할 수 있다.	1	1	1
혼자 작은 발걸음으로 30초 동안 유지할 수 있다.	2	2	2
혼자 큰 발걸음으로 30초 동안 유지할 수 있다.	3	3	3
혼자 두발을 일자로 하여 30초 동안 그대로 서서 유지할수 있다.	4	4	4

14. 한다리로 서 있기			
한발로 서 있을 수 없다.	0	0	0
한발을 들려고 시도하며, 3초 동안 유지하지는 못하지만 혼자서 서 있을 수 있다	1	1	1
혼자서 한발을 들고 3초 동안 또는 그 이상 서 있을 수 있다.	2	2	2
혼자서 한발을 들고 5-10초 정도 서 있을 수 있다.	3	3	3
혼자서 한발을 들고 10초 동안 서 있을 수 있다.	4	4	4

Total Score	1st		2nd		3rd	

* Berg, KO, et al: Measuring balance in the elderly: preliminary development of an instrument. Physiother Can 41:304,1989

18. Functional Balance Grade (FBG)

Functional Balance Grade		
Normal	Static	지지 없이 안정된 균형 유지가 가능하다.
	Dynamic	최대 과제를 수행하고 대해 모든 방향으로 체중 지지가 가능하다.
Good	Static	지지없이 균형 유지가 가능하다.
	Dynamic	중간정도의 과제를 수행하고 바닥으로부터 사물을 잡는 동안 균형유지가 가능하다.
Fair	Static	손잡이가 있어야 균형유지가 가능하다.
	Dynamic	최소 과제를 수행하고 머리나 몸통을 돌리는 동안 균형유지가 가능하다.
Poor	Static	손잡이나 보조가 필요하다.
	Dynamic	과제를 수행하거나 움직이는 동안 균형을 잃는다.

* Susan B. O'Sullivan & Thomas J. Schumitz/ Physical Rehabilitation : Assessment and Treatment 4th edition. p217/Yeong Mun publishing Company/2007

19. Timed Up and Go Test (TUG)

1. Stand up from the arm chair
2. Walk 3 m (in a line)
3. Turn
4. Walk back to chair
5. Sit down

/ sec	/ sec	/ sec
	평균:	/ sec

3회 실시 후 평균값 작성

* The timed up & go : A test of basic functional mobility for frail elderly persons. Journal of the American Geriatrics Society. Shumway-Cook, A., Brauer, S., & Woollacott, M./2000

20. Tinetti Performance Oriented Mobility Assessment (POMA)

Balance Tests		
초기설명: 대상자는 딱딱하고 팔걸이 없는 의자에 앉는다. 다음 훈련이 검사된다.		
1. 앉은 균형	의자에서 기울어지거나 미끌어짐	0
	규칙적, 안전	1
2. 몸을 일으킴	도움 없이 불가능	0
	가능, 팔을 사용하여 도움	1
	팔을 사용하지 않고 가능	2
3. 일어나려는 시도	도움 없이 불가능	0
	가능, 필요> 1번 시도	1
	일어남이 가능, 1번 시도	2
4. 선 순간의 균형 (처음 5초)	불안정성(몸을 젖히고 걸음, 발의 이동, 체간 기울임)	0
	안정적이지만 워커나 다른 지지물 사용	1
	워커나 다른 지지물 없이 안정적	2
5. 서 있는 균형	불안정성	0
	안정적이지만 넓은 자세(발뒤꿈치 사이> 4인치) 케인이나 다른 지지물 사용	1
	지지물 없이 좁은 자세로 섬	2
6. 팔꿈치로 가볍게 찌르기(Nulged) (대상자가 가능한 발을 가깝게 하는 최대의 자세, 검사자는 손바닥으로 세 번 대상자의 흉부를 가볍게 민다.)	낙상의 시작	0
	비틀거림, 쥐다, 스스로 걸음	1
	안정성	2
7. 눈을 감음(6번의 최대 자세에서)	불안정	0
	안정	1
8. 360° 돌기	지속적이지 않은 걸음	0
	계속적으로 걸음	1
	불안정성(걸음, 비틀거림)	0
	안정	1
9. 앉기	불안정성(거리를 잘못 판단, 의자에서 낙상)	0
	팔을 사용하거나 부드럽지 않은 동작	1
	안정, 부드러운 동작	2
균형 점수		/16

Gait Tests		
초기설명: 대상자는 검사자와 함께 선다. 보도를 다라 걷거나 방을 지나간다. 처음에 "일상석인" 속도를 걷고, 그 후 "빠르지만, 안정적"인 속도로 돌아온다(일상적인 보행도구를 이용).		
10. 보행의 시작 ("go"라고 말한 후 즉시)	시작하기 위해 머뭇거리거나 다양한 시도	0
	머뭇거리지 않음	1
11. 보폭 길이와 높이	오른쪽 유각기 발 왼쪽 입각기 발로 내딛어 넘어가지 못함	0
	왼쪽 입각기 발로 넘어감	1
	걸을 때 오른쪽 발을 바닥에 안전하게 놓지 못함	2
	오른쪽 발을 완벽하게 바닥에 놓음	0
	왼쪽 유각기 발 오른쪽 입각기 발로 내딛어 넘어가지 못함	1 2
	오른쪽 입각기 발로 넘어감	0
	걸을 때 왼쪽 발을 바닥에 안전하게 놓지 못함	1
	왼쪽 발을 완벽하게 바닥에 놓음	2
12. 보폭의 대칭성	오른쪽과 왼쪽의 보폭 길이가 같지 않다(평가)	0
	오른쪽과 왼쪽의 보폭 길이가 같게 나타난다	1
13. 보폭의 연속	보폭 사이에서 멈추거나 불연속적임	2
	보폭이 지속적으로 나타남	0
14. 행로 (바닥 타일과의 관계가 측정됨, 직경 12인치; 10피트의 코스에서 1발을 넘었을 때 치우침의 관찰)	치우침	1
	약/중간 정도 치우치거나 보행 도구를 사용	2
	보행 도구 없이 똑바로 섬	0
15. 체간	만곡이 있거나 보행 도구 사용	1
	만곡이 없지만 보행동안 무릎, 허리를 굴곡하거나 팔을 편다	0
	만곡이 없고, 굴곡도 하지 않고 팔을 사용하지 않으며 보행 도구도 사용하지 않음	1
16. 보행 자세	발뒤꿈치가 떨어짐	0
	보행동안 발뒤꿈치가 거의 닫음	1
보행점수		**/12**
총 점수(보행+균형)		**/28**

<19 높은 낙상 위험, 19-24 중간정도 낙상 위험, 25-28 낮은 낙상 위험

* Tinetti, ME: Performance-oriented assessment of mobility problems in elderly patients. J Am Geriatr Soc 34:119,1986

______________대 학 교

물리치료(학)과 임상 실습 평가서

사 진	이 름		실습 기관	
	실습 부서		실습 평가자	(인)
			평가일	200 년 월 일
	실습 기간	200 년 월 일~ 200 년 월 일	실습 시간	(예: 총 00시간=주 44시간*실습 주))

1. 실습기관 평가란

평가영역	평가항목	점 수					
		1	2	3	4	5	영역별 소계
실습자의 태도	전문인으로서 성실성, 완만한 의사소통, 책임감이 있다.						/20
	치료실 및 사용기자제들을 안전하게 준비하고 정돈한다.						
	출퇴근 상태(지각 회/조퇴 회/결석 회)						
검진	문제점을 이해하고 기록한다.						/5
	평가에 필요한 주관적인 정보를 적절히 얻는다.						/10
	병력 작성을 이해하고 기록한다.						
	시스템재조명 작성을 이해하고 기록한다.						/10
	검사와 측정 작성을 이해하고 기록한다.						
진단	평가(Evaluation) 작성을 이해하고 기록한다.						/5
	진단 작성을 이해하고 기록한다.						
예후	예후 작성을 이해하고 기록한다.						/5
치료계획	치료계획 작성을 이해하고 기록한다.						/10
중재	중재 작성을 이해하고 기록한다.						/5

2. 학교평가란

내 용	점 수	전체평가	비 고
실습일지 및 사례보고서	/20	A B C D F	

* 실습평가는 supervisor 물리치료사께서 직접 작성하여 주십시오.
* 평가불가한 것은 비워두지 마시고 "불가"로 표시하여 주시기 바랍니다.
* 실습 종료 직후 또는 본 대학 실습이 모두 종료된 직후에 모아서 보내셔도 됩니다.

  보내실 곳 : 주소 "임상실습 평가서 재중"
* 시간관계로 학생을 통해 보내시는 경우 접합부위를 봉인후 날인하여 주십시오. 감사합니다.